U0245031

中华名医传世经典名著大系

凌德传世名著

〔清〕凌德　著

林宏洋　点校

天津出版传媒集团

天津科学技术出版社

图书在版编目（CIP）数据

凌德传世名著 /（清）凌德著；林宏洋点校. -- 天
津：天津科学技术出版社, 2022.6
（中华名医传世经典名著大系）

ISBN 978 - 7 - 5742 - 0128 - 6

Ⅰ.①凌… Ⅱ.①凌… ②林… Ⅲ.①中医典籍—中
国—清代 Ⅳ.①R 2 - 52

中国版本图书馆 CIP 数据核字 (2022) 第 106145 号

凌德传世名著
LINGDE CHUANSHIMINGZHU
策划编辑：刘　鹆
责任编辑：梁　旭
责任印制：兰　毅
出　　版：天津出版传媒集团
天津科学技术出版社
地　　址：天津市西康路 35 号
邮　　编：300051
电　　话：（022）23332392（发行科）23332377（编辑部）
网　　址：www.tjkjcbs.com.cn
发　　行：新华书店经销
印　　刷：河北环京美印刷有限公司

开本 710 × 1000　1/16　印张 21.5　字数 259 000
2022 年 6 月第 1 版第 1 次印刷
定价：108.00 元

中华名医传世经典名著大系专家组

读名家经典
悟中医之道

扫描本书二维码，获取以下**正版专属资源**

本书音频 畅享听书乐趣，让阅读更高效

走近名医 学习名家医案，提升中医思维

方剂歌诀 牢记常用歌诀，领悟方剂智慧

● **读书记录册**
记录学习心得与体会

● **读者交流群**
与书友探讨中医话题

● **中医参考书**
一步步精进中医技能

扫码添加智能阅读向导
帮你找到学习中医的好方法！

操作步骤指南 | ① 微信扫描上方二维码，选取所需资源。
② 如需重复使用，可再次扫码或将其添加到微信"📦收藏"。

总目录

咳论经旨······························1

女科折衷纂要·························107

专治麻疹初编························175

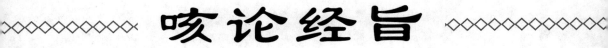

咳论经旨

目 录

卷 一 ·· 5

《内经·素问》 ··· 5

卷 二 ·· 58

《灵枢经》 ··· 58

《难经》 ·· 61

《甲已经》 ·· 64

卷 三 ·· 65

《金匮要略》 ··· 65

卷 四 ·· 91

《伤寒论》 ··· 91

《王氏经脉》 ···101

卷 一

《内经·素问》

上古天真论篇曰：

上古圣人之教下也，皆谓之，虚邪贼风，避之有时。（邪来虚入，是谓虚邪。窃害中和，谓之贼风。避之有时，谓八节之日及太一入从之于中宫朝入风之日也。《灵枢》经曰：邪气不得其虚，不能独伤人。明人虚乃邪胜之也。）（《新校正》云：按全元起注本云：上古圣人之教也，下皆为之。《太素》《千金》同。杨上善云：上古圣人使人行者，身先行之，为不言之教。不言之教胜有言之教，故下百姓仿行者众。故曰：下皆为之。太一入从于中宫朝入风义，具《天元玉册》中。）

恬惔虚无，真气从之。精神内守，病安从来。（恬惔虚无，静也。法道清净，精气内持，故其气邪不能为害。）

四气调神大论篇曰：

秋三月，此谓容平。（万物夏长，花华实已成容状，至秋平而定也。）

天气以急，地气以明。（天气以急，风声切也。地气以明，物色变也。）

早卧早起，与鸡俱兴。（惧中寒露，故早卧。欲使安宁，故早起。）

使志安宁，以缓秋刑。（志气躁则不慎其动，不慎其动则助秋刑急，顺杀伐生。故使志安宁，缓秋刑也。）

收敛神气，使秋气平。（神荡则欲炽，欲炽则伤和气。和气既伤，则秋气不平调也。故欲敛神气，使秋气平也。无外其志，使肺气清。）（亦顺秋气之收敛也。）

此秋气之应养收之道也。（立秋之节初五日凉风至，次五日白露降，后五日寒蝉鸣。次处暑气初五日鹰乃祭鸟，次五日天地始肃，后五日禾乃登。次仲秋白露之节初五日盲风至，鸿雁来。次五日玄鸟归，后五日群鸟羞著。次秋分气初五日雷乃收声，次五日蛰虫坏户，景天华。后五日水始涸。次季寒露之节初五日鸿雁来宾，次五日雀入大水为蛤，后五日菊有黄华。次霜降气初五日豺乃祭兽，次五日草木黄落，后五日蛰虫咸俯。凡此六气一十八候，皆秋气，正收敛之令，故养生者必谨奉天时也。）

逆之则伤肺，冬为飧泄，奉藏者少。（逆谓反行夏令也。肺象金，王于秋，姑行夏令则气伤。冬水王而金废，故病发于冬。飧泄者，食不化而泄出也。逆秋伤肺，故少气以奉于冬藏之令也。）

逆秋气，则太阴不收，肺气焦满。（收谓收敛。焦谓上焦也，太阴行气主化上焦，故肺气不收，上焦满也。）（《新校正》云：按焦满，全元起本作进满。《甲乙》《太素》作焦满。）

生气通天论篇曰：

秋伤于湿，上逆而咳。（湿谓地湿气也。秋湿既胜，冬水复王，水来乘肺，故咳逆病生。）（《新校正》云：按阴阳应象大论云：秋伤于湿，冬生咳嗽。）

发为痿厥。（湿气内攻于脏腑则咳逆，外散于筋脉则痿弱也。阴阳应象大论曰：地之湿气，感则害皮肉筋脉。故湿气之资发为痿厥。

厥谓逆气也。)

金匮真言论曰：

西风生于秋，病在肺俞，在肩背。（肺处上焦，背为胸府，肩背相次，故俞在焉。）

西方白色，入通于肺，开窍于鼻，藏精于肺。（金精之气，其神魄。肺藏气，鼻通息，故开窍于鼻。）

故病在背。（以肺在胸中，背为胸中之府也。）

其味辛，其类金，（性音声而坚劲。）

其畜马，（畜马者，取乾也。《易》曰：乾为马。）（《新校正》云：按五常政大论云：其畜鸡。）

其谷稻。（稻坚白。）

其应四时，上为太白星。（金之精气，上为太白星，三百六十五日一周天。）

是以病之在皮毛也。（金之坚密，类皮毛也。）

其音商。（商，金声也。孟秋之月，律中夷则大吕，所生三分减一，管率长五寸七分。仲秋之月，律中南吕太簇，所生三分减一，管率长五寸三分。秋季之月，律中无射夹钟，所生三分减一，管率长五寸。凡是三管，皆金气应之。）

其数九。（金生数四，成数九。《尚书·洪范》曰：四曰金。）

其臭腥。（凡气因金变，则为腥之气也。）

阴阳应象大论篇曰：

秋伤于湿，冬生咳嗽。（秋湿既多，冬水复王，水湿相得，肺气交衰。故冬寒甚则为咳。）

西方生燥，（天气急切故生燥。）

燥生金，（金燥有声，则生金也。）

金生辛，（凡物之味辛者，皆金气之所生也。《尚书·洪范》曰：从革作辛。）

辛生肺，（凡味之辛者，皆先生长于肺。）

肺生皮毛，（肺之精气，生养皮毛。）

皮毛生肾，（《阴阳书》曰：金生水，然肺金之气养皮毛已，乃生肾水。）

肺生鼻，（肺藏气，鼻通息，故主鼻。）

其在天为燥，（轻急劲强，燥之用也。）

在地为金，（坚劲从革，金之性也。）

在体为皮毛，（包藏肤腠，捍其邪也。）

在脏为肺，（其神魄也。《道经义》曰：魄在肺，魄安则德修寿延。）

在色为白，（象金色。）

在音为商，（商谓金声轻而劲也。《乐记》曰：商观则陂其官坏。）

在声为哭，（哭，哀声也。）

在变动为咳，（咳谓咳嗽，所以利咽喉也。）

在窍为鼻，（鼻所以司臭呼吸。）

在味为辛，（辛可用散润也。）

在志为忧，（忧，深虑也。）

忧伤肺，（虽志为忧，过则损也。）

喜胜忧，（喜则心火并于肺金，故胜忧也。宣明五气篇曰：精气并于心则喜。）

热伤皮毛，（热从火生，耗津液故。）

寒胜热，（阴制阳也。）（《新校正》云：按《太素》作燥伤皮毛，热胜燥。又按：王注五运大论云：火有二别，故此再举热伤之

8

形证。)

辛伤皮毛,(过而招损。)

苦胜辛。(苦,火味,故胜金辛。)

天气通于肺。(居高故。)

愚按:道家云鼻谓玄关之窍,呼吸天气。

阴阳别论篇曰:

一阳发病,少气,善咳,善泄。(一阳谓少阳胆及三焦之脉也。胆气乘胃,故善泄。三焦内病,故少气。阳上熏肺,故善咳。何故?心火内应也。)

其传为心掣,其传为隔。(隔气乘心,心热故阳气内掣,三焦内结,中热故隔塞不便。)

三阴结谓之水。(三阴结,谓脾肺之脉俱寒结也。脾肺寒结,则气化为水。)

灵兰秘典论篇曰:

肺者相傅之官,治节出焉。(位高非君,故官为相傅。主行荣卫,故治节由之。)

六节脏象论篇曰:

肺者,气之本,魄之处也。其华在毛,其充在皮,为阳中之太阴,通于秋气。(肺藏气,其神魄,其养皮毛。故曰肺者气之本,魄之处,华在毛,充在皮也。肺脏为太阴之气,主王于秋,昼日为阳气所行位非阴处,以太阴居于阳分,故曰阳中之太阴。通于秋气也。金匮真言论曰:日中至黄昏,天中之阳,阳中之阴也。)(《新校正》按云:太阴,《甲乙经》并《太素》作少阴。当作少阴。肺在十二经虽为太阴，然在阳分之中当为少阴也。）

五藏生成篇曰：

肺之合皮也。（金气坚定，皮象亦然。肺脏应金，故合皮也。）

其荣毛也。（毛附皮革，故外荣。）

其主心也。（金畏于火，火与为官，故主畏于心也。）

诸气者皆属于肺。（肺脏主气故也。）

咳嗽上气，厥在胸中，过在手阳明太阴。（手阳明，大肠脉。太阴，肺脉也。手阳明脉自肩髃前廉，上出于柱骨之会上，下入缺盆络肺，下鬲属大肠。手太阴脉起于中焦，下络大肠，还循胃口，上鬲属肺，从肺系横出腋下，故为咳嗽上气，厥在胸中也。）（《新校正》云：按《甲乙经》厥作病。）

白脉之至也，喘而浮，上虚下实，惊有积气在胸中，喘而虚，名肺痹寒热。（喘为不足，浮者肺虚，肺不足，是谓心虚，上虚则下当满实矣。以其不足，故善惊而气积胸中矣。然喘而脉浮，是肺自不足。喘而虚者，是心气上乘，肺受热而气不得营，故名肺痹，而外为寒热也。）

得之醉而使内也。（酒味苦燥，内益于心。醉甚入房，故心气上胜于肺矣。）

五脏别论篇曰：

帝曰：气口何以独为五脏主？（气口，则寸口也，亦谓脉口。以寸口可候气之盛衰，故云气口。可以切脉之动静，故云脉口。皆同取于手鱼际之后同身寸之一寸，是则寸口也。）

岐伯曰：胃者水谷之海，六腑之大源也。（人有四海，水谷之海，则其一也。受水谷已荣养四傍，以其当运化之源，故在六腑之大源也。）

五味入口，藏于胃，以养五脏气。气口亦太阴也。（气口在手鱼际之后同身寸之一寸，气口之所候脉动者，见手太阴脉气所行，故言气口亦太阴也。）

是以五脏六腑之气味皆出于胃，变见于气口。（荣气之道，内谷为实。）（《新校正》云：详此注出《灵枢》，实作宝。谷入于胃，气传与肺，精专者循肺气行于气口，故云变见于气口也。）（《新校正》云：按全元起本出作入。）

故五气入鼻，藏于心肺。心肺有病，而鼻为之不利也。

诊要经终论篇曰：

春刺秋分，筋挛逆气，环为咳嗽。病不愈，令人时惊，又且哭。（木受气于秋，肝主筋，故刺秋分则筋挛也。若气逆环周，则为咳嗽。肝主惊，故时惊。肺主气，故气逆又且哭也。）（《新校正》云：按四时刺逆从论云：春刺肌肉，血气环逆，令人上气也。）

凡刺胸腹者，必避五脏。（心肺在鬲上，肾肝在鬲下，脾象土而居中。故刺胸腹必避之。五脏者，所以藏精神魂魄意志，损之则五神去，神去则死至，故不可不慎也。）

中肺者，五日死。（金生数四，金数毕，当至五日而死。云三日死，亦字误也。）（《新校正》云：按刺禁论云，中肺三日死。其动为咳。四时刺逆从论同。王注四时刺逆从论云：此三论皆岐伯之言而不同者，传之误也。）

脉要精微论篇曰：

肺脉搏坚而长，当病唾血。（肺虚极则络逆，络逆则血泄，故唾血出也。）

其软而散者，当病灌汗，至今不复散发也。（汗泄元腑津液奔凑，寒水灌洗，皮密汗藏，因灌汗藏，故言灌汗，至今天复散发也。灌谓灌洗，盛暑多为此也。）

平人气象论篇曰：

秋胃微毛曰平。毛多胃少曰肺病。但毛无胃曰死。（谓如物之浮，如风吹毛也。）

毛而有弦曰春病。（弦者，脉木气也。次其乘克，弦当为钩。金气逼肝，则脉弦来见，故不钩而反弦也。）

弦甚曰今病。（木气逆来乘金，则今病。）

藏真高于肺，以行荣卫阴阳也。（肺处上焦，故藏真高也。《灵枢经》曰：荣气之道，内谷为实。谷入于胃，气传与肺，流溢于中而散于外，精专者，行于经隧，以其自肺宣布，故云以行荣卫阴阳也。）（《新校正》云：按别本实作宝。）

胃之大络，名曰虚里。贯鬲络肺，出于左乳下，其动应衣，脉宗气也。（宗，尊也，主也，谓十二经脉之尊主也。贯鬲络肺出于左乳下者，自鬲而出于乳下，乃络肺也。）

盛喘数绝者，则病在中（绝谓斩断绝也）结而横有积矣，绝不至曰死。（皆左乳下脉动状也，中谓腹中也。）

颈脉动，喘疾咳曰水。（水气上溢则肺被热熏，阳气上逆，故颈脉盛鼓而咳喘也。颈脉谓耳下及结喉傍人迎脉者也。）

目裹微肿，如卧蚕起之状曰水。（评热病论曰：水者，阴也。目下，亦阴也。腹者，至阴之所居也。故水在腹中者，必使目下肿也。）

平肺脉来，厌厌聂聂，如落榆荚，曰肺平。（浮薄而虚者也。）（《新校正》云：详越人云：厌厌聂聂如循榆叶，曰春平脉。蔼蔼如车盖，按之益大，曰秋平脉。与《素问》之说不同。张仲景云：秋脉蔼蔼如车盖者，名曰阳结。春脉聂聂如吹榆荚者，名曰数。恐越人之说误也。）

秋以胃气为本，（脉有胃气，则微似榆荚之轻虚也。）

病肺脉来，不上不下，如循鸡羽，曰肺病。（谓中央坚而两傍虚。）

死肺脉来，如物之浮，如风吹毛，曰肺死。（如物之浮瞥瞥然，如风吹毛纷纷然也。）（《新校正》云：详越人云，按之消索如风吹毛曰死。）

玉机真藏论篇曰：

夏脉如钩，何如而钩？岐伯：夏脉者，心也，南方火也，万物之所以盛长也。故其气来盛去衰，故曰钩。（言其脉来盛去衰，如钩之曲也。）（《新校正》云：按越人云，夏脉钩者，南方火也。万物之所盛，垂枝布叶，皆下曲如钩。故其脉来疾去迟。吕广云：阳盛故来疾，阴虚故去迟。脉从下上至寸口疾，还尺中迟也。）

反此者病。帝曰：何如而反？岐伯曰：其气来盛去亦盛，此谓太过，病在外。（其脉来盛去盛，是阳之盛也。心气有余，是为太过。）

其气来不盛，去反盛，此谓不及，病在中。（《新校正》云：详越人肝心肺肾四脏脉，俱以强实为太过，虚微为不及。与《素问》不同。）

帝曰：夏脉太过与不及，其病皆何如？岐伯曰：太过则令人身热而肤痛，为浸淫。其不及则令人烦心，上见咳唾，下为气泄。（心手少阴脉起于心中，出属心系，下膈，络小肠。又从心系，却上肺。故心太过则身热，肤痛而浸淫，流布于形分。不及则心烦，上见咳唾，下为气泄。）

秋脉如浮，何如而浮？岐伯曰：秋脉者，肺也，西方金也，万物之所以收成也。故其气来，轻虚以浮，来急去散，故曰浮。（脉来轻虚，故名浮也。来急以阳未沉下，去散以阴气上升也。）（《新校正》云：按越人云，秋脉毛者，西金也，万物之所终，草木华叶，皆秋而落，其枝独在，若毫毛也。故其脉来轻虚以浮，故曰毛。）

反此者病。帝曰：何如而反？岐伯曰：其气来，毛而中央坚，两傍虚，此谓太过，病在外。其气来，毛而微，此谓不及，病在中。帝曰：秋脉太过与不及，其病皆何如？岐伯曰：太过则令人逆气而背痛，愠愠然。其不及则令人喘，呼吸少气而咳，上气见血，下闻病音。（肺太阴脉，起于中焦，下络大肠，还循胃口，上膈属肺，从肺系横出腋下，复藏气为咳，主喘息，故气盛则肩背痛气逆，不及则喘息变易，呼吸少气而咳，上气见血也。下闻病音，谓喘息则肺中有声也。）

肺受气于肾，传之于肝，气舍于脾，至心而死。是故风者百病之长也。（言先百病而有之。）（《新校正》云：按生气通天论云：风者百病之始。）

今风寒客于人，使人毫毛毕直，皮肤闭而为热。（客谓客止于人形也。风击皮肤，寒胜腠理，故毫毛毕直，元府闭密而热生也。）

当是之时，可汗而发也。（邪在皮毛，故可汗泄也。阴阳应象大论曰：善治者治皮毛，此之谓也。）

或痹不仁肿痛，（病生而变改如是也。热中血气，则瘰痹不仁，寒气伤形，故为肿痛。阴阳应象大论云：寒伤形，热伤气，气伤痛，形伤肿。）

当是之时，可汤熨及火灸刺而去之。（皆谓释散寒邪，宣扬正气。）

弗治，病入舍于肺，名曰肺痹，发咳上气。（邪入诸阴，则病而为痹，故入于肺，名曰痹焉。宣明五气论曰：邪入于阳则狂，入于阴则痹。肺在变动为咳，故咳则气上，故上气也。）

弗治，肺即传而行之肝，病名曰肝痹，一曰厥。

经脉别论篇曰：

食气入胃，散精于肝，淫气于筋。（肝养筋，故胃散谷精之气入于肝，则浸淫滋养于筋络矣。）

食气入胃，浊气归心，淫精于脉。（浊气，谷气也。心居胃上，故谷气归心，淫溢精微，入于脉也。何者？心主脉故。）

脉气流经，经气归于肺，肺朝百脉，输精于皮毛。（言脉气流运，乃为大经，经气归宗，上朝于肺。肺为华盖，位复居高，治节由之，故受百脉之朝会也。平人气象论曰：藏真高于肺，以行荣卫阴阳，由此故肺朝百脉，然乃布化精气，输于皮毛矣。）

毛脉合精，行气于府。（府谓气之所聚处也，是谓气海。在两乳间名曰膻中也。）

府精神明，留于四脏，气归于权衡。（膻中之布气者，分为三隧，其下者走于气街，上者走于息道，宗气留于海，积于胸中，命曰气海也。如是分化，乃四脏安定，三焦平均，中外上下，各得其所也。）

权衡以平，气口成寸，以决死生。（三世脉法，皆以二寸为寸关尺之分，故中外高下，气绪均平，则气口之脉而成寸也。夫气口者，脉之大要会也。百脉尽朝，故以其分决死生也。）

饮入于胃，游溢精气，上输于脾。（水饮流下，至于中焦，水化精微，上为云雾，云雾散变，乃注于脾。《灵枢经》曰：上焦如雾，中焦如沤，此之谓也。）

脾气散精，上归于肺，通调水道，下输膀胱。（水土合化，上滋肺金，金气通肾，故调水道，转注下焦，膀胱禀化，乃为溲矣。《灵枢经》曰：下焦如渎，此之谓也。）

水精四布，五经并行，合于四时五脏，阴阳揆度，以为常也。（从是水精布，经气行，筋骨成，血气顺，配合四时寒暑，证符五藏阴阳，揆度盈虚，用为常道。度，量也，以用也。）（《新校正》云：按一本云：阴阳动静。）

脏气法时论篇曰：

肺主秋，（以应金也。）

手太阴阳明主治。（太阴，肺脉。阳明，大肠脉。肺与大肠合，故治同。）

其日庚辛。（庚辛为金，西方干也。）

肺苦气上逆，急食苦以泄之。（苦性宣泄，故肺用之。）（《新校正》云：按全元起云：肺气上逆，是其气有余。）

病在肺，愈在冬。（注：子制其鬼也。）

冬不愈，甚于夏。（注：子休鬼复王也。）

夏不死，持于长夏。鬼休而母养，故气执持于父母之乡也，起于秋。（自得其位故复起。）

禁寒饮食寒衣。（肺恶寒气，故衣食禁之。《灵枢经》曰：形寒寒饮则伤肺。饮尚伤肺，其食甚焉。肺不独恶寒，亦畏热也。）

肺病者，愈在壬癸。（应冬水也。）

壬癸不愈，加于丙丁。（应夏火也。）

丙丁不死，持于戊己。（长夏土也。）

起于庚辛。（应秋金也。）

肺病者，下晡慧，日中甚，夜半静。（金王则慧，水王则静，火王则甚。）

肺欲收，急食酸以收之。（以酸性收敛故也。）

用酸补之，辛泻之。（酸收敛故补，辛发散故泻。）

肺病者，喘咳逆气，肩背痛。（《新校正》云：按《千金方》作肩息背痛。）

汗出尻阴股膝，（《新校正》云：按《甲乙经》《脉经》作膝挛。）

髀腨胻足皆痛。（肺藏气而主喘息，在变动为咳，故病则喘咳逆气也。背为胸中之府。肩接近之，故肩背痛也。肺养皮毛，邪盛则心液外泄，故汗出也。肾少阴之脉，从足下上循腨内，出腘内廉，上股内后廉，贯脊属肾，络膀胱。今肺病则肾脉受邪，故尻阴股膝髀腨胻足皆痛，故下取少阴也。）

虚则少气不能报息，耳聋嗌干。（气虚少，故不足以报入息也。肺太阴之络，会于耳中，故聋也。肾少阴之脉，从肾上贯肝膈，入肺中，循喉咙，挟舌本。今肺虚则肾气不足以润于嗌，故嗌干也。是以下文兼取少阴也。）

取其经，太阴足太阳之外厥阴内血者。（足太阳之外，厥阴内者，正谓腨内侧内踝后之直上，则少阴脉也。视左右足脉少阴部分有血满异于常者，即而取之。）

肾病者，腹大胫肿。（《新校正》云：按《甲乙经》云：胫肿痛。）

喘咳身重，寝汗出，憎风。（肾少阴脉起于足而上循腨，复从横骨中，侠齐循腹里上行，而入肺。故腹大胫肿而喘咳也。肾病则骨不能用，故身重也。肾邪攻肺，心气内微，心液为汗，故寝汗出也，胫即肿矣。汗出津泄，阴凝玄府，阳烁上焦，内热外寒，故憎风也。憎风谓深恶之也。）

虚则胸中痛，大腹小腹痛，清厥，意不乐。（肾少阴脉，从肺出络心，注胸中。然肾气既虚，心无所制，心气熏肺，故痛聚胸中也。足太阳脉，从项下行而至足。肾虚则太阳之气不能盛行于足，故足冷而气逆也。清谓气清冷，厥谓气逆也。以清冷气逆，故大腹小腹痛，志不足则神躁扰，故不乐也。)(《新校正》云：按《甲乙经》大腹小腹痛，作大肠小肠。)

取其经，少阴太阳血者。(凡刺之道，虚则补之，实则泻之。不盛不虚，以经取之。是谓得道。经络有血，刺而去之，是谓守法。犹当揣形定气，先去血脉，而后乃平有余不足焉。三部九侯论曰：必先度其形之肥瘦，以调其气之虚实，实则泻之，虚则补之。必先去其血脉，而后调之。此之谓也。)

宣明五气篇曰：

五气所病，肺为咳。(象金坚劲，扣之有声，邪击于肺，故为咳也。)

五脏所恶，肺恶寒。(寒则气留滞。)

五味所禁，辛走气，气病无多食辛。(病谓力少，不自胜也。)

咸走血，血病无多食咸。(《新校正》云：按皇甫士安云：咸先走肾。此云走血者，肾合三焦，血脉虽属肝心，而为中焦之道，故咸入而走血也。)

五劳所伤，久卧伤气。(劳于肺也。)

血气形志篇曰：

夫人之常数，太阳常多血少气，少阳常少血多气，阳明常多气多血。少阴常少血多气，厥阴常多血少气，太阴常多气少血。此天之常数。(血气多少，此天之常数，故用针之道，常写其多也。)

阳明与太阴为表里。

通评虚实论篇曰：

黄帝问曰：何谓虚实？岐伯对曰：邪气盛则实，精气夺则虚。（夺谓精气减少如夺去也。）

帝曰：虚实何如？（言五脏虚实之大体也。）

岐伯曰：气虚者，肺虚也。气逆者，足寒也。非其时则生，当其时则死。（非时谓年直之前后也。当时谓正直之年也。）

余脏皆如此。（五脏同。）

刺热篇曰：

肺热病者，先淅然厥起毫毛，恶风寒，舌上黄，身热。（肺主皮肤，外养于毛，故热中之，则先淅然恶风寒起毫毛也。肺之脉起于中焦，下络大肠，还循胃口。今肺热入胃，胃热上升，故舌上黄而身热。）

热争则喘咳，痛走胸膺背，不得大息，头痛不堪，汗出而寒。（肺居鬲上，气主胸膺，复在变动为咳。又藏气而主呼吸，背复为胸中之府，故喘咳痛走胸膺背，不得大息也。肺之络脉上会耳中，今热气上熏，故头痛不堪，汗出而寒。）

丙丁甚，庚辛大汗，气逆则丙丁死。（肺主金，丙丁为火，火烁金，故甚。死于丙丁也。庚辛为金，故大汗于庚辛也。气逆之证，经阙未详。）

刺手太阴阳明，出血如豆大，立已。（太阴，肺脉。阳明，大肠脉。当视其络脉盛者，乃刺而出之。）

肺热病者，右颊先赤。（肺气合金气，金气应秋，南面正理之，则其右颊也。）

评热病论篇曰：

帝曰：劳风为病何如？岐伯曰：劳风法在肺下。（从劳风生，故曰劳风。劳谓肾劳也。肾脉者，从肾上贯肝鬲，入肺中，故肾劳风生上居肺下也。）

其为病也，使人强上冥视。（《新校正》云：按杨上善云：强上，冥视也。冥视谓合眼，视不明也。又《千金方》：冥视作目眩。）

唾出若涕，恶风而振寒，此为劳风之病。（膀胱脉起于目内眦，上额交巅，上入络脑，还出别下项，循肩髆内，侠脊抵腰中，入循膂，络肾。今肾精不足外吸膀胱，膀胱气不能上营，故使人头项强而视不明也。肺被风薄，劳气上熏，故令唾出若鼻涕状。肾气不足，阳气内攻，劳热相合，故恶风而振寒。）

帝曰：治之奈何？岐伯曰：以救俯仰。（救犹止也。俯仰谓屈伸也。于动作不使劳气滋蔓。）

巨阳引精者三日，中年者五日，不精者七日（《新校正》云：按《甲乙经》作三日，中若五日。《千金方》作侯之三日及五日不精者也。与此不同。）

咳出青黄涕，其状如脓，大如弹丸，从口中若鼻中出。不出则伤肺，伤肺则死也。（巨阳者，膀胱之脉也。膀胱与肾为表里，故巨阳引精也。巨，大也。然太阳之脉，吸引精气。上攻于肺者三日，中年者五日，素不以精气用事者七日。当咳出稠涕，其色青黄如脓状。平调咳者，从咽而上出于口。暴卒咳者，气冲突于蓄门而出于鼻。夫如是者，皆肾气劳竭，肺气内虚，阳气奔迫之所为，故不出则伤肺也。肺伤则荣卫散解，魄不内治，故死。）（《新校正》云：按王氏云，卒暴咳者，气冲突于蓄门而出于鼻。按：《难经》七门无蓄门之名，疑是贲门。杨操云：贲者，鬲也，胃气之所出。胃出谷气，以传于肺，肺在鬲上，故胃为贲门。）

帝曰：有病肾风者，面胕疣然壅，害于言，可刺不？（疣然，肿起貌，壅谓目下壅如卧蚕形也。肾之脉，从肾上贯肝鬲，入肺中，循喉咙，侠舌本。故妨害于言语。）

岐伯曰：虚不当刺。不当刺而刺，后五日，其气必至。（至谓病气来至也。然谓脏配一日，而五日至肾。夫肾已不足，风内薄之谓肿，为实，以针大泄，反伤脏气，真气不足，不可复，故刺后五日，其气必至也。）

帝曰：其至何如？岐伯曰：至必少气时热，时热从胸背上至头，汗出，手热，口干苦，渴，小便黄，目下肿，腹中鸣，身重难以行，月事不来，烦而不能食，不能正偃则咳，病名曰风水。论在刺法中。（刺法，篇名。今经亡。）

帝曰：愿闻其说。岐伯曰：邪之所凑，其气必虚。阴虚者，阳必凑之，故少气时热而汗出也。小便黄者，少复中有热也。不能正偃者，胃中不和也。正偃则咳甚，上迫肺也。诸有水者，微肿先见于目下也。

帝曰：何以言？岐伯曰：水者阴也，目下亦阴也。腹者至阴之所居，故水在腹者，必使目下肿也。真气上逆，故口苦舌干，卧不得正偃，正偃则咳出清水也。诸水病者，故不得卧，卧则惊，惊则咳甚也。腹中鸣者，病本于胃也。薄脾则烦不能食。食不下者，胃脘隔也，身重难以行者，胃脉在足也。月事不来者，胞脉闭也。胞脉者，属心而络于胞中，今气上迫肺，心气不得下通，故月事不来也。

（考上文所释之义，未解热从胸背上至头，汗出，手热，口干苦渴之义，应古论简脱，而此差谬之尔如是者何，肾少阴之脉，从肾上贯肝鬲，入肺中，循喉咙侠舌本。又膀胱太阳之脉，从目内眦，上额，交巅上，其支者，从巅至耳上角。其直者，从巅入络脑，还出别下项，循肩髆内，侠脊，抵腰中，入循膂。今阴不足而

21

阳有余，故热从胸背上至头而汗出，口干苦渴也。然心者，阳脏也，其脉行于臂手。肾者，阴脏也。其脉循于胸足。肾不足则心气有余，故手热矣。又以心肾之脉，俱是少阴脉也。）

逆调论篇曰：

夫起居如故而息有音者，此肺之络脉逆也。络脉不得随经上下，故留经而不行。络脉之病人也微，故起居如故而息有音也。夫不得卧，卧则喘者，是水气之客也。夫水者，循津液而流也。肾者水脏，主津液，主卧与喘也。

气厥论篇曰：

心移寒于肺，肺消。肺消者，饮一溲二，死不治。（心为阳脏，反受诸寒，寒气不消，乃移于肺，寒随心火，内铄金精，金受火邪，故中消也。然肺脏消铄，气无所持，故令饮一而溲二也。金火相贼，故死不能治。）

肺移寒于肾为涌水。涌水者，按腹不坚，水气客于大肠，疾行则鸣，濯濯如囊裹浆水之病也。（肺藏气，肾主水。夫肺寒入肾，肾气有余。肾气有余，则上奔于肺。故云涌水也。大肠为肺之腑，然肺肾俱为寒薄，上下皆无所之，故水气客于大肠也。肾受凝寒，不能化液，大肠积水而不流通，故其疾行则肠鸣而濯濯有声，如囊裹浆而为水病也。）（《新校正》云：按《甲乙经》水之病也，作治主肺者。）

心移热于肺，传为膈消。（心肺两间，中有斜膈膜。膈膜下际，内连于横膈膜。故心热入肺，久久传化，内为膈热消渴而多饮也。）

肺移热于肾，传为柔痓。（柔谓筋柔而无力。痓谓骨痓而不随。气骨皆热，髓不内充，故骨髓强而不举，筋柔缓而无力也。）

咳论篇曰：

黄帝问曰：肺之令人咳，何也？岐伯对曰：五脏六腑皆令人咳，非独肺也。帝曰：愿闻其状。岐伯曰：皮毛者，肺之合也。皮毛先受邪气，邪气以从其合也。（邪谓寒气。）

其寒饮食入胃，从肺脉上至于肺，则肺寒。肺寒则外内合邪，因而客之，则为肺咳。（肺脉起于中焦，下络大肠，还循胃口，上膈属肺。故云从肺脉上至于肺也。）

五脏各以其时受病，非其时，各传以与之。（时谓王月也。非王月则不受邪，故各传以与之。）

人与天地相参，故五脏各以治时。感于寒则受病，微则为咳，甚者为泄为痛。（寒气微则外应皮毛，内通肺，故咳。寒气甚则入于内，内裂则痛，入于肠胃则泄利。）

乘秋则肺先受邪，乘春则肝先受之，乘夏则心先受之，乘至阴则脾先受之，乘冬则肾先受之。（以当用之时，故先受邪气。）（《新校正》云：按全元起本及《太素》无乘秋则三字，疑此文误多。）

帝曰：何以异之？（欲明其证也。）

岐伯曰：肺咳之状，咳而喘息有音，甚则唾血。（肺藏气而应息，故咳则喘息，而喉中有声，甚则肺络逆，故唾血也。）

心咳之状，咳则心痛，喉中介介如梗状。甚则咽肿喉痹。（手心主脉起于胸中，出属心包。少阴之脉起于心中，出属心系。其支别者，从心系上侠咽喉，故病如是。）（《新校正》云：按《甲乙经》介介如梗状，作喝喝。又少阴之脉上侠咽，不言侠喉。）

肝咳之状，咳则两胁下痛。（别本《甲乙经》作咳则胠痛。）

甚则不可以转，转则两胠（别本《甲乙经》胠作胁。）

下满。（足厥阴脉上贯膈，布胁肋，循喉咙之后，故如是。胠亦胁也。）

脾咳之状，咳则右胁（别本《甲乙经》胁作胠。）

下痛阴阴，引肩背。甚则不可以动，（别本《甲乙经》作甚则咳涎，不可以动。）

动则咳剧。（足太阴脉，上贯胠侠咽，其支别者，复从胃别上胠，故病如是也。脾气连肺，故痛引肩背也。脾气主右，故右胠下阴阴然深慢痛也。）

肾咳之状，咳则腰背相引而痛。甚则咳涎。（足少阴脉，上股内后廉，贯脊属肾，络膀胱。其直行者，从肾上贯肝胠，入肺中，循喉咙，侠舌本。又膀胱从肩髆内别下，侠脊抵腰中，入循脊络肾。故病如是。）

帝曰：六腑之咳奈何？安所受病。岐伯曰：五脏之久咳，乃移于六腑。脾咳不已，则胃受之。胃咳之状，咳而呕，呕甚则长虫出。（脾与胃合，又胃之脉，循喉咙，入缺盆，下胠属胃，络脾，故脾咳不已，胃受之也。胃寒则呕，呕甚则肠气逆上，故蛔出。）

肝咳不已，则胆受之，胆咳之状，咳呕胆汁。（肝与胆合，又胆之脉，从缺盆以下胸中，贯胠络肝，故肝咳不已，胆受之也，胆气上逆，故呕温苦汁也。）

肺咳不已，则大肠受之。大肠咳状，咳而遗失。（肺与大肠合，又大肠脉，入缺盆络肺，故肺咳不已，大肠受之。大肠为传送之腑，故寒入则气不禁焉。）（《新校正》云：按《甲乙经》遗失作遣矢。）

心咳不已，则小肠受之。小肠咳状，咳而失气，气与咳俱失。（心与小肠合，又小肠脉，入缺盆络心，故心咳不已，小肠受之。小肠寒盛，气入大肠，咳则小肠气下奔，故失气也。）

肾咳不已，则膀胱受之，膀胱咳状，咳而遗溺。（肾与膀胱合。又膀胱脉，从肩髆内侠脊，抵腰中，入循脊，络肾，属膀胱，故肾咳不已，膀胱受之，膀胱为津腋之腑，是故遗溺。）

久咳不已，则三焦受之。三焦咳状，咳而腹满，不欲食饮。此皆聚于胃，关于肺，使人多涕唾而面浮肿气逆也。（三焦者，非谓手少阳也，正谓上焦中焦耳。何者。上焦者，出于胃上口并咽，以上贯膈布胸中，走腋。中焦者，亦至于胃口，出上焦之后。此所受气者，泌糟粕，蒸津液，化其精微，上注于肺脉。内化而为血，故言皆聚于胃，关于肺也。两焦受病，则邪气熏肺，而肺气满，故使人多涕唾而面浮肿气逆也。腹满不欲食者，胃寒故也。胃脉者从缺盆下乳内廉，下循腹至气街。其支者，复从胃下口，循腹里，至气街中而合。今胃受邪，故病如是也。何以明其不谓下焦，然下焦者，别于回肠，注于膀胱，故水谷者，常并居于胃中，盛糟粕而俱下于大肠，泌别汁，循下焦而渗入膀胱。寻此行化乃与胃口悬远，故不谓此也。）（《新校正》云：按《甲乙经》胃脉下循腹，作下侠脐。）

帝曰：治之奈何？岐伯曰：治脏者，治其俞。治腑者，治其合。浮肿者，治其经。（诸脏俞者，皆脉之所起第三穴。诸腑合者，皆脉之所起第六穴也。经者脏脉之所起第四穴，腑脉之所起第五穴。《灵枢经》曰：脉之所注为俞，所行为经，所入为合。此之谓也。）

帝曰：善。

徐忠可曰：咳嗽一条，为虚损大关头。仲景不另立门而仅附于痰饮之后，又杂见之肺痿门，可知治咳嗽，当以清痰饮为主。但其中有挟寒挟气之不同耳。

风论篇曰：

肺风之状，多汗恶风色皏（音平）然白，时咳短气，昼日则差，暮则甚。诊在眉上其色上其色白。（凡内多风气则热，风薄于外，腠理开，故多汗也。风薄于内，故恶风焉。皏谓薄白色也。肺色白，在变动为咳，主藏气。风内迫之，故色皏然白。时咳短气也。昼则阳气在表，故差。暮则阳气入里，风内应之，故甚也。眉上谓两眉间之上关庭之部。所以外司肺候，故诊在焉。白，肺色也。）

痹论篇曰：

凡痹之客五脏者，肺痹者，烦满喘而呕。（以藏气应息，又其脉还循胃口，故使烦满，喘而呕。）

脾痹者，四支解堕，发咳呕汁，上为大塞。（土王四季，外主四肢，故四肢解堕。又以其脉起于足，循腨骭于上膝股也。然脾脉入腹，属肾络胃，上鬲侠咽，故发咳呕汁。脾气养肺，胃复连咽，故上为大塞也。）

淫气喘息，痹聚在肺。（淫气谓气之妄行者，各随脏之所主而入为痹也。）

痿论篇曰：

肺者，脏之长也，为心之盖也。（位高而布叶于胸中，是故为脏之长，心之盖。）

有所失亡，所求不得，则发肺鸣。鸣则肺热叶焦。（志若不畅，气郁故也，肺藏气，气郁不利，故喘息有声，而肺热叶焦也。）

故曰：五脏因肺热叶焦，发为痿躄，此之谓也。（肺者所以行荣卫，治阴阳，故引曰，五脏因肺热而发为痿躄也。）

厥论篇曰：

阳明厥逆喘咳，身热善惊，衄呕血。（以其脉循喉咙，入缺盆，下鬲属胃络脾，故如是。）

手太阴厥逆，虚满而咳，善呕沫，治主病者。（手太阴脉，起于中焦，下络大肠，还循胃，上鬲属肺，故如是。）

病能论篇曰：

帝曰：人之不得偃卧者，何也？（谓不得仰卧也。）

岐伯曰：肺者，脏之盖也。（居高布叶，四脏下之，故言肺者脏之盖也。）

肺气盛则脉大，脉大则不得偃卧。（肺气盛满，偃卧则气促喘奔，故不得偃卧也。）

脉解篇曰：

所谓呕咳上气喘者，阴气在下，阳气在上，诸阳气浮，无所依从，故呕咳上气喘也。（以其脉从肾上贯肝鬲，入肺中，故病如是也。）

所谓咳则有血者，阳脉伤也。阳气未盛于上而脉满，满则咳，故血见于鼻也。

刺禁论篇曰：

刺中肺，三日死。其动为咳。（肺在气为咳。）

刺缺盆中内陷，气泄，令人喘咳逆。（五脏者，肺为之盖，缺盆为之道。肺藏气而主息，又在气为咳。刺缺盆中内陷，则肺气外泄，故令喘咳逆也。）

刺膺中陷中肺，为喘逆仰息。（肺气上泄逆所致也。）

刺腋下胁间内陷，令人咳。（腋下，肺脉也。肺之脉从肺系横出腋下。真心脏脉直行者，从心系却上腋下。刺陷脉则心肺但动，故咳也。）

水热穴论篇曰：

黄帝问曰：少阴何以主肾，肾何以主水？岐伯对曰：肾者，至阴也。至阴者，盛水也。肺者，太阴也。少阴者，冬脉也。故其本在肾，其末在肺，皆积水也。（阴者谓寒也。冬月至寒，肾气合应，故云肾者至阴也。水王于冬，故云至阴者盛水也。肾少阴脉，从肾上贯肝膈，入肺中，故云其本在肾，其末在肺也。肾气上逆则水气客于肺中，故云皆积水也。）

帝曰：肾何以能聚水而生病？岐伯曰：肾者，胃之关也。关门不利，故聚水而从其类也。（关者，所以司出入也。肾主下焦，膀胱为腑，主其分注关窍二阴。故肾气化则二阴通，二阴闭则胃填满。故云肾者胃之关也。关闭则水积，水积则气停，气停则水生，水生积则气溢，气水同类，故云关门不利，聚水而从其类也。《灵枢经》曰：下焦溢为水，此之谓也。）

上下溢于皮肤，故为胕肿，胕肿者，聚水而生病也。（上谓肺，下谓肾。肺肾俱溢，故聚水于腹中而生病也。）

故水病，下为胕肿大腹，上为喘呼。（水下居于肾，则腹至足而胕肿。上入于肺，则喘息贲急而大呼也。）

不得卧者，标本俱病。（标本者，肺为标，肾为本。如此者是肺肾俱水为病也。）

故肺为喘呼，肾为水肿，肺为逆不得卧。（肺为喘呼气逆不得卧者，以其主呼吸故也。肾为水肿者，以其主水故也。）

分为相输俱受者，水气之所留也。（分其居处以名之，则是气相输应，本其俱受病气，则皆是水所留也。）

调经论篇曰：

气有余，则喘咳上气，不足则息利少气。（肺之藏也，肺藏气息不利则喘。（《针经》曰：肺气虚则鼻息利少气，实则喘喝，胸凭仰息也。）

缪刺论篇曰：

邪客于足少阴之络，令人胁痛，不得息，咳而汗出。（以其脉别支者，从目锐眦下大迎，合手少阴于颔下加颊车，下颈，合缺盆，以下胸中，贯膈络肝胆，循胁。故令人胁痛，咳而汗出。）

刺足小指次指爪甲上与肉交者各一痏。（谓窍阴穴，少阳之井也。刺可入同身寸之一分，留一呼。若灸者，可灸三壮。）（《新校正》云：按《甲乙经》窍阴在足小指次之端去爪甲角如韭叶。）

不得息立已，汗出立止。咳者温衣饮食一日已。左刺右，右刺左，病立已。不已，复刺如法。

标本病传论篇曰：

夫病传者，心病先心痛。（脏真通于心，故心先痛。）

一日而咳。（心火胜金，传于肺也。肺在变动为咳，故尔。）

三日胁支痛。（肺金胜木，传于肝也。以其脉循胁肋，故如是。）

五日闭塞不通，身痛体重。（肝本胜土，传于脾也。脾性安镇，木气乘之，故闭塞不通，身痛体重。）

三日不已死。（以胜相伐，唯弱是从。五脏四伤，岂其能久，故为即死。）

冬夜半，夏日中。（谓正子午之时也，或言冬夏有异，非也。昼夜之半，事甚昭然。）（《新校正》云：按《灵枢经》大气入脏，病先发于心。一日而之肺，三日而之肝，五日而之脾。三日不已死。冬夜半，夏日中。《甲乙经》曰：病先发于心，心痛。一日之肺而咳，三日之肝，胁支痛。五日之脾，闭塞不通身痛体重。三日不已死。

冬夜半，夏日中。详《素问》言其病，《灵枢》言其脏，《甲乙经》及并《素问》《灵枢》二经之文，而病与脏兼举之。）

肺病喘咳，（藏真高于肺而主息，故喘咳也。）

三日而胁支满痛，（肺传于肝。）

一日身重体痛，（肝传之脾。）

五日而胀，（自传于腑。）

十日不已死。冬日入，夏日出。（孟冬之中，日入于申之八刻三分。仲冬之中，日入于申之七刻三分。季冬之中，日入于申，与孟月等。孟夏之中，日出于寅之八刻一分。仲夏之中，日出于寅十刻三分。季夏之中，日出于寅，与孟月等也。）

天元纪大论篇曰：

太阴之上，湿气主之。阳明之上，燥气主之。

五运行大论篇曰：

西方生燥，（阳气已降，阴气复升，气爽风劲，故生燥也。夫岩谷青埃，川源苍翠，烟浮草木，远望氤氲，此金气所生，燥之化也。夜起白朦，轻如微雾，遐迩一色，星月皎如，此万物阴成，亦金气所生白露之气也。太虚埃昏，气郁黄黑，视不见远，无风自行，从阴之阳，如云如雾，此杀气也，亦金气所生霜之气也。山谷川泽，浊昏如雾，气郁蓬勃，惨然戚然，咫尺不分，此杀气将用，亦金气所生运之气也。大雨大霖，和气西起，云卷阳曜，太虚廓清，燥生西方，义可徵也。若西风大起，木偃云腾，是谓燥与湿争，气不胜也。故当复雨。然西风雨晴，天之常气。假有东风雨止，必有西风复雨，因雨而乃自晴。观是之为，则气有往复，动有燥湿，变化之象，不同其用矣。由此则天地之气，以和为胜。暴发奔骤，气所不胜，则多为复也。）

燥生金，（气劲风切，金鸣声远，燥生之信，视听可知。此则燥化，能令万物坚定也。燥之施化于物如是。其为变，极则天地凄惨，肃杀气行，人悉畏之。草木凋落，运乘乙丑、乙卯、乙巳、乙未、乙酉、乙亥之岁，则燥化不足，乘庚子、庚寅、庚辰、庚午、庚申、庚戌之岁，则燥化有余。岁气不同，生化异也。）

金生辛，（物之有辛味者，皆始自金化之所成也。）

辛生肺，（辛物入胃，先入于肺。故诸乙岁，则辛少化。诸庚岁，则辛多化。）

肺生皮毛，（辛味入肺，自肺脏布化，生养皮毛也。）

皮毛生肾，（辛气自入皮毛，乃流化生气入肾脏也。）

其在天为燥（神化也。雾露清劲，燥之化也。肃杀凋零，燥之用也。岁属阳明在上，则燥化于天。阳明在下，则燥行于地者也。）

在地为金，（从革坚刚，金之体也。锋刃铦利，金之用也。）（《新校正》云：按别本铦作括。）

在体为皮毛，（柔韧包裹，皮毛之体也。渗泄津液，皮毛之用也。）

在气为成，（物乘金化则坚成。）

在脏为肺，（肺之形似人肩一布叶，数小叶，中有二十四空行列，以分布诸脏清浊之气，主藏魄也。为相传之官，治节出焉。乘乙岁，则肺与经络受邪而为病也。大肠腑亦然。）

其性为凉，（凉，清也。肺之性也。）

其德为清，（金以清凉为德化。）（《新校正》云：按气交变大论云：其德清洁。）

其用为固，（固，坚定也。）

其色为白，（物乘金化，则彩彰缟素之色。今西方之野，草木之上，色皆兼白。乘乙岁则白色之物兼赤及苍也。）

其化为敛，（敛，收也。金化流行，则物体坚敛。）（《新校正》云：按气交变大论云：其化紧敛。详金之化为敛，而木不及之气亦敛者，盖木不及而金胜之，故为敛也。）

其虫介。（介，甲也。外被介甲，金坚之象也。）

其政为劲，（劲，前锐也。）（《新校正》云：按气交变大论云：其政劲切。）

其令雾露，（凉气化生。）

其变肃杀，（天地惨凄，人所不喜，则其气也。）

其眚苍落，（青干而凋落。）

其味为辛，（夫物之化之变而有辛味者，皆金气之所离合也。今西方之野草木多辛。）

其志为忧，（忧，虑也，思也。）（《新校正》云：详王注以忧为思，有害于义。按本论思为脾之志，忧为肺之志，是忧非思明。又《灵枢经》曰：愁忧则闭塞而不行，又云：愁忧而不解则伤意。若是则忧者，愁也，非思也。）

忧伤肺，（愁忧则气闭塞而不行，肺藏气，故忧伤肺。）

喜胜忧，（神悦则喜，故喜胜忧。）

热伤皮毛，（火有二别，故此再举热伤之形证也。火气薄烁，则物焦干，故热气盛则皮毛伤也。）

寒胜热，（以阴消阳，故寒胜热。）（《新校正》云：按《太素》作伤皮毛，热胜燥。）

辛伤皮毛，（过节也，辛热又甚焉。）

苦胜辛。（苦火味，故胜金之辛。）

六微旨大论篇曰：

阳明之上，燥气治之，中见太阴。（阳明，西方金，故上燥气治之，与太阴合，故燥气治之下，中见太阴也。）

太阴之上，湿气治之，中见阳明。（太阴，西南方土，故上湿气治之，与阴明合，故湿气之下，中见阳明也。）

气交变大论曰：

岁火太过，炎暑流行，金肺受邪。（火不以德，则邪害于金，若以德行，则政和平也。）

民病疟，少气咳喘，血溢血泄，注下，嗌燥耳聋，中热，肩背热，上应荧惑星。（少气谓气少不足以息也。血泄谓血利便血也。血溢谓血上出于七窍也。注下谓水利也。中热谓胸心之中也。背谓胸中之府，肩搋近之，故胸心中及肩背热也。火气太盛，则荧惑光芒，逆临宿属分，皆灾也。）（《新校正》云：详火盛而克金，寒热交争，故为疟。按脏气法时论云：肺病者咳喘，肺虚者少气不能报息，耳聋嗌干。）

甚则胸中痛，胁支满，胁痛，膺背肩胛间痛，两臂内痛。（《新校正》云：按脏气法时论云：心病者，胸中痛，胁支满，胁下痛，膺背肩胛间两臂内痛。）

身热骨痛，而为浸淫。（火无德令，纵热害金，水为复仇，故火自病。）（《新校正》云：按玉机真脏论曰：心脉太过，则令人自热而肤痛，为浸淫。此云骨痛者，误也。）

收气不行，长气独明，雨水霜寒，（水字当作冰。）

上应辰星。（金气退避，火气独行，水气折之，故雨霖冰雹，及偏降霜寒而杀物也。水复于火，天象应之，辰星逆凌，乃降灾于物也。古辰星常在日之前后三十度，其灾发之，当至南方，在人之

应，则内先伤肺，后反伤心。）（《新校正》云：按五常政大论雨水霜寒，作雨冰霜雹，）

上临少阴少阳，火燔，水泉涸，物焦槁。（《新校正》云：按五常政大论云：赫曦之犯上徵而收气后。又六元纪大论云：戊午，戊子太徵上临少阴，临者太过不及，皆日天符。）

病反谵妄狂越，咳喘息鸣，下甚血溢，泄不已，太渊绝者，死不治。上应荧惑星（诸戊岁也，戊午戊子岁，少阴上临，戊寅戊申岁，少阳上临。是谓天符之岁也。太渊，肺脉也。火胜而金绝，故死。火既太过，又火热上临，两火相合，故形斯候。荧惑逆犯宿属皆危。）（《新校正》：详戊辰戊戌岁，上见太阳，见谓天刑运，故当盛而不得盛，则火化减半，非太过，又非不及也。）。

岁金太过，燥气流行，肝木受邪。（金暴虐乃尔。）

民病两协下少腹痛，目赤痛，眦疡，耳无所闻。（两胁谓两乳之下，胁之下也。少腹谓齐下两傍，髎骨内也。目赤谓白睛色赤也。痛谓渗痛也。眦谓四际脸睫之本也。）

肃杀而甚，则体重烦冤，胸痛引背，两胁满，且痛引少腹，上应太白星。（金气已过，肃杀又甚，木气内畏，感而病生，金盛应天，太白明大，加临宿属，心受灾害。）（《新校正》云：按脏气法时论云：肝病者，两胁下痛引少腹，肝虚则目䀮䀮无所见，耳无所闻。又玉机真脏论云：肝脉不及，则令人胸痛引背，下则两胁胠满也。）

甚则喘咳逆气，肩背痛，尻阴股膝髀腨胻足皆病。上应荧惑星。（火气复之，自生病也。天象示应在荧惑，逆加守宿属，则可忧也。）（《新校正》云：按藏气法时论云：肺病者，喘咳逆气，肩背痛，汗出，尻阴股膝髀腨胻足皆痛。）

收气峻，生气下，草木敛，苍干凋陨，病反暴痛，胠胁不可反侧，（《新校正》云：详此云反暴痛，不言何所痛者，按至真要大论云：两胁暴痛，不可反侧，则此乃心胁暴痛也。）

咳逆甚而血溢，太冲绝者，死不治。上应太白星。（诸庚岁也，金气峻虐，木气被刑，火未来复，则如是也，敛谓已生枝叶，敛附其身也。太冲，肝脉也。金胜而木绝，故死。当是之候，太白应之，逆守至属，病皆危也。）（《新校正》云：按庚子、庚午、庚寅、申岁，上见少阴少阳司天，是谓天刑运。金化减半，故当盛而不得盛，非太过，又非不及也。）

岁水太过，寒气流行，邪害心火。（水不务德，暴虐乃然。）

民病身热烦心，躁悸，阴厥上下中寒，谵妄心痛，寒气早至，上应辰星。（悸，心跳动也。谵，乱语也。妄，妄耳闻也。天气水盛，辰星莹明，加其宿属，灾乃至。）（《新校正》云：按阴厥在后金不及复，则阴厥有注。）

甚则腹大胫肿，喘咳，寝汗出憎风。（《新校正》云：按脏气法时论云：肾病者，腹大胫肿，喘咳，身重，浊汗出憎风。再详太过五化，木言化气不政，生气独治，火言化气不行，长气独明，土言藏气伏，长气独治。金言收气峻，生气下。水当言藏气乃盛，长气失政。今独亡者，阙文也。）

大雨至，埃雾朦郁，上应镇星。（水盛不已，为土所乘，故彰斯候，埃雾朦郁，土之气。肾之脉从足下上行入腹，从肾上贯肝膈，入肺中，循喉咙，故生是病。是为阴，故寝则汗出而憎风也。卧寝汗出，即其病也。夫土气胜折水之强，故镇星明盛，昭其应也。）

上临太阳，雨冰雪，露不时降，湿气变物。（《新校正》云：按五常政大论云：流衍之纪，上羽而长，冰不化。又六元正纪大论云：丙辰、丙戌、太羽上临，太羽临者，太过不及，皆曰天符。）

病反腹满肠鸣，溏泄食不化，（《新校正》云：按脏气法时论云：脾虚则腹满肠鸣，飧泄食不化。）

35

渴而妄冒，神门绝者，死不治。上应荧惑辰星。（诸丙岁也，丙辰、丙戌岁、太阳上临。是谓天符之岁也。寒气太盛，故雨化为冰雪，雨冰则渴也。霜不时降，彰其寒也。土复其水，则大雨霖霪，湿气内深，故物皆湿变，神门绝也。水胜而火绝，故死。水盛太甚，则荧惑减曜，辰星莹加，以逆守宿属，则危壬也。）（《新校正》云：详太过五化，独纪火水之上临者，火临火，水临水，为天符故也。火临水为逆，水临木为顺，火临土为顺，水临土为运胜天，火临金为天刑运，水临金为逆，更不详出也。又此独言上应荧惑辰星，举此一例，余从而可知也。）

岁木不及，燥乃大行。（清冷时至，加之薄寒，是谓燥气。燥，金气也。）

生气失应，草木晚荣，（后时之谓失应也。）

肃杀而甚，则刚木辟著，柔萎苍干，上应太白星。（天地凄沧，日见朦昧，谓雨非雨，谓晴非晴，人意惨然，气象凝敛，是为肃杀甚也。刚，劲硬也。辟着谓辟着枝茎干而不落也。柔，软也。苍，青也。柔木之叶，青色不变而干卷也。木气不及，金气乘之，太白之明，光芒而照其空也。）

民病中清，胠胁痛，少腹痛，肠鸣溏泄，凉雨时至，上应太白星。（《新校正》云：按不及五化民病证中，土应之星，皆言运星失色，畏星加临，宿属为灾。此独言畏星，不言运星者，经文阙也。当云上应太白星岁星。）

其谷苍。（金气乘木，肝之病也。乘此气者，肠中自鸣而溏泄者，即无胠胁少腹之痛疾也。微者善之，甚者止之。遇夏之气，亦自止也。遇秋之气，而复有之。凉雨时至，谓应时而至也。金土齐化，故凉雨俱行，火气来复，则夏雨少。金气胜木，太白临之，加其宿属分，皆灾也。金胜甲岁，火气不复，则苍色之谷，不成实也。)(《新校正》云：详中清胅胁痛少痛，为金乘木，肝病之状。肠鸣溏泄，乃脾病之证，盖以木少，脾土无畏侮反受邪之故也。)

上临阳明，生气失政，草木再荣，化气乃急，上应太白镇星，其主苍早。(诸丁岁也。丁卯、丁酉岁，阳明上临，是谓天刑之岁也。金气承天，下胜于木，故生气失政，草木再荣。生气失政，故木华晚。金气抑木，故秋夏始荣，结实成熟，以化气急速，故晚结成就也。金气胜木，天应同之，故太白之见光芒明盛，木气既少，土气无制，故化气生长急速，木少金胜，天气应之，故镇星太白润而明也。苍色之物，又早凋落，木少金乘故也。)(《新校正》云：按不及五化，独纪木上临阳明，土上临厥阴，水上临太阴，不纪木上临厥阴，土上临太阴，金上临阴阳明者，经之旨各记其甚者也。故于太过运中，只言火临火，水临水，此不及运中，只言木临金，土临木，水临土，故不言厥阴临木，太阴临土，阳明临金也。)

复则炎暑流火，湿性燥，柔脆草木焦槁，下体再生，华实齐化，病寒热疮疡痱胗痈痤，上应荧惑太白，其谷白坚。(火气复金，夏生大热，故万物湿性，时变为燥。流火烁物，故柔脆草木及蔓延之类，皆上乾死而下体再生。若辛热之草，死不再生也。小热者死少，大热者死多。火大复已，土气间至，则凉雨降，其酸苦甘咸性寒之物，乃再发生。新开之与先结者齐承化而成熟。火复其金，太白减曜，荧惑上应，则益光芒，加其宿属，则皆灾也。以火反复，故曰坚白之谷，秀而不实。)

白露早降，收杀气行，寒雨害物，虫食甘黄，脾土受邪，赤气后化，心气晚治，上胜肺金，白气乃屈，其谷不成，咳而鼽，上应荧惑太白星。(阳明上临，金自用事，故白露早降，寒凉大至，则收杀气行。以太阳居土湿之位，寒湿相合，故寒雨害物，少于成实。金行伐木，假途于土，子居母内，虫之象也。故甘物黄物，虫蠹食之，清气先胜，热气后复，复已乃胜，故穴赤之气，后生化也。赤后化谓草木赤华及赤实者，皆后时而再荣秀也。其五脏则心气晚王胜于肺，心胜于肺，则金之白气乃屈退也。金谷，稻也。𪏭，鼻中水出也。金为火胜，天象应同，故太白芒减，荧惑益明。）

西方生燥，燥生金，其德清洁，其化紧敛，其政劲切，其令燥，其变肃杀，其灾苍陨。（紧，缩也。敛，收也。劲，锐也。切，急也。燥，干也。肃杀谓风动草树声若干也。杀气太甚，则木青干而落也。）（《新校正》云：五运行大论云：其德为清，其化为敛，其政为劲，其令雾露，其变肃杀，其眚苍落。）

五常政大论篇曰：
审平之纪，收而不争，杀而无犯，五化宣明。（犯谓刑犯于物也，收而不争，杀而无犯，匪审平之德，何以能为是哉。）
其气洁，（金气以洁白莹明为事。）
其性刚，（性刚故摧铁于物。）
其用散落，（金用则万物散落。）
其化坚敛，（收敛坚强，金之化也。）
其类金，（审平之化金类同。）
其政劲肃，（化急速而整肃也。劲锐也。）
其候清切，（清，大凉也，切，急也。风声也。）
其令燥，（燥，干也。）
其脏肺，（肺气之用，同金化也。）
肺其畏热，（热，火令也。肺性凉，故畏火热。五运行大论曰：肺其性凉。）
其主鼻，（肺藏气，鼻通息也。）
其谷稻，（色白也）。（《新校正》云：按金匮真言论作稻。脏气法时论作黄黍。）

其果桃，（味辛也。）

其实壳，（外有坚壳者。）

其应秋，（四时之化秋气同。）

其虫介，（外被坚甲者。）

其畜鸡，（性善斗伤，象金用也。）（《新校正》云：按金匮真言论云：其畜马。）

其色白，（色同也。）

其养皮毛，（坚同也。）

其病咳，（有声之病，金之应也。）（《新校正》云：按金匮真言论云：病在背，是以知病之在皮毛也。）

其味辛，（审平化治，则物辛昧正。）

其音商，（和利而扬。）

其物外坚，（金化宣行，则物体外坚。）

其数九，（成数也。）。

从革之纪，是谓折收。（火折金收之气也。谓乙丑、乙亥、乙酉、乙未、乙巳、乙卯之岁也。）

收气乃后，生气乃扬。（后，不及时也，收气不能以时而行，则生气自应布扬而用之也。）

长化合德，火政乃宣，庶类以蕃。（火土之气固生化也，宣行也。）

其气扬，（顺火也。）

其用躁切，（少虽后用，则切急随火躁也。）

其动铿禁瞀厥。（铿，咳声也。禁谓二阴禁止也。瞀，闷也。厥谓气上逆也。）

其发咳喘，（咳，金之有声。喘，肺藏气也。）

其脏肺，（主脏病。）

其果李杏，（李木杏火果也。）

其实壳络，（外有壳，内有支络之实也。）

其谷麻麦，（麻木麦火谷也，麦色赤也。）

其味苦辛，（苦味胜辛，辛兼苦也。）

其色白丹，（赤加白也。）

其畜鸡羊，（金从火土之兼化。）（《新校正》云：详火畜马，土畜牛，今言羊，故王注云：从火土之兼化为羊也。或者当去注中之土字，甚非。）

其虫介羽，（介从羽。）

其主明曜炎烁，（火之胜也。）

其声商徵，（商从徵。）

其病嚏咳鼽衄，（金之病也。）

从火化也，（火气来胜，故屈已以从之。）

少商与少徵同，（金少，故半同火化也。）（《新校正》云：详少商运六年内，除乙卯、乙酉同正商，乙巳、乙亥同正角外，乙未、乙丑二年为少商同少徵，故不云判徵也。）

上商与正商同，（上见阳明，则与平金运生化同，乙卯、乙酉其岁上见也。）

上角与正角同。（上见厥阴，则与平木运生化同，乙巳、乙亥其岁上见也。）（《新校正》云：详金土无相胜克，故经不言上宫与正宫同也。）

邪伤肺也，（有邪之胜则归肺。）

炎光赫烈，则冰雪霜雹。（炎光赫烈，火无德也。冰雪霜雹，水之复也。水复之作雹，形如半珠。）（《新校正》云：详注云雹形如半珠，半字疑误。）

眚于七，（七，西方也。）（《新校正》云：按六元正纪大论云：灾七宫。）

其主鳞伏彘鼠，（突戾潜伏，岁主纵之，以伤赤实及羽类也。）

岁气早至，乃生大寒。（水之化也。）

坚成之纪，是谓收引。（引，敛也。阳气收，阴气用，故万物收敛。谓庚午、庚辰、庚寅、庚子、庚戌、庚申之岁也。）

天气洁，地气明，（秋气高洁，金气同。）

阳气随，阴治化。（阳顺阴而生化。）

燥行其政，物以司成。（燥气行化万物，专司其成熟无遗略也。）

收气繁布，华洽不终。（收杀气早，土之化不得终其用也。）（《新校正》云：详繁字疑误。）

其化成，其气削，（减削也。）

其政肃，（肃，清也，静也。）

其令锐切，（气用不屈劲而急。）

其动暴折疡疰，（动以病生，）

其德雾露萧瑟，（燥之化也。萧瑟，风声也。静为雾露，用则风生。）（《新校正》云：按六元正纪大论，德作化。）

其变肃杀凋零。（陨坠于物。）

其谷稻黍，（金火齐化也。）（《新校正》云：按本论上文麦为火之谷，当言其谷稻麦。）其畜鸡马，（齐孕育也。）

其果桃杏，（金火齐实。）

其色白青丹，（白加于青，丹自正也。）

其味辛酸苦，（辛入酸苦齐化。）其象秋，（气爽清洁，如秋之化。）

其经手太阴阳明，（太阴肺脉，阳明大肠脉。）

其脏肺肝，（肺胜肝。）

其虫介羽，（金气故介羽齐育。）

其物壳络，（壳金络火化也。）

其病喘喝，凭仰息。（金气余故。）

上徵与正商同，其生齐，其病咳，（二见少阴少阳，则天气见抑，故其生化与平金岁同。庚子、庚午岁，上见少阴。庚寅、庚申岁，上见少阳。上火制金，故生气与之齐化，火乘肺，故病咳。）《新校正》云：详此不言上羽者，水与金非相胜克故也。）

政暴变，则名木不荣，柔脆焦首，长气斯救，大火流，炎烁且至，蔓将槁，邪伤肺也。（变谓太甚也。政太甚则生气抑，木不荣，草首焦死。政暴不已，则火气发怒，故火流炎烁，至柔条蔓草脆之类皆干死也。火乘金气，故肺伤也。）

少阳司天，火气下临，肺气上从，白起金用，草木眚，火见燔炳，革金且耗，大暑以行，咳嚏鼽衄鼻窒，曰疡，寒热胕肿，（寅申之岁候也，临谓御于下，起谓价高于市，用谓用行刑罚也，临从起用同之。革谓皮革，亦谓革易也。金谓器属也。耗谓费用也。火气燔灼，故曰生疮，疮，身疮也。疡，头疡也。寒热谓先寒而后热，则疟疾为。肺为热害，水且救之，水守肺中，故为胕肿，谓肿满，按之不起，此天气之所坐也。）（《新校正》云：详注云故曰生疮，疮，身疮也，疡，头疡也。今经只言曰疡，疑经脱一疮字，别本曰字作口。）

风行于地，尘沙飞扬，心痛胃脘痛，厥逆鬲不通，其主暴速。（厥阴在泉，故风行于地。风淫所胜，故是病生焉。少阳厥阴，其化急速，故病气起发疾速而为，故云其主暴速。此地气不顺而生是也。）（《新校正》云：详厥阴与少阳在泉，言其主暴速，其发机速，故不言甚则某病也。）

六元正纪大论篇曰：

阳明司天之政，气化运行后天，（六步之气，生长化成，庶务动静，皆后天时而应，余少岁同。）

天气急，地气明，阳专其令，炎暑大行，物燥以坚，淳风乃治，风燥横运，流于气交，多阳少阴，云趋雨府，湿化乃敷。（两府，太阴之所在也。）

燥极而泽，（燥气欲终，则化为雨泽，是谓三气之分也。）

其谷白丹，（天地正气所化生也。）

间谷命太者，（命太者谓前文太角商等气之化者。间气化生，故云间谷也。）（《新校正》云：按《玄珠》云岁谷与间谷者何，即在泉为岁谷，及在泉之在右间者，皆为岁谷。其司天及运间而化者，名间谷。又别有一名间谷者是也，化不及即反有所胜而生者，故名间谷，即邪气之化，又名并化之谷也。亦名间谷。与王注颇异。）

其耗白甲品羽，（白色甲虫多品羽类，有羽翼者，耗散粢盛虫鸟甲兵岁为灾，以耗竭物类。）

金火合德，上应太白荧惑。（见大而明。）

其政切，其令暴，蛰虫乃见，流水不冰。民病咳嗌塞，寒热发，暴振栗癃闭，清先而劲，毛虫乃死，热后而暴，介虫乃殃，其发躁，胜复之作，扰而大乱。（金先胜木已承害，故毛虫死。火后胜金不胜，故介虫复殃。胜而行杀，羽者已亡，复者后来，强者又死，非大乱气，其何谓也。）

少阳司天之政，气化运行先天。初之气，地气迁，风胜乃摇，寒乃去，候乃大温，草木早荣，寒来不杀，温病乃起。其病气怫于上，血溢目赤，咳逆头痛，血崩（今详崩字当作崩）。

胁满，肤腠中疮。（少阴之化。）

二之气，火反郁，（太阴分故尔。）

白埃四起，云趋雨府，风不胜湿，雨乃零，民乃康，其病热郁于上，咳逆呕吐，疮发于中，胸嗌不利，头痛身热，昏愦脓疮。三之气，天政布，炎暑至，少阳临上，雨乃涯，民病热中，聋瞑血溢，脓疮咳呕，鼽衄渴嚏，吹喉痹目赤，善暴死。终之气，地气正，风乃至，万物反生，霜雾以行，其病关闭不禁，心痛，阳气不藏而咳。少阴司天之政，气化运行先天，地气肃，天气明，寒交暑，热加燥，（《新校正》云：详此云寒交暑者，谓前岁终之气少阳，今岁初之气太阳，太阳寒交前岁少阳之暑也。热加燥者，少阳在上，而阳明在下也。）

云驰雨府，湿化乃行，时雨乃降，金火合德，上应荧惑太白。（见而明大。）

其政明，其令切，其谷丹白，水火寒热，持于气交，而为病始也。热病生于上，清病生于下，寒热凌犯而争于中，民病咳喘，血溢血泄，鼽嚏，目赤，眦疡，寒厥入胃，心痛，腰痛，腹大，嗌干肿上。三之气，天政布，大火行，庶类蕃鲜，寒气时至。民病气厥心痛，寒热更作，咳喘目赤。终之气，燥令行，余火内格，肿于上，咳喘，甚则血溢。寒气数举，则霜雾翳，病生皮腠，内舍于胁，下连少腹而作寒中，地将易也。（气终则迁，何可长也。）

金郁之发，天洁地明，风清气切，大凉乃举，草树浮烟，燥气以行，霜雾数起，杀气来至，草木苍干，金乃有声。（大凉，次寒也。举，用事也，浮烟，燥气也。杀气，霜氛正杀气者，以丑时至长者，亦卯时度时也，其气之来，色黄赤黑杂而至也，物不一杀，故草木苍干。苍，薄青色也。）

故民病咳逆，心胁满，引少腹，善暴痛，不可反侧，嗌干，面尘色恶，（金胜而木病也。）

山泽焦枯，土凝霜卤，怫乃发也，其气五。（夏火炎亢，时雨既愆，故山泽焦枯，土上凝白盐卤状如霜也。丑气谓秋分后至立冬后十五日内也。）

夜零白露，林莽声凄，怫之兆也。（夜濡白露，晓听风凄，有是乃为金发微也。）

至真要大论篇曰：

诸气在泉，风淫于内，治以辛凉，佐以苦，以甘缓之，以辛散之。（风性喜温而恶清，故治之凉，是以胜气治之也。佐以苦，随其所利也。木苦急，则以甘缓之，苦抑则以辛散之。藏气法时论曰：肝苦急，急食甘以缓之。肝欲散，急食辛以散之，此之谓也。食亦音饲。己日食，他日饲也。大法正味如此，诸为方者，不必尽用之。但一佐二佐，病已则止，余气皆然。）

热淫于内，治以咸寒，佐以甘苦，以酸收之，以苦发之。（热性恶寒，故冷以寒也。热之大盛，甚于表者，以苦发之，不尽，复寒制之，寒制不尽，复苦发之，以酸收之，甚者再方，微者一方，可使必已，时发时止，亦以酸收之，）

湿淫于内，治以苦热，佐以酸淡，以苦燥之，以淡泄之。（湿与燥反，故治以苦热，佐以酸淡也。燥除湿，故以苦燥其湿也。淡利窍，故以淡渗泄也。藏气法时论曰：脾苦湿，急食苦以燥之。《灵枢经》曰：淡利窍也。生气通天论曰：味过于苦，脾气不濡，胃气乃厚。明苦燥也。）（《新校正》云：按天元正纪大论曰：下太阴其化下甘温。）

火淫于内，治以咸冷，佐以苦辛，以酸收之，以苦发之。（火气大行，心腹心怒之所生也，咸性柔软，故以治之，以酸收之。大法候其须汗者，以辛佐之，不必要资苦味，令其汗也。欲柔软者，以咸治之。藏气法时论曰：心欲软，急食咸以软之。心苦缓，急食酸以收之。此之谓也。）

燥淫于内，治以苦温，佐以甘辛，以苦下之。（温利凉性，故以苦治之。下谓利之，使不得也。）（《新校正》云：按藏气法时论曰：肺苦气上逆，急食苦以泄之，用辛写之，酸补之，又按：下文司天燥淫所胜，佐以酸辛，此云甘辛者，甘字疑当作酸。天元正纪大论云：下酸热与苦温之治又异。又云以酸收之，而安其下，甚则以苦泄之也。）

寒淫于内，治以甘热，佐以苦辛，以咸写之，以辛润之，以苦坚之。（以热治寒，是为摧胜，折其气用，令不滋繁也。苦辛之佐，通事行之。）（《新校正》云：按藏气法时论曰：肾苦燥，急食辛以润之。肾欲坚，急食苦以坚之。用苦补之，咸写之。旧注引此在湿淫于内之下，无义。今移于此。）

少阴司天，热淫所胜，怫热至，火行其政。民病胸中烦热，嗌干，右胠满，皮肤痛，寒热咳喘，大雨且至，唾血血泄，鼽衄嚏呕，溺色变，甚则疮疡胕肿，肩背臂臑及缺盆中痛，心痛肺膜，腹大满，膨膨而喘咳，病本于肺。（谓甲子、丙子、戊子、庚子、壬子、甲午、丙午、戊午、庚午、壬午岁也。怫热至，是火行其政乃尔。是岁民病集于右，盖以小肠通心故也。病自肺生，故曰病本于肺也。）（《新校正》云：按《甲乙经》溺色变，肩背臂臑及缺盆中痛，肺胀满膨膨而喘咳，为肺病，鼽衄为大肠病。盖少阴司天之岁，火克金，故病如是。又王注民病集于右，以小肠通心故。按《甲乙经》小肠附脊左环，回肠附脊左环，所说不应，得非火胜克金而大肠病矣。）

尺泽绝，死不治。（尺泽在肘内廉大文中，动脉应手，肺之气也。火燥于金，承天之命，金气内绝，故必危亡。尺泽不至，肺气已绝，荣卫之气，宣行无主，真气内竭，生之何有哉。）

太阴司天，湿淫所胜，则沉阴且布，雨变枯槁，胕肿骨痛阴痹，阴痹者，按之不得，腰脊头项痛，时眩，大便难，阴气不用，饥不欲食，咳唾则有血，心如悬，病本于肾。（谓乙丑、丁丑、己丑、辛丑、癸丑、乙未、丁未、己未、辛未、癸未岁也。沉，久也。肾气受邪，水无能润，下焦枯涸，故大便难也。）（《新校正》云：按《甲乙经》饥不用食，咳唾则有血，心悬如饥状，为肾病。又邪在肾则骨痛阴痹，阴痹者，按之而不得，腹胀腰痛，大便难，肩背头项强痛，时眩，盖太阴司天之岁，土克水，故病如是矣。）

太溪绝，死不治。（太溪在足内踝后跟骨上，动脉应手，肾之气也。土邪胜水，而肾气内绝，邪甚正微，故方无所用矣。）

少阳司天，火淫所胜，则温气流行，金政不平。民病头痛，发热恶寒而疟，热止皮肤痛，色变黄赤，传而为水，身面胕肿，腹满仰息，泄注赤白，疮疡咳唾血，烦心胸中热，甚则衄蔑，病本于肺。（谓甲寅、丙寅、戊寅、庚寅、壬寅、甲申、丙申、戊申、庚申、壬申岁也。火来用事，则金气受邪，故曰金政不平也。火灾于上，金肺受邪，客热内水无燔能救，故化生诸病也。制火之客则已矣。）（《新校正》云：按《甲乙经》邪在肺则皮肤痛，发寒热，盖少阳司天之岁，火克金，故病如是也。）

天府绝，死不治。（天府在肘后内侧上，腋下同身寸之三寸，动脉应手，肺之气也。火胜而金脉绝故死。）

阳明司天，燥淫所胜，则木乃晚荣，草乃晚生，筋骨内变。民病左胠胁痛，寒清于中，感而疟，大凉革候，咳，腹中鸣，注泄鹜溏，名木敛，生菀于下，草焦上首，心胁暴痛，不可反侧，嗌干面尘，腰痛，丈夫癞疝，妇人少腹痛，目昧眦疡，疮痤痈，蛰虫来见，病本于肝。（谓乙卯、丁卯、己卯、辛卯、癸卯、乙酉、丁酉、己酉、辛酉、癸酉岁也。金胜故草木晚生荣也。配于人身，则筋骨内应而不用也。大凉之气，变易时候，则人寒，清发于中，内感寒气，则为疼疟也。大肠居右，肺气通之，今肺气内淫，肝居于左，故左胠胁痛如刺割也。其岁民目注泄，则无淫胜之疾也。大凉，次寒也，大凉且甚，阳气不行，故木容收敛，草荣悉晚，生气已升，阳不布令，故闭积生气而蓄于下也。在人之应，则少腹之内，痛气居之，发疾于仲夏，疮疡之疾，犹及秋中，疮痤之类生于上，痛肿之患生于下，疮色虽赤，中心正白物之当也。）（《新校正》云：按《甲乙经》腰痛不可以俯仰，丈夫癫疝，妇人少腹肿，甚则嗌干面尘，为肝病。又胸满洞泄为肝病。又心胁痛不能反侧，目锐眦痛，缺盆中肿痛，腋下肿，马刀挟瘿，汗出振寒，疟，为胆病。盖阳明司天之岁，金克木，故病如是。又按：脉解云厥阴所谓癫疝，妇人小腹肿者，厥阴者辰也，三月阳中之阴，邪在中，故曰癫，亦少腹肿也。）

太冲绝，死不治。（太冲在足大指本节后二寸，脉动应手，肝之气也。金来伐木，肝气内绝，真不胜邪，死其宜也。）

司天之气，风淫所胜，平以辛凉，佐以苦甘，以甘缓之，以酸写之。（厥阴之气，未为盛热，故曰凉药平之。夫气之用也，积凉为寒，积温为热，以热少之，其则温也。以寒少之，其则凉也。以温多之，其则热也。以凉多之，其则寒也。各当其分，则寒寒也，温温也，热热也，凉凉也。方书之用，可不务乎。故寒热温凉，商降多少，善为方者，意必精通。余气皆然，从其制也。）（《新校正》云：按本论上文云，上淫于下，所胜平之，外淫于内，所胜治之。故在泉曰治，司天曰平也。）

热淫所胜，平以咸寒，佐以苦甘，以酸收之。（热气已退，时发动者，是谓心虚。气散不敛，以酸收之，既以酸收，亦兼寒助，乃能殄除其源本矣。热见太甚，则以苦发之，汗已便凉，是邪气尽，勿寒水之。汗已犹热，是邪气未尽，则以酸收之。而又热，则复汗之，已汗复热，是藏虚也，则补其心可矣。法则合尔，诸治热者，亦不必得再，二发三治，况四夏而反覆者乎。）

湿淫所胜，平以苦热，佐以酸辛，以苦燥之，以淡泄之。（湿气所淫，皆为肿满，但除其湿，肿满自衰。因湿生病，不肿不满者，亦尔治之。湿气在上，以苦吐之，湿气在下，以苦泄之，以淡渗之则皆燥也。泄谓渗泄，以利水道，下小便为法。然酸虽热，亦用利小便，去伏水也。治湿之病，不下小便，非其法也。）（《新校正》云：按湿淫于内，佐以酸淡，此云酸辛者，辛疑当作淡。）

湿上甚而热，治以苦湿，佐以甘辛，以汗为故而止。（身半以上，湿气余，火气复郁，郁湿相薄，则以苦温甘辛之药，解表流汗而祛之，故云以汗为除病之故而已也。）

火淫所胜，平以酸冷，佐以苦甘，以酸收之，以苦发之，以酸复之，热淫同。（同热淫义，热亦如此法，以酸复其木气也。不复其气，则淫气空虚，招其损。）

燥淫所胜，平以苦湿，佐以酸辛，以苦下之。（制燥之胜，必以苦湿，是以火之气味也，宜下必以苦，宜必以酸，宜写必以辛，清甚生寒，留而不去，则以苦湿下之。气有余则以辛写之，诸气同。）（《新校正》云：按上文燥淫于内，治以苦温。此云苦湿者，湿当为温，文注中湿字三，并当作温，又按六元正纪大论亦作苦下温。）

寒淫所胜，平以辛热，佐以甘苦，以咸写之。（注散止之，不可过也。）（《新校正》云：按上文寒淫于内，治以甘热，佐以苦辛。此云平以辛热，佐以甘苦者，此文为误。又按六元正纪大论云：太阳之政岁，宜苦以燥之也。）

阳明之胜，清发于中，左胠胁痛，溏泄，内为嗌塞，外发癫疝，大凉肃杀，华英改容，毛虫乃殃，胸中不便，嗌塞而咳。（五卯五酉岁也。大凉肃杀，金气胜木，故草木华英，为杀气损削改易，聚而焦其上首也。毛虫木化，气不宜金，故金政大行，而毛虫死耗也。木化之气，下生于阴，故大凉行而癫疝发也。胸中不便，谓呼吸回转，或痛或缓急，而不利便也。气太盛，故嗌塞而咳也。嗌谓喉之下，接连胸中肺两叶之间者也。）

厥阴之胜，治以甘清，佐以苦辛，以酸写之。少阴之胜，治以辛寒，佐以苦咸，以甘写之。太阴之胜，治以咸热，佐以辛甘，以苦写之。少阳之胜，治以辛寒，佐以甘咸，以甘写之。阳明之胜，治以酸温，佐以辛甘，以苦泄之。太阳之胜，治以甘热，佐以辛酸，以咸写之。（六胜之至，皆先归其不胜已者之故，不胜者，当先写之，以通其道，次写所胜之气，令其退释也。治诸胜而不写遣之，则胜气浸盛，而内生诸病也。）（《新校正》云：详此为治，皆先写其不胜，而后写其来胜。独太阳之胜，治以甘热为异。疑甘字，苦之误也。若云治以苦热，则六胜之治，皆一贯也。）

少阴之复，燠热内作，烦躁鼽嚏，少腹绞痛，火见燔焫，嗌燥，分注时止，气动于左，上行于右，咳，皮肤痛，暴暗心痛，郁冒不知人，乃洒淅恶寒，振栗谵妄，寒已而热，渴而欲饮，少气骨痿，隔肠不便，外为浮肿，哕噫，赤气后化，流水不冰，热气大行，介虫不复，病痱胗疮疡，痈疽痤痔，甚则入肺，咳而鼻渊。（火热之气，自小肠，从齐下之左，入大肠，上行至左胁。甚则上行于右而入肺，故动于左，上行于右，皮肤痛也。分注谓大小俱下也。骨痿言骨弱而无力也。隔肠谓肠如隔绝而不便也，写也。寒甚则然，阳明先胜，故赤气后化，流水不冰。少阴之本司于地也，在人之应，则冬脉不疑，若高山穷谷，巳是至高之处，水亦当冰。平下川流，则如经矣。火气内蒸，金气外拒，阳热内郁，故为痈胗疮疡，胕甚亦为疮也。热少则外生痈胕，热多则内结痈痤。小肠有热则中外为痔，其复热热之变，皆病于身后及外侧也。疮疡痈胕生于上，痈疽痤痔生于下，反其处者，皆为逆也。）

天府绝，死不治。（天府，肺脉气也。）（《新校正》云：按上文少阴司天，热淫所胜，尺泽绝，死不治。少阳司天，火淫所胜，天府绝，死不治。此云少阴之复，天府绝，死不治。下文少阳之复，尺泽绝，死不治。文如相反者，盖尺泽、天府，俱手太阴脉之所发动，故此互文也。）

太阴之复，湿变乃举，体重中满，食饮不化，阴气上厥，胸中不便，饮发于中，咳喘有声，大雨时行，鳞见于陆，头顶痛重，而掉瘛尤甚，呕而密默，唾吐清液，甚则入肾，窍写无度。（湿气内逆，寒气不行，太阳上流，故为是病。头顶痛重，则脑中掉瘛尤甚，肠胃寒湿，热无所行，重灼胸府，故胸中不便，食饮不化。呕而密默，欲静定也。喉中恶冷，故唾吐冷水也。寒气易位，上入肺喉，则息迫不利，故咳喘而喉中有声也。水居平泽，则鱼游于市，头顶胸痛久，人兼痛于眉间也。）（《新校正》云：按上文太阴在泉，头痛项似拔，又太阴司天，云头项痛，此云头顶痛，顶疑当作项。）

太溪绝，死不治。（太溪，肾脉气也。）

少阳之复，大热将至，枯燥燔热介虫乃耗，惊瘛咳衄，心热烦躁，便数憎风，厥气上行，面如浮埃，目乃瞤瘛，火气内发，上为口糜，呕逆，血溢血泄，发而为疟，恶寒鼓栗，寒极反热，嗌络焦槁，渴引水浆，色变黄赤，少气脉萎，化而为水，传为胕肿，甚则入肺，咳而血泄。（火气专暴，枯燥草木，燔焰自生，故燔热也。热音焫。火内炽，故惊瘛咳衄，心热烦燥，便数憎风也。火炎于上，则庶物失色，故如尘埃浮于面而目瞤动也。火烁于内，则口舌糜乱，呕逆，及为血溢血泄。风火相薄，则为温疟。气蒸热化，则为水

51

病。传为胕肿。胕谓皮，皮俱肿，按之陷下，泥而不起也。如是之证皆火气所生也。）

尺泽绝，死不治。（尺泽，肺脉气也。）

阳明之复，清气大举，森木苍干，毛虫乃厉。病生胠胁，气归于左，善太息，甚则心痛否满，腹胀而泄，呕苦咳哕，烦心，病在鬲中头痛，甚则入肝，惊骇筋挛。（杀气大举，木不胜之，故苍清之叶，不及黄而干燥也。厉疾疫死也。清甚于内，热郁于外故也。）

太冲绝，死不治。（太冲，肝脉气也。）

厥阴之复，治以酸寒，佐以甘辛，以酸写之。以甘缓之。（不大缓之，夏犹不已，复重于胜，故治以辛寒也。）（《新校正》云：按别本治以酸寒，作治以辛寒也。）

少阴之复，治以咸寒，佐以苦辛，以甘写之，以酸收之。辛苦发之，以咸软之。（不大发汗，以寒攻之，持至仲秋，热内伏结，而为心热，少气少力，而不能起矣。热伏不散，归于骨矣。）

太阴之复，治以苦热，佐以酸辛，以苦写之，燥之泄之。（不燥泄之，久而为身肿腹满，关节不利，肺及伏兔，怫满内作，膝腰胫内侧胕肿病。）

少阳之复，治以咸冷，佐以苦辛，以咸软之，以酸收之。辛苦发之，发不远热，无犯温凉，少阴同法。（不发汗以夺盛阳，则热内淫四支而为解㑊，不可名也，谓热不甚，谓寒不甚，谓强不甚，谓弱不甚，不可以名言，故谓之解㑊。粗医呼为鬼气恶病也。久久不已，则骨热髓涸，齿干枯为骨热病也。发汗夺阳，故无留热，故发汗者，虽热生病夏月及差，亦用热药以强之。当春秋时，纵火热胜，亦不得以热药发汗，汗不发而药热内甚，助病为疟，逆伐神灵，故曰无犯温凉。少阴气热，为疗则同，故云与少阴同法也。数夺其汗，则津竭涸，故以酸收，以咸润也。）（《新校正》云：按天元正纪大论云：发表不远热。）

阳明之复，治以辛温，佐以苦甘，以苦泄之，以苦下之，以酸补之。（泄谓渗泄，汗及小便汤浴皆是也。秋分前后，则亦发之，春有胜，亦依胜法。或不已，亦汤渍和其中外也。怒复之后，其气皆虚，故补之，以安全其气，余复治同。）

太阳之复，治以咸热，佐以甘辛，以苦坚之。（不坚则寒气内变，止而复发，发而复止，绵历年岁，生大寒疾。）

治诸胜复，寒者热之，热者寒之，温者清之，清者温之，散者收之，抑者散之，燥者润之，急者缓之，坚者软之，脆者坚之，衰者补之，强者写之，各安其气，必清必静，则病气衰去，归其所宗，此治之大体也。（太阳气寒，少阴少阳气热，厥阴气温，阳明气清，太阴气湿。有胜复，则各倍其气以调之，故可使平也。宗，属也。调不失理，则余之气自归其所属，少之气自安其所居，胜复衰已，则各在衰而平定之，必清必静，无妄挠之，则六气循环，五神安泰。若运气之寒热，治之平之，亦各归司天地气也。）

厥阴司天，客胜则耳鸣掉眩，甚则咳。少阴司天，客胜则鼽嚏，颈项强，肩背瞀热，头痛少气，发热耳聋目瞑，甚则胕肿血溢，疮疡咳喘。太阴司天，客胜则首面胕肿，呼吸气喘。少阳司天，主胜则胸满咳仰息，甚而有血，手热。阳明司天，清复内余，则咳衄嗌塞，心鬲中热，咳不止而白血出者死。（复谓复旧居也。白血谓咳出浅红色血，似肉似肺者。五卯五酉岁也。）（《新校正》云：详此不言客胜主胜者，以人居火位，无客胜之理，故不言也。）

太阳司天，客胜则胸中不利，出清涕，感寒则咳。木位之主，其写以酸，其补以辛。（木位，春分前六十一日，初之气也。）

火位之主，其写以甘，其补以咸。（治火之位，春分之后六十一日，二之气也。相火之位，夏至前后各三十日，三之气也。二火之气则殊，然其气用则一矣。）

土位之主，其写以苦，其补以甘。（土之位，秋分前六十一日。四之气也。）

金位之主，其写以辛，其补以酸。（金之位，秋分后六十一日，五之气也。）

水位之主，其写以咸，其补以苦。（水之位，冬至前后各三十日，之终气也。）

厥阴之客，以辛补之，以酸写之，以甘缓之。少阴之客，以咸补之，以甘写之，以咸收之。（《新校正》云：按藏气法时论云：心苦缓，急食酸以收之。心欲软，急食咸以软之。此云以咸收之者，误也。）

太阴之客，以甘补之，以苦写之，以甘缓之。少阳之客，以咸补之，以甘写之，以咸软之。阳明之客，以酸补之，以辛写之，以苦泄之。太阳之客，以苦补之，以咸写之，以苦坚之，以辛润之。开发其理致津液通气也。（客之部主，各六十一日。居无常所，随岁迁移。客胜则写客而补主，主胜则写主而补客，应随当缓当急而治之。）

热气大来，火之胜也，金燥受邪，肺病生焉。（流于回肠大肠。）

诸气膹郁，皆属于肺。（高秋气凉，雾气烟集，凉至则气热复，甚则气殚，征其物象属可知也。膹谓满，郁谓奔迫也，气之为用，金气同之。）

诸痿喘呕，皆属于上。（上谓上焦，心肺气也。炎热薄烁，心之气也。承热分化，肺之气也。热郁化上，故病属上焦。）（《新校正》云：详痿之病，似非上病。王注不解所以属上之由，使后人疑议。今按：痿论云，五藏使人痿者，因肺热叶焦，发为痿躄。故云属于上也。痿又谓肺痿也。）

诸逆冲上，皆属于火（炎上之性用也）。

诸胀腹大，皆属于热。（热郁于内。肺胀所生。）

诸病有声，鼓之如鼓，皆有属于热。（谓有声也。）

示从容论篇曰：

雷公曰：于此有人，头痛，筋挛骨重，怯然少气，哕噫腹满，时惊，不嗜卧，此何藏之发也？脉浮而弦，切之石坚，不知其解，复问所以三藏者，以知其此类也。（脉有浮弦石坚，故云问所以三藏者，以知其此类也。）

帝曰：夫从容之谓也。（言此类也。）

夫年长则求之于府，年少则求之于经，年壮则求之于藏。（年之长者，甚于味。年之少者，劳于使。年之壮者，过于内。过于内则耗伤精气。劳于使则经中风邪。恣于求则伤于府，故求之异也。）

今子所言皆失。八风菀熟，五藏消烁，传邪相受。夫浮而弦者，是肾不足也。（脉浮为虚，弦为肝气，以肾气不足，故脉浮弦也。）

沉而石者，是肾内着也。（石之言坚也，著谓肾气内薄，著而不行也。）

怯然少气者，是水道不行，形气消索也。（肾气不足，故水道不行，肺藏被冲，故形气消散索尽也。）

咳嗽烦冤者，是肾气之逆也。（肾气内著，上归于母也。）

一人之气，病在一藏也，若言三藏俱行，不在法也。（经不然也。）

雷公曰：于此有人，四支解坠，喘咳血泄，而愚诊之，以为伤肺，切脉浮大而紧，愚不敢治，粗工下砭石，病愈多出血，血止身轻，此何物也？

帝曰：子所能治，知亦众多，与此病失矣。（以为伤肺而不敢治，是乃任现法所失也。）

譬以鸿飞，亦冲于天。（鸿飞冲天，偶然而得，岂其羽翮之所能哉。粗工下砭石，亦犹是矣。）

夫圣人之治病，循法守度，援物此类，化之冥冥，循上及下，何必守经，（经谓经脉，非经法也。）

今夫脉浮大虚者，是脾气之外绝，去胃外归阳明也。（足太阴络，支别者，入络肠胃，是以脾气外绝，不至胃外归阳明也。）

夫二火不胜三水，是以脉乱而无常也。（二火谓二阳藏，三水谓三阴藏。二阳藏者，心肺也。以在鬲上故。三阴藏者，肝脾肾也，以在鬲下故。然三阴之气，上胜二阳，阳不胜阴，故脉乱而无常也。）

四肢解堕，此脾精之不行也。（土主四支，故四支懈堕，脾精不行，故使之然。）

喘咳者，是水气并阳明也。（肾气逆入于胃，故水气并于阳明。）

血泄者，脉急血无所行也。（泄谓泄出也，然脉气数急，血溢于中，血不入经，故为血泄，以脉奔急而血溢，故曰血无所行也。）

若夫以为伤肺者，由失以狂也，不引比类，是知不明也。（言所识不明，不能比类，以为伤肺，犹失狂言耳。）

夫伤肺者，脾气不守，胃气不清，经气不为使，真藏坏决，经脉傍绝，五藏漏泄，不衄则呕，此二者不相类也。（肺气伤则脾外救，故云脾气不守，肺藏损则气不行，不行则胃满，故云胃气不清，肺者主行营卫阴阳，故肺伤则经脉不能为之行使也。真藏谓肺藏也，若肺藏损坏，皮膜决破，经脉傍绝而不流行，五藏之气上溢而漏泄者，不衄血则呕血也，何者？肺主鼻，胃应口也。然口鼻者，气之门户也。今肺藏已损，胃气不清，不上衄而血下流于胃中，故不衄出则呕出也。然伤肺伤脾，衄血泄血，标出且异，本归亦殊，故此二者，不相类也。）

譬如天之无形，地之无理，白与黑相去远矣。（言伤肺伤脾，形证悬别，譬如天地之相远，如黑白之异象也。）

徐叔拱曰：咳嗽外感六淫，郁而成火，必六淫相合，内伤五脏，相胜必五邪相并，有此不同，而中间又有敛散二法。敛者谓收敛肺气也，散者谓解散寒邪也。宜散而敛，则肺之寒邪，一时敛住，为害非轻。宜敛而散，则肺气虚弱，一时发散，而走泄正气，害亦非小。且如感风咳嗽，已经解散之后，其表虚，复感寒邪，虚邪相乘，又为喘嗽。若欲散风则愈，重虚其肺，若收敛收愈，又滞其邪，当先轻解，渐次敛之，肺不致虚，邪不致滞，喘嗽自止矣。（见《医门法律》先哲格言。）

卷 二

《灵枢经》

本输篇云：

肺合大肠，大肠者，传道之府。少阳属肾，肾上连肺，故将两藏。三焦者，中渎之府也，水道出焉，属膀胱，是孤之府也。

邪气脏腑病形篇云：

形寒寒饮则伤肺，以其两寒相感，中外皆伤，故气道而上行，肺脉急甚为癫（《脉经》作为瘨。）疾，微急为肺寒热，怠惰，咳唾血，引腰背胸，苦鼻息肉不通。缓甚为多汗，微缓为痿瘘，（《脉经》无瘘字。）偏风，头以下汗出不可止。大甚为胫肿，微大为肺痹，引胸背。起恶日光，小（《脉经》作腰内，无恶日光三字。）甚为泄，（《脉经》作为飧泄。）微小为消瘅。滑甚为息贲（《脉经》作息瘨。）上气，微滑为上下出血，涩甚为呕血，微涩为鼠瘘，（一作漏。）在颈支腋之间，下不胜其上，其应善酸矣。（《甲乙》作下不胜其上，其能善酸。）肝脉微大为肝痹，阴（《脉经》无阴字。），缩咳引小腹。（《甲乙》作少腹。）

经脉篇云：

肺太阴（《甲乙》作手太阴。）之脉，起于中焦，下络大肠，还循胃口，上鬲属肺，从肺系横出腋下，下循臑内，行少阴心主之前，(《脉经》无腋下至之前下十四字。)下肘中，循臂内上骨下廉，入寸口，上鱼，循鱼际，出大指之端。其支者，从腕后直出(《脉经》无出字。)次指内廉，出其端。是动则病肺胀满，膨膨而喘咳，缺盆中痛，甚则交两手而瞀，此为臂厥。(《甲乙》作瞀。)是主肺所生病者，咳，上气喘渴，烦心胸满，臑臂内前廉痛厥，(《脉经》无厥字。)掌中热。气盛有余，则肩背痛，风寒，(《脉经》无寒字。)汗出中风，(《脉经》无中风二字。)小便数而欠。气虚则肩背痛寒，少气不足以息，溺色变。(《脉经》色变下有卒遗失无度五字。)

又云：

肾足少阴之脉，起于小指之下，邪走足心，出于然骨之下，循内踝之后。其直者，从肾上贯肝鬲，入肺中，循喉咙，挟舌本。其支者，从肺出络心，注胸中。是动则病饥不欲食，面如漆柴，(《脉经》作面黑如炭色。)(《甲乙》作面黑如炭色。)咳唾则有血，喝喝而喘，(《脉经》作喉鸣而喘。)坐而欲起，目䀮䀮如无所见(《甲乙》无如字。)，心如悬若饥状，是谓骨厥。

五邪篇云：

邪在肺，则病皮肤痛，寒热，上气喘。汗出，咳动肩背。取之膺中外腧，背三节五藏之旁，(《甲乙》作外俞背三椎之旁。)以手疾按之，快然，乃刺之，取之缺盆中以越之。

热病篇云：

热病，咳而衄，汗不出，(《甲乙》作汗出。)出不至足者死。(《巢氏源候论》作七日咳血，衄血汗不出，出下足者，死。)

胀论篇云：

肺胀者，虚满而喘咳。

五癃津液篇云：

五藏六府之津液，尽上渗于目。心悲气并则心系急，心系急则肺举，肺举则（《甲乙》作肺叶举举则。）液上溢。夫心系与（《甲乙》与作急。）肺，不能常与，（《甲乙》作举。）乍上乍下，故咳而泣出矣。（《甲乙》泣作涎出矣。）

本藏篇云：

肺小则少饮，不病喘喝，肺大则多饮，善病胸痹喉痹（《甲乙经》无喉痹二字。）逆气。肺高则上气，肩息，（《甲乙》肩作喘。）咳。（《甲乙》咳下有逆字。）肺下则居（《甲乙》作居逼。）贲迫肺，善胁下痛。肺坚则不病咳（"甲乙"咳下有逆字）上气，肺脆则苦（"甲乙"苦作善）病消瘅易伤，（"甲乙"伤下有也字）肺端正则和利难伤，肺偏倾则胸偏痛也（"甲乙"作则病胸胁偏痛）。白色小理者，肺小。粗理者，肺大。巨肩反膺陷喉者，肺高。合腋张胁者，肺下。好肩背厚者，肺坚。肩背薄者，肺脆。背膺厚者，肺端正。胁偏疏者，肺偏倾也。

水胀篇云：

水始起也，目窠上微肿，如新卧起之状，其颈脉动，时咳，阴股间寒，足胫肿，腹乃大，其水已成矣。以手按其腹，随手而起，如裹水之状，此其候也。

玉版篇云：

黄帝曰：诸病皆有逆顺，可得闻乎？岐伯曰：腹胀，身热，脉大，云云。咳且溲血脱形，其（《甲乙》无其字。）脉小劲，（《甲乙》作小而劲者。）是四逆也。咳，脱形身热，脉小以疾，（《甲乙》作小而疾也。）是谓五逆也。如是者，不过十五日而（《甲乙》无而字。）死矣。云云。咳，溲血形内，（《甲乙》内作肉。）脱，脉搏，（《甲乙》无脉搏二字，肉脱下有喘字。）是三逆也。云云。咳呕腹胀，且飧泄，其脉绝，是五逆也。如是者，不及一时而死矣。工不察此者而刺之，是谓逆治。

刺节真邪篇云：

黄帝曰：其咳上气，穷诎胸痛者，取之奈何？岐伯曰：取之廉泉。

《难经》

十六难曰：

假令得肺脉，其外证面白，善嚏，其病喘咳，洒淅寒热，有是者，肺也。无是者，非也。（此肺色，肺病，肺脉也，右属肺，故动气在右，肺主皮毛，故寒热。）

四十九难曰：

何以知伤寒得之，然当谵言妄语，何以言之？肺主声，入肝为呼，入心为言，入脾为歌，入肾为呻，自入为哭。故知肺邪入心，為譫言妄语也。（心也。）洒洒恶寒，甚则喘咳。（肺也。）其脉浮大（心也。）而涩，（肺也。）（丁注：此言心病，因肺邪而入，肺主声，故专以声推其病与脉，皆兼肺心二经也。肺邪入肺谓之自入。此伤寒，非仲景伤寒，此譫妄，非阳明譫妄，玩读自明。）

五十六难曰：

五藏之积，各有名乎，以何月何日得之？然肝之积，名曰肥气，在左胁下，如覆杯，有头足，久不愈。（《甲乙》头足下有如龟鳖状四字。又作久久不愈。）令人发咳逆，痎（《脉经》痎作痿。）（巢氏作令人发痎疟，无咳逆二字。）疟，连岁不已。以季夏戊巳得之，何以言之。（《甲乙》无此四字。脉经作何也。）（巢氏同，作何以言之。）肺病传肝，肝当传脾，脾以季夏适王，王者不受邪，肝复欲还肺，肺不肯受，故留结为积。故知肥气以季夏（巢氏作仲夏得之也。）戊巳日得之。（丁注：此言肺病传肝，肝当传脾，脾土适旺于季夏之土令，故力能拒而不受，则邪当复返于肺，但脾土得令而旺，肺金亦得土之生气，而亦能拒邪，故曰不肯受也。邪因无道可行，故仍结于肝而成积矣。越人形容成积之理，可谓曲尽。乃见虚处受邪，旺处不容，今人治积，以攻为务，大失经旨，良可叹也。）

又曰：

肺之积名曰息贲，在右胁下，覆大如杯。久不已，（《甲乙》久久不愈，病洒洒恶寒，逆喘咳，发肺痈。）（《脉经》作久之不愈，病洒洒寒热，气逆，喘咳，发肺痈。）令人洒淅寒热喘咳，发肺壅。以春甲乙日得之，何以言之。（《甲乙》无此四字。《脉经》作何也。）（巢氏同，作何以言之。）心病传肺，肺当传肝，肝以春适王，王者不受邪，肺复欲还心，心不肯受，故留结为积。故知息贲以春甲乙日得之（巢氏作以春得之也。）（丁注：肝木旺于春木之令，而能拒邪，心火亦得木之生气而亦能拒也。）

六十八难曰：

五脏六腑，各有井荣腧经合，皆何所主？然经言所出为井，所流为荣，所注为腧，所行为经，所入为合。井主心下满，荣主身热，腧主体重节痛，经主喘咳寒热，合主逆气而泄。此五脏六腑，井荣腧经合所主病也。（丁注：引纪氏大锡曰：井者，若水之源，水始出源，流之尚微，故谓之荣。水上而注下，下复承而流之，故谓之俞。水行经历而过，故谓之经。经过于此，乃入于脏腑，与众经相会，故谓之合。《素问》曰：六经为川，肠胃为海也。晞范曰：井法木，以应肝，脾之位，在心下，今邪在肝，肝侵脾，故心下满。今治之于井，不令木乘土也。荣法火，以应心，肺属金，外主皮毛，心火灼于肺金故身热，谓邪在心也。故治之于荣，不使火来乘金，则身热自愈矣。俞法土，应脾。今邪在土，土必克水，水者肾也，肾主骨，故病则节痛。邪在土自病则体重，故治之于俞。经法金而应肺，今邪在肺，得寒则咳，得热则喘，金必克木，木者肝，肝在志为怒，怒则气逆而作喘，故治之于经。合应水而主肾，肾气不足，伤于冲脉，则气逆，肾开窍于二阴，气逆则不禁而下泄，故宜治合也。）

《甲已经》

精神五藏论篇曰：

肺藏气，气舍魄，在气为咳，在液为涕，肺气虚则鼻息不利，少气，实则喘喝，胸凭（《九墟》作盈。）仰息。

经脉篇曰：

夏脉心也，南方火也，万物之所盛长也。故其气来盛去衰，故曰钩。反此者病。其气来盛去亦盛，此谓太过，病在外。其气来不盛，去反盛，此谓不及，病在内。太过则令人身热而骨痛，（一作肤痛。）为浸淫。不及则令人烦心，上见咳唾，下为气泄。

又曰：

秋脉肺也，西方金也，万物之所收成也。故其气来轻虚以浮，来急去散，故曰浮。反此者病。其来毛而中央坚，两旁虚，此谓太过，病在外。其气来毛而微，此谓不及，病在中。太过则令人逆气而背痛，愠愠然。不及则令人喘呼，少气而咳，上气见血，下闻病音。

又曰：

阳明厥逆喘咳，身热善惊，衄血，呕血不可治。惊者死。

又曰：

手太阴厥逆，虚满而咳，善呕，吐沫，治主病者。

卷　三

《金匮要略》

师曰：息摇肩者心中坚，息引胸中上气者咳。息张口短气者，肺痿唾沫。

赵氏以德衍义曰：息者，呼气出粗，类微喘而有声也。呼出心与肺，今火乘肺，故呼气奔促而为息也。摇肩者，肩随息气摇动，以火主动故也。其心之经脉掣引也。因心中有坚实之邪，不得和于经脉，故经脉抽掣摇动，息引胸中，上气咳者，胸中脉所主也，宗气之所在。火炎于肺，则肺收降之令不行，反就燥而为固涩坚劲，气道不利，所以上气出于胸中者，则咳也。息张口短气，肺痿唾沫，此又火炎于肺之甚者，收降清肃之气亡，惟从火出，故张口不合也。宗气亦衰而息短矣。津液不布，从火而为沫唾矣。此仲景因呼息以为察病之法，与后条吸对言，以举端耳。然息病属于内外者，岂止此而已。动摇与息相应者，又宁独在肩而已。岂无阴虚以火动者焉。如《内经》谓乳子中风，热喘，鸣息肩者，脉实大也，缓则生，急则死。是又在脉别者也。

师曰：吸而微数，其病在中焦，实也，当下之即愈。虚者不治。在上焦者，其吸促，在下焦者，其吸远，此皆难治。呼吸动摇振振者，不治。

赵氏曰：谷之精气，乃分三队。清者化营，浊者化卫，其一为宗气，留胸中，以行呼吸焉。呼吸固资于宗气，然必自阴阳合辟而为之机，于是呼出者，心肺主之，吸入者，肾肝主之。心肺阳也，肾肝阴也，若中焦有邪实，则阻其升降，宗气因之不盛于上，吸气因之，不达于下，中道即还，宗气不盛则吸微，中道即还则往来速，速则数，故吸而微数。泻中焦实，则升降行而吸即平矣。不因中焦实，即是肾肝之阴虚，根本不固，其气轻浮上走，脱阴之阳，宗气亦衰。若此者死日有期，尚可治乎。然则，上焦固是主乎呼，下焦固是主乎吸。若阴阳之配合，则又未始有相离者。故上焦亦得而候其吸焉，而心肺之道近，其真阴之虚者，则从阳火而升，不入乎下，故吸促。肝肾之道远，其元阳之衰者，则因于阴邪所伏，卒难升上，故其吸远。此属真阴元阳之病，皆难以治。若夫人身之筋骨血肉脉络，皆藉阴气之所成，生气无所克，然后以镇静而为化生之宇。今阴气惫矣，生气索矣，器宇亦空矣，惟呼吸之气往来于其中，故振振动摇，不自禁也，若此者，即《内经》所谓出入废则神机化灭是也。故针药无及矣。

问曰：阳病十八，何谓也？师曰：头痛，项腰脊臂脚掣痛。阴病十八，何谓也？

师曰：咳，上气，喘哕咽，肠鸣胀满，心痛拘急，五藏病各有十八，合为九十。病人又有六微，微有十八病，合为一百八病。五劳七伤六极，妇人三十六病，不在其中。清邪居上，浊邪居下，大邪中表，小邪中里，谷饪之邪，从口入者，宿食也。五邪中人，各有法度，风中于前，寒中于后，湿伤于下，雾伤于上，风令脉浮，寒令脉急，雾伤皮腠，湿流关节，食伤脾胃，极寒伤经，极热伤络。

周氏扬俊补注曰：此总《内经》所著之病，而为之分阴阳，悉表里，合上下内外以立言。庶几经络明，府藏着，所因显，不致散而难稽也。如三阳在外，病头痛等六证，则各有所行之经，各显本经之证，三而六之，非十八乎。而三阴之在里者亦然，五藏各有十八，合计为九十病。其为病则于《灵枢》论心脉为瘛疭，班班可考矣，云云。邪之所凑，其气必虚也。

问曰：热在上焦者，因咳，为肺痿。肺痿之病，从何得之。

师曰：或从汗出，或从呕吐，或从消渴，小便利数，或从便难。（《脉经》又作数。）又被快药下利，重亡津液，故得之。

曰：寸口脉数，其人咳，口中反有浊有唾涎沫者，何也？

师曰：此为肺痿之病。若口中辟辟咳燥，（《脉经》作燥咳。）即胸中隐隐痛，脉反滑数，此为肺痈。咳唾脓血。脉数虚者为肺痿，数实者为肺痈。

巢氏曰：肺痿候，肺主气，为五藏上盖，气主皮毛，故易伤于风邪。风邪伤于府藏，而血气虚弱，又因劳役大汗之后，或经大下而亡津液，津液竭绝，肺气壅塞，不能宣通诸藏之气，因成肺萎也。其病咳唾而呕逆涎沫，小便数是也。咳唾咽燥欲饮者必愈，欲咳而不能咳，唾干沫而小便不利者，难治。诊其寸口，脉数肺萎也，甚则脉浮弱。

周氏曰：按嘉言云：人生之气，禀命于肺，肺气清肃，则周身之气莫不服从而顺行。肺气壅浊，则周身之气易致横逆而犯上。故肺痈者，肺气壅而不通也。肺痿者，肺气痿而不振也。才见久咳，先须防此两证。肺痈由五藏蕴崇之火，与胃中停蓄之热，上乘乎肺，肺受火热熏灼，血为之凝，痰为之裹，遂成小痈。所结之形渐长，则肺日胀而胁骨日昂，乃至咳声频并，痰浊如膠，发热畏寒，日晡尤甚，面红鼻燥，胸生甲错。始先即能辩其脉证，属表属里，极力开提攻下，无不愈者。迨至血化为脓，肺叶朽坏，倾囊吐出，始识其证，十死不救，嗟无及矣。间有痈小气壮，胃强善食，其脓不从口出，或顺趋肛门，或旁穿胁肋，仍可得生，然不过十中二三耳。

仲景治法最精，用力开提于未成脓之先，今人施于既成脓之后，其有济乎。肺痿者，其积渐，已非一日，其寒热不止一端，总由胃中津液不输于肺，失其所养，转枯转燥，然后成之。盖肺金之生水，精华四布者，全藉胃土津液之富，上供罔缺，但胃中津液暗伤之窦最多，粗工不知爱护，或腠理素疏，无故而大发其汗，或中气养馁，频吐以倾倒其囊，或痹或消中，饮水而渴不解，泉竭自中，或肠枯便秘，强利以求其快，漏卮难继。只此上供之津液，坐耗歧途，于是肺火日炽，肺热日深，肺中小管日窒，咳声以渐不扬，胸中脂膜日干，咳痰艰于上出，行动数武，气即喘鸣，冲击连声，痰始一应。《金匮》治法，贵得其精意，大要缓而图之，生胃津，润肺燥，下逆气，开积痰，止浊唾，补真气，以通肺之小管，散火热以复肺之清肃，如半身痿废及手足痿软，治之得法，亦能复起，而肺近在胸中，呼吸所关，可不置力乎。

肺痈属在有形之血，血结宜骤攻，肺痿属在无形之气，气伤宜徐理，故痈为实证，以肺痿治之，是为实实。痿为虚证，以肺痈治之，是为虚虚。此辩证用药之大略也。然两手寸口之脉，原为手太阴肺脉，此云寸口脉数，云滑数，云数实数虚，皆指左右三部总言，非如气口独主右关之上也。其人咳，口中反有浊唾涎沫，顷之遍地者，为肺痿。言咳而口中不干燥也。若咳而口中辟辟，则是肺已结痈，火热之毒，出现于口，咳声上下，触动其痈，胸中即而隐隐而痛，其脉必见滑数有力，正邪气方盛之征也。数虚数实之脉，以之分别肺痿肺痈，是则肺痿当补，肺痈当泻，明矣。

问曰：病咳逆，脉之何以知此为肺痈，当有脓血，吐之则死。其脉何类。（《脉经》作吐之则死，后竟吐脓血，其脉何类。）

师曰：寸口脉微而数，微则为风，数则为热，微则汗出，数则恶寒，风中于卫，呼气（《脉经》气作吸。）不入，热过于营，吸而不出，风伤皮毛，热伤血脉，风舍于肺，其人则咳，口干喘满，咽燥不渴，多唾浊沫，时时振寒，热之所过，血为之凝滞，蓄结痈脓，吐如米粥，始萌可救，脓成则死。

巢氏曰：肺痈候，肺痈者，由风寒伤于肺，其气结聚所成也。肺主气，候皮毛，劳伤血气，腠理则开，而受风寒，其气虚者，寒乘虚伤肺，寒搏于血，蕴结成痈，热又加之，积热不散，血败为脓。肺处胸间，初肺伤于寒，则微嗽。肺痈之状，其人咳，胸内满，隐隐痛而战寒，诊其肺部脉紧为肺痈。又肺痈喘而脚满。又寸口脉数而实，咽干，口内辟辟燥不渴，时时出浊唾腥臭，久久吐脓如粳米粥者，难治也，又肺痈有脓而呕者，不须治其呕，脓止自愈。又寸口脉微而数，微则为风，数则为热，微则汗出，数则恶寒，风中于卫，呼气不入，数过于荣，吸而不出，风伤皮毛，热伤血脉，舍于肺，其人则呕，口干，喘，有咽燥不渴，唾而浊沫，时时战寒，热之所过，血为凝滞，蓄结痈脓，吐如米粥，始萌可救，脓成则死。又欲有脓者，其脉紧数，脓为未成，其脉紧去但数，脓为已成。又肺病身当有热，咳嗽短气，唾出脓血，其脉当短涩，而反浮大，其色当白而反赤者，此是火之克金，大逆不治也。

周氏曰：按嘉言云肺痈之脉，既云滑数，此复云微数者，非脉之有不同也。滑数者，已成之脉。微数者，初起之因也。初起左右三部脉数，知为营吸其热而畏寒，然风初入卫，尚随呼气而出，不能深入，所伤者不过在于皮毛，皮毛者，肺之合也，风由所合以渐舍于肺俞，而咳唾振寒。兹时从外入者，从外出之易易者，若夫热过于营，即随吸气所入不出，而伤其血脉矣。卫中之风，得营中之热，留恋固结于肺叶之间，乃致血为凝滞，以渐结为痈脓。是则有形之败浊，必从泻法而下驱之，使其邪毒随驱下移，入胃入腹，入肠，再一驱，即尽去不留矣。安在始萌不救，听其脓成而腐改耶。

上气，面浮肿，肩息，其脉浮大，不治，又加利，尤甚。

周氏曰：肺为气之总司，主呼吸者也，今云上气，至于面浮肿，至为息肩，是其肺气壅逆，而肩为动摇矣。何也？肺之所畏者入也，设中焦邪实，阻其升降，而炎上之性，有加无已，则所呼之气，邪有以助之，而所吸之气不复下达，遂使出入息肩矣。加以脉浮大，火势方张，本体既衰，而邪削更甚，又何法可令其内还而下趋乎，故不治也。然犹有可图者，庶几中土尚培，生气未绝耳。若加利，为尤甚也。

上气，喘而躁者，属肺胀。欲作风水，发汗则愈。

周氏曰：同一上气也，此则作喘而不息肩，正以皮毛乃肺之合，为邪所蔽，遂令肺气不得外达，故寒伤营者，亦作喘也。彼躁阴也，上气何以复燥，肺气既塞，遂令下流不化，水既不化，又令木气不化疏，此皆以母病而兼及于子也。一其发汗，则塞者得以外通矣，逆者得以下达矣，故曰愈也。

肺痿，吐涎沫，而不咳者，其人不渴，必遗尿，小便数。所以然者，以上虚不能制下故也。此为肺中冷，必眩，多涎唾，甘草干姜汤以温之，若服汤已，渴者属消渴。

甘草干姜汤方

甘草（四两，炙） 干姜（二两，炮）

上二味，以水三升，煮取一升五合，去滓，分温再服。

喻氏嘉言云：肺热则膀胱之气化亦热，小便必赤涩而不能多。若肺痿之候，但吐涎沫而不咳，复不渴，反遗尿而小便数者，何其与本病相反也。必其人上虚不能制下，以故小便无所收摄尔。此为肺中冷，阴气上巅，侮其阳气，故必眩。阴寒之气，凝滞津液，故多涎唾。若始先不渴，服温药即转渴者，明是消渴。饮一溲二之证，更当消息之矣。

周氏曰：按肺寒，上虚也。便数，下虚也。圣人只温其中。岂非以补其母则子自安，总司之地温，而膀胱亦温，下泉无洌彼之患乎。

咳而上气，喉中水鸡声，射干麻黄汤主之。

射干麻黄汤方

射干（三两）　麻黄（四两）　生姜（四两）　细辛（三两）　紫苑（三两）　款冬花（三两）　五味子（半升）　大枣（七枚）　半夏（半升，洗）

上九味，以水一斗二升，先煮麻黄二沸，去上沫，内诸药，煮取三升，分温三服。

喻氏云：上气，声如水鸡，明系痰阴其气尔，阻之务在去之，而仲景不专于去痰者，以肺受风寒，主气之司，已为邪困而不能自持，莫若主于发表，而佐以润燥，下气，开郁，四法聚于一方内，以分解其邪，不使之合，此因证定药大之法也。

咳逆上气，时时唾浊，但坐不得眠，皂荚丸主之。

皂荚丸方

皂荚（八两，刮去皮，用酥炙）

上一味，末之，蜜丸如梧子大，以枣膏和汤，服三丸，日三夜一服。

周氏曰：经谓上气者，阴气在下，阳气在上，诸阳气浮，无所依从也。今咳逆上气，是浊气上干，清虚之位，反为浊阴所据，故虽时时唾，而浊不为唾减也。皂荚性能驱浊，其刺又能攻坚，且得直达患处。用意神巧，诚不可思议者。嘉言云：大热之毒，聚结于肺，表之温之，曾不少应，坚而不可攻者，用此丸豆大三粒，朝三服，暮一服，吞适病所，如棘针遍刺，四面还攻，如是多日，庶几无坚不入，聿成荡涤功，不可以药之微贱而少之也。胸中手不可入，即谓为代针丸可矣。

咳而脉浮者，厚朴麻黄汤主之。

厚朴麻黄汤方

厚朴（五两） 麻黄（四两） 石膏（如锥子大） 干姜 细辛（各二两） 杏仁 半夏 五味子（各半升） 小麦（一升）

上九味，以水一斗二升，先煮小麦熟，去滓，内诸药，煮取三升，温服一升，日三服。

周氏曰：嘉言云，若但咳而脉浮，则外邪居多，全以散邪为主，用法即于小青龙汤中去桂枝，芍药，甘草，加厚朴，石膏，小麦。仍从肺病起见，所以桂枝之热，芍药之收，甘草之缓，概示不用。而加厚朴以下其气，石膏以清热，小麦引入胃中，助其升发之气，一举而表解脉和，于以置力于本病，然后破竹之势可成尔。一经裁酌，直使小青龙载肺病腾空而去，神哉。

咳而脉沉者，泽漆汤主之。（《脉经》云：咳家，其脉沉，不可发其汗。）

泽漆汤方

半夏（半升） 紫参（五两，一作紫菀） 泽漆（三升，以东流水五斗 煮取一斗五升） 生姜 白前（各五两） 甘草 黄芩 人参 桂枝（各三两）

上九味，㕮咀，内泽漆汁中，煮取五升，温服五合，至夜尽。

周氏曰：浮为在表，沉为在里，表里二字与伤寒之表里大殊。表者，邪在卫，即肺之表也。里者，邪在营，即肺之里也。热过于营，吸而不出，其血必结，血结则痰气必为外裹，故用泽漆之破血为君，加入开痰下气，清热和营诸药，俾坚叠一空，元气不损。制方之妙若此。

火逆，上气，咽喉不利，止逆下气者，麦门冬汤主之。

麦门冬汤方

麦冬（七升）　半夏（一升）　人参　甘草（各二两）　粳米（三合）　大枣（十二枚）

上六味，以水一斗二升，煮取六升，温服一升，日三夜一服。

周氏曰：嘉言云，胃中津液枯燥，虚火上炎之证，治本之良法也。夫用降火之药而火反升，用寒凉之药而热转炽者，徒知与火热相争，未思及必不可得之数，不惟无益而反害之。凡肺病，有胃气则生，无胃气即死。胃气者，肺之母气也。本草有知母之名者，谓肺藉其清凉，知清凉为肺之母也。有贝母之名者，谓肺藉其豁痰，实豁痰为肺之母也。然屡施于火逆上气，咽喉不利之证，而屡不应，名不称矣。孰知仲景有此妙法，于麦冬、人参、甘草、粳米大补中气，大生津液队中，增入半夏之辛温一味，其利咽下气，非半夏之功，实善用半夏之功，擅古今未有之奇焉。

肺痈，喘不得卧，葶苈大枣泻肺汤主之。

葶苈大枣泻肺汤方

葶苈（熬令色黄，捣丸如弹子大）　大枣（十二枚）

上先以水三升，煮枣，取二升，去枣，内葶苈煮取一升，顿服。

周氏曰：此治肺痈吃紧之方也。肺中生痈，不泻何待，恐日久痈脓已成，泻之无益。日久肺气已索，泻之转伤。惟血结而脓未成，当急以泻肺之法夺之。况喘不得卧，不云甚乎。

咳而胸满，振寒，脉数，咽干不渴，时浊吐（《脉经》作时时出振浊。）腥臭，久久吐脓如米粥者，为肺痈。桔梗汤主之。

桔梗汤方

桔梗（一两）　甘草（二两）

上二味，以水三升，煮取一升，分温再服。

又方（此方系宋人所增，并录之以备用。）

桔梗　贝母　当归　栝蒌仁　枳壳　薏苡仁　桑白皮　百合（各一钱五分）　五味子　葶苈　地骨皮　甘草节　知母　防己　黄芪　杏仁（各五分）

用清水煎服

周氏曰：肺痈由热结而成，其浊唾腥臭，因热瘀而致，故咳而胸满，是肺不利也。振寒，阳郁于里也。咽干不渴，阻滞津液也。彼邪热搏聚固结难散之势，用桔梗开之，以散其毒。甘草解之，以消其毒。庶几可图，无使滋蔓。即至久久吐脓之时，亦仍可用此汤者，一以桔梗可开之使下行，亦可托之俾吐出。一以甘草可以长血肉，可以益金母也。

咳而上气，此为肺胀。其人喘，目如脱状，脉浮大者，越婢加半夏汤主之。

越婢加半夏汤方

麻黄（六两）　石膏（半斤）　生姜（三两）　大枣（十五枚）　甘草（二两）　半夏（半升）

上六味，以水六升，先煮麻黄，去上沫，内诸药，煮取三升，分温三服。

周氏曰：咳而上气，则其气之有冲而不下可知矣。其咳之相连而不已可知矣。此皆属肺之胀使之也。邪入于肺则气壅，则欲不喘不可得，唯喘极，故目如脱，所以状胀与喘之至也。脉浮，邪也，兼火则邪实，而所以遗害于肺，正未有已。故必以辛热发之，亦兼以甘寒佐之，使久合之邪，涣然冰释，岂不快乎。然久蓄之饮，何由得泄，故特加半夏于越婢汤中，一定之法也。

肺胀，咳而上气，烦躁而喘，脉浮者，心下有水，小青龙加石膏汤主之。

小青龙加石膏汤方

麻黄　细辛　芍药　甘草　桂枝（各三两）　半夏　五味子（各半升）　石膏（二两）

上九味，以水一斗，先煮麻黄减二升，去上沫，内诸药，煮取三升，去滓，强人服一升，羸者减之，日三服，小儿服四合。

周氏曰：此条证与上条无异，所异者加躁，脉但浮尔。然前条躁者，欲作风水，此条躁者，心下有水。可见躁为阴躁，而水为阴之至也。君主之地，水气上凌，岂细故也耶。故前方于麻黄以杏仁易石膏，加姜枣，发散之力微且缓。此于麻黄药中加石膏，其力转猛。然监以芍药、五味、干姜，其热下趋水道，不至过汗也。然后小青龙亦能翻江倒海，引水潜藏，不若大青龙之腾云致雨也。夫越婢汤有石膏，无半夏，小青龙汤有半夏，无石膏，观二方而加之意，全重此二物协力建功。石膏清热，藉辛温亦能豁痰。半夏豁痰，藉辛凉亦能清热。不然，石膏可无虑半夏不在所禁乎。仲景加减一味，已见因心化裁矣。

肺痈，胸满胀，一身面目浮肿，鼻塞，清涕出，不闻香臭酸辛，咳逆上气，喘鸣迫塞，葶苈大枣肺汤主之。

周氏曰：经云是动则病肺胀满，膨膨然而喘咳，胃气不升，大肠之气亦不降，湿则鼻塞不闻香臭，遂使周身浮肿，有种种之证也。然此表证尚多，岂可专泻。不知肺痈始因邪由外入，及其成痈，则证复自内显出，故论其常当升散开提者，且未可下夺。论其亟当下夺者，倘牵制于外，反昧脓成则死之大戒，安得不审所轻重哉。

附方

《外台》炙甘草汤　治肺痿，涎唾多，心中温温液液者。（一作《千金翼》炙甘草汤，治虚劳不足，汗出而闷，脉结悸，行动如常，不出百日。危急者，十一日死。）

甘草（四两，炙）　桂枝　生姜（各三两）　麦冬　麻仁（各半升）　人参阿胶（各二两）　大枣（三十枚）　生地一斤

上九味，以酒七升，水八升，先煮八味，取三升，去滓，内胶消尽，温服一升，日三服。

《千金》甘草汤

甘草一味

以水三升，煮减半，分温三服。

《千金》生姜甘草汤　治肺痿，咳唾涎沫不止，咽燥而渴。

生姜（五两）　人参（三两）　甘草（四两）　大枣（十五枚）

上四味，以水七升，煮取三升，分温三服。

《千金》桂枝去芍药加皂荚汤　肺痿吐涎。

桂枝　生姜（各三两）　甘草（二两）　大枣（十枚）　皂荚（一枚，去皮子，炙焦）

上五味，以水七升，微火煮取三升，分温三服。

周氏按：已上诸方，俱用辛甘温药，以肺既枯痿，非湿剂可滋者，必生气行气，以致其津。盖津生于气，气生则津亦至也。又方

下俱云吐涎沫多不止，则非无津液也，乃有津液而不能收摄分布也。故非辛甘温药不可，加皂荚者，兼有浊痰也。

《外台》桔梗白散　治咳而胸满，振寒，脉数，咽干不渴，时出浊唾腥臭，久久吐脓如米粥者，为肺痈。

桔梗　贝母（各三两）　巴豆（一分，去皮，熬研如脂）

上三味为散。强人饮服半钱匕，羸者减之。病在膈上者吐脓，在膈下者泻出。若下多不止，饮凉水一杯则定。

《千金》苇茎汤　治咳有微满烦热，胸中甲错，是为肺痈。

苇茎（二升）　薏苡仁（半升）　桃仁（五十粒）　瓜瓣（半斤）

上四味，以水一斗，先煮苇茎得五升，去滓，内诸药，煮取二升，服一升，再服。当吐如脓。

周氏按：此方具下热散结通瘀之力，而重不伤峻，缓不懈，可以补桔梗汤、桔梗白散二方之偏，亦良法也。

又曰：葶苈大枣泻肺汤治肺痈，胸满胀，一身面目浮肿，鼻塞，清涕出不闻香鼻酸辛，咳逆上气，喘鸣迫塞。按此方原治肺痈，喘不得卧，此兼面目浮，鼻塞清涕，则肺有表邪宜散，故先服小青龙一剂，乃进。

又按：肺痈诸方，其于治效，各有专长。如葶苈大枣用治痈之始萌而未成者，所谓乘其未集而击之也。其苇茎汤则因其乱而逐之者耳。桔梗汤剿抚兼行，而意在于抚，洵为王者之师。桔梗白散则捣坚之锐师也。比而观之，审而行之，庶几各当而无误矣。

周氏补论曰：嘉言云《金匮》于肺痿、肺痈二证，则彻土绸缪，治之于早，然先从脉辨其数虚数实，次从口辨其吐沫干燥，然更出一捷要之法，谓咳嗽之初，即见上气喘急者，乃外受风寒所致，其脉必浮，宜从越婢加半夏之法，乃小青龙加石膏之法，巫为表散。不尔，即是肺痈肺痿之始基，故以咳嗽上气病证，同叙于肺痈肺痿之下，而另立痰饮咳嗽本门，原有深意，见咳而至于上气，即是肺中壅塞，逼迫难安，尚可等待不急散邪下气，以清其肺乎。然亦分表里虚实为治，不当误施，转增其因矣。

再论：肺痈肺痿之病，皆燥病也。肺禀清肃之令，乃金寒水冷之藏，火热熏灼，久久失其清肃，而变为燥。肺中生痈，其津液全裹其痈，不溢于口，故口辟辟然干燥。肺热成痿，则津液之上供者，悉从燥热，化为涎沫浊唾，证多不渴。较胃中津液尽伤，母病累子之痿，又大不同，只是阴津液之上输者变为唾，肺不沾其惠泽尔。若夫痿病，津液不能灭火，反从火化，累年积岁，肺叶之间，酿成一大火聚，以清凉投之，捍格不入矣。然虽悍格，固无害也。设以燥热投之以火济火，其人有不坐毙者乎。半夏燥药也，投入肺中，转增其患，自不待言。但清凉既不能入，惟燥与燥相得，乃能入之。故用半夏之燥入清凉生津药中，则不但不燥，转足开躁，其浊沫随逆气下趋，久久津液之上输者，不结为涎沫，而肺得沾其溃润，痿斯起矣。人但知半夏能燥津液，孰知善用之，即能驱所燥之津液乎，此精蕴也。

总按：肺为娇藏，肺气素为形寒饮冷而受伤，久久出汗过多而不差，气馁不振，即为肺痿。其风伤皮毛，热伤血脉，风热相搏，气血稽留，遂为肺痈。肺痿多涎沫，乃至便下浊沫。肺痈多脓血，乃至便下脓积。凡胃强能食而下传者，皆不死也。夫血热则肉败，营卫不行，必将为脓。是以《金匮》以通行营卫为第一义。欲治其子，先建其母，胃中津液，尤贵足以上供而无绝乏。后世诸方，错出不一，不明大意，今阅《金匮》十五方，固已用之不尽矣。

师曰：夫脉当取太过不及，阳微阴弦，即胸痹而痛。所以然者，责其极虚也。今阳虚，知在上焦，所以胸痹心痛者，以其阴弦故也。

周氏曰：痹者，痞闷而不通也。经云：通则不痛，故惟痛为痹。而所以为痹者，邪入之。其所以为邪入者，正先虚也。故曰：脉取太过不及，不及为阳微，太过即阴弦。阳虚故邪痹于胸，阴盛故心痛。仲景已自申说甚明，乃知此证，总因阳虚，故阴得以乘之。设或不弦，则阳虽虚，而阴不上干可知也。然胸痹有微甚之不同，则为治因亦异。微者但通上焦不足之阳，甚者且驱其下焦厥逆之阴。通阳者，以薤白、白酒、半夏、桂枝、人参、杏仁之属，不但苦寒不入，即清凉尽屏。盖以阳通阳，阴分之药不得预也。甚者附子、乌头、蜀椒大辛热，以驱下焦之阴，惟阴退而阳可以渐复耳。可不留意乎。

平人无寒热，短气不足以息者，实也。

周氏曰：阳不足则阴上入而为寒，阴不足则阳下陷而为热。阴阳未尝偏胜，故无寒热如平人。然短气不足以息者，是邪痹于中，而滞其升降之气。不可信其中虚而辄补之，以蹈实实之戒也。

胸痹之病，喘息咳嗽，胸背痛，短气，寸口脉沉而迟，关上小紧数者，栝蒌薤白白酒汤主之。

栝蒌薤白白酒汤方

栝蒌实（一枚捣） 薤白（半升） 白酒（七升）

上三味，同煮取二升，分温再服。

周氏曰：寒浊之邪，滞于上焦，则阻其上下往来之气，塞其前后阴阳之位，遂令为喘息，为咳嗽，为痛，为短气也。阴寒凝泣，阳气不复自舒，故沉迟见于寸口，理自然也。乃小紧数复显于关上者何耶？邪之所聚，自见小紧，而阴寒所积，正足以遏抑阳气，故反形数。然阳遏则从而通之，栝蒌实最足开结豁痰，得薤白、白酒佐之，既辛散而复下达，则所痹之阳自通矣。

肺中风者，口燥而喘，身运而重冒而胫胀。

赵氏曰：肺者手太阴燥金，与足太阴同为湿化，内主音声，外合皮毛，属上焦阴部，行营卫，在五行生克，畏火克木。今为风中之，夫风者内应肝木之气，得火反侮所不胜之金，然木之子火也，火必随木而至，风能胜湿，热能胜液，故为口燥。风火皆阳，二者合则摇动不宁，动于肺则燥其所液之湿，鼓其音声，有出难入，而作喘鸣。动于营卫，鼓其脉络肌肉，则身运作肿胀。虽然，此特风中于肺，失其运用之一证耳。若《内经》所论肺风者多汗恶风，色白，时咳，昼差暮剧，是又叙其邪在肺作病状如是，各立一义，以为例耳。然后人自此而推，皆可得之，其在藏在舍在经络，凡所见之病，不患其不备也，余脏皆然。

肺中寒，吐浊涕。

赵氏曰：肺者阴也，居阳部，故曰阴中之阳，谓之娇脏，恶热复恶寒。过热则伤所禀之阴，过寒则伤所部之阳，为相傅之官，布化气液，行诸内外，阳伤则气耗，阴伤则气衰，今寒中之，则气液蓄于胸而成浊饮，唾出于口。蓄于经脉，乃成浊涕，流出于鼻。以鼻是肺脏呼吸之门也。

肺死脏，浮之虚，按之弱，如葱叶下无根者，死。

赵氏曰：肺金主秋，当下四十五日后，阴气微上，阳气微下之时。《内经》论其平脉曰：气来轻虚以浮，来急去散。又曰：微毛而有胃气。又曰：厌厌聂聂，如落榆叶状。其阴阳微上下之象如此。又曰：死脉则为真肺脉至，大而虚，如毛羽中人肤。又曰：来如物之浮，如风吹毛。又曰：但毛无胃，则是阳气不下，阴气不上，盛阳当变阴而不变，既不收敛，又不和缓，唯欲浮，死。可知已因火克金而阴亡。《内经》谓其不过三日死，正与此同。盖阴者，阳之根。浮者有之，沉者亦有之，根壮而后枝叶茂。叙平脉性贵轻虚以浮，非金无沉者，但浮沉皆止三菽之重耳。不欲其如石之沉也。今浮之虚，按之又弱如葱叶，于三菽其有几哉。

越人曰：肝与肺有生熟浮沉之异，生浮则熟沉，生沉则熟浮，盖阳极生阴，阴极生阳，更始体用之气在二藏，故二藏之形亦如之。缘肺居阳部，故体轻浮，主气以象阳。阳极变阴，故用收敛以象阴。肝居阴部，故体重沉，藏血以象阴，阴极变阳，故用升发以象阳。浮沉正此耳。五藏阴阳，各具一体用，不可不察。

问曰：夫饮有四，何谓也？

师曰：有痰饮，（《脉经》痰作淡，一作留饮。）有悬饮，有溢饮，有支饮。

巢氏曰：溢饮谓因大渴而暴饮水，水气溢于肠胃之外，在于皮肤之间，故言溢饮。令人身体疼重而多汗，是其候也。

巢氏曰：悬饮谓饮水过多，留注胁下，令胁间悬痛咳唾引胁痛，故云悬饮。治饮不治咳，当以温药通和之。病痰饮者，当以温药和之。

问曰：四饮何以为异？

师曰：其人素盛今瘦，水走肠间，沥沥有声，谓之痰饮。饮后水流在胁下，咳唾引痛，谓之悬饮。饮水流行，归于四肢，当汗出而不汗出，身体疼重，谓之溢饮。咳逆倚息，气短不得卧，其形如肿。谓之支饮。

赵氏曰：水性走下，而高原之水流入于川，川入于海。塞其川则洪水泛溢，而人之饮水亦若是。《内经》曰：饮入于胃，游溢精气，上输于脾，脾气散精，上归于肺，通调水道，下输膀胱，水精四布，五经并行。今所饮之水，或因脾土壅塞而不行，或因肺气涩滞而不通，以致流溢，随处停积，水入肠间者，大肠属金主气，小肠属火，水与火气相搏，气火皆动，故水入不得，流走肠间，沥沥有声，是名痰饮。

然肠胃与肌肤为合，素受水谷之气长养而肥盛，今为水所病，故肌肉消瘦也。水入胁下者，属足少阳经脉从缺盆，下胸中，循胁里，过季胁之部分，其经多气，属相火，今为水所积，其气不利，从火上逆胸中，遂为咳吐，吊引胁下痛，是名悬饮。

水泛溢于表，表，阳也，流入四肢者，四肢为诸阳之本，十二经脉之所起，水至其处，若不胜其表之阳，则水散，当为汗出。今不汗，是阳不胜水，反被阻碍经脉营卫之行，故身体痛重，是名溢饮。

水流入肠间，宗气不利，阳不得升，阴不得降，呼吸之息与水迎逆于其间，遂作咳逆倚息，短气不得卧，营卫皆不利，故形如肿也。是名支饮。

水在肺，吐涎沫，欲饮水。

赵氏曰：仲景凡出病候，随其藏气变动而言之，不拘定于何邪也。如吐涎沫，属肺藏，在肺痿证中者，上焦有热者，肺虚冷者，皆吐涎沫。今水在肺亦然。盖肺主气，行营卫，布津液，诸邪伤之，皆足以闭塞气道，故营卫不行，津液不布，气伤液聚，变成涎沫而吐出之。若咳若渴者，亦肺候也。皆无冷热之分，但邪与气相击则咳，不击则不咳。津液充其元府则不渴，燥之则渴，随所变而出，其病亦不止于是也，而在他证方后，更立加减法，便见仲景之意。

夫心下有留饮，其人背寒冷如掌大。（《脉经》作冷大如手。）

巢氏曰：留饮者，由饮酒后饮水多，水气停留于胸膈之间而不宣散，乃令人胁下痛，短气而渴，皆其候也。

赵氏曰：心中俞出于背，背，阳也。心有留饮，则火气不行，唯是寒饮注其俞，出于背，寒冷如掌大，论其俞之处，明其背之非尽寒也。

留饮者，胁下痛，引缺盆，咳嗽则辄已。（一作转甚。）

赵氏曰：胁下为厥阴之支络循胸，出胁下，足厥阴脉布胁肋，而缺盆是三阳俱入，然独足少阳从缺盆，过季胁，便留胁下，阻碍厥阴少阳之经络不得疏通，肝苦急，气不通，故痛。少阳上引缺盆，故咳嗽则气攻冲，其所结者，通而痛辄已。一作转甚，如上条咳而痛同也。

胸中有留饮，其人短气而渴，四肢历节痛，脉沉者，有留饮。

赵氏曰：胸中者，肺部也。肺主气以朝百脉，治节出焉，饮留胸中，宗气呼吸难以布息，故短气。气不布则津液不化而膈燥，是以渴也。足厥阴肝藏之筋束骨而利关节，其经脉上贯于膈，而胆之经亦下胸中贯膈，夫饮者即湿也，其湿喜流关节，从经脉流而入之，作四肢历节痛。留饮，水类也，所以脉亦沉也。

膈上病，痰满喘，咳吐，发则寒热，背痛腰疼，目泣自出，其人振振身𥆧剧，必有伏饮。

赵氏曰：膈上，表分也。病痰满喘咳，乃在表之三阳皆郁而不伸，极则化火，冲动膈上之痰吐发，然膈间之伏饮，则留而不出，因其不出，则三阳之气虽动，尚被伏饮所抑，足太阳经屈而不伸，乃作寒热，腰背疼痛，其经上至目内眦，故目泣自出。足少阳经气属风火之化，被抑不散，并于阳明，屈在肌肉之分，故振振身𥆧而剧也。是条首以痰言，未以饮言，二者有阴阳水火之分，痰从火而上熬成而浊，故名曰痰。饮由水湿留积不散而清，故名曰饮。亦是五行水清火浊之义。

咳家，其脉弦，为有水，十枣汤主之。

十枣汤方

芫花（熬）　甘遂　大战（各等份）

上三味捣筛，以水一升五合，先煮肥大枣十枚，取八合，去滓，内药末，强人服一钱匕，羸人服半钱。平旦温服之。不下者，明日更加半钱，得快利后，糜粥自养。

赵氏曰：《脉经》以弦为水气，为厥逆，为寒为饮。风脉亦弦。若咳者，如水气，如厥逆，如寒如风，皆能致咳。欲于弦脉而分诸邪，不亦难乎。设谓水邪之弦稍异，果何象乎。前条悬饮者沉弦，别论支饮者急弦，二者有沉急之不同，而咳脉之弦，岂一字可尽。仲景尝论水蓄之脉曰沉潜，今谓为水，其弦将彷佛有沉潜之象乎，将有沉急之象乎。凡遇是证是脉，必察色闻声，问所苦灼然，合脉之水象，然后用是方下之。独据脉，恐难凭也。

夫有支饮家，咳，烦，胸中痛者，不卒死，至一百日或一岁，宜十枣汤。

巢氏曰：支饮谓饮水过多，停积于胸膈之间，支乘于心，故云支饮。其病令人咳逆喘息，身体如肿之状，谓之支饮也。

赵氏曰：心肺在上，主胸中阳也。支饮乃水类，属阴，今支饮上入于阳，动肺则咳，动心则烦，抟击膈气则痛。若阳虚不禁其阴之所逼者，则营卫绝而神亡，为之卒死矣。不卒死，犹延岁月，则其阳不甚虚，乃水入于肺，子乘于母所致也。

久咳数载，其脉弱，有可治。实大数者，死。其脉虚者，必苦冒。其人本有支饮在胸中故也。治属饮家。

赵氏曰：三脉固为支饮之咳，然而诸邪之病，皆不越此。《内经》曰：久病脉弱者生，实大者死。又脉大则病进，盖弱脉乃邪气衰，实大乃邪气盛，久病者，正气已虚，邪气亦衰，虽重可治。若邪盛加之脉数，火复刑金，岂不死乎。其脉虚苦冒者，盖胸中乃发越阳气之地，支饮停积，阻其阳气不得升于上，又不得充于下与阴接，惟从支饮浮泛，眩乱头清道，故苦冒也。治其阴则阳气行而可愈矣。

咳逆倚息不得卧，小青龙汤主之。

小青龙汤方

麻黄（去节，三两） 芍药（三两） 五味子（半升） 干姜（三两） 甘草（三两，炙） 细辛（三两） 桂枝（去皮，三两） 半夏（半升，汤洗）

上八味，以水一斗，先煮麻黄减二升，去上沫，内诸药，煮取三升，去宰，温服一升。

青龙汤下已，多唾，口燥，寸脉沉，尺脉微，手足厥逆，气从小腹上冲胸咽，手足痹，其面翕热如醉状，因复下流阴股，小便难，时复冒者，与茯苓桂枝五味甘草汤，治其气冲。

桂苓五味甘草汤方

桂枝（去皮） 茯苓（各四两） 甘草（三两，炙） 五味子（半升）

上四味，以水八升，煮取三升，去滓，分温三服。

冲气即低，而反更咳，胸满者，用桂苓五味甘草汤去桂，加干姜、细辛，以治其咳满。

苓甘五味姜辛汤方

茯苓（四两） 甘草 细辛 干姜（各三两） 五味（半升）

上五味，以水八升，煮取三升，去滓，温服半升，日三服。

咳满即止而更复渴，冲气复气复发者，以细辛、干姜为热药故也。服之当遂渴，而渴反止者，为支饮也。支饮者，法当冒，冒者必呕，呕者复内半夏，以去其水。

桂苓五味甘草去桂加干姜细辛半夏汤方

茯苓（四两） 甘草 细辛 干姜（各二两） 五味 半夏（各半升）

上六味，以水八升，煮取三升，去滓，温服半升，日三服。

水去呕止，其人形肿者，加杏仁主之。其证应内麻黄，以其人遂痹，故不内之。若逆而内之者必厥，所以然者，以其人血虚，麻黄发生其阳故也。

苓甘五味加姜辛半夏杏仁汤方

茯苓（四两）　五味子　杏仁（去皮尖）　半夏（各半升）　甘草　干姜　细辛（各三两）

上七味，以水七升，煮取三升，去滓，温服半升，日三服。

若面热如醉，此为胃热上冲熏其面，加大黄以利之。

苓甘五味加姜辛半杏大黄汤方

茯苓（四两）　甘草　干姜　细辛　大黄（各三两）　五味　半夏　杏仁（各半升）

上八味，以水一斗，煮取三升，去滓，温服半升，日三服。

赵氏曰：此首篇支饮之病也，以饮水，水性寒下，应于肾，肾气上逆入肺，肺为之不利，肺主行营卫，肺不利则营卫受病，犹外感风寒，心中有水证也。故亦用小青龙汤治。服后未已，为水停未散，故多唾，津液未行故口燥，水在膈上则阳气衰，寸口脉沉，麻黄发阳则阴血虚，故尺脉微，尺脉微则肾气不得固守于下，冲任二脉相挟，从小腹冲逆而起矣。夫冲任二脉与肾之大络同起肾下，出胞中，主血海。冲脉上行者至胸，下行者至足少阴，入阴股，下抵足跗。上不动则厥逆，任脉至咽喉，上颐循面，故气冲胸咽。营卫之行涩，经络时疏不通，手足不仁而痹，其面翕然如醉状，因复下流阴股，小便难。水在膈间，因火冲逆，阳气不得输上，故时复冒也。

《内经》曰：诸逆冲上，皆属于火。又曰：冲脉为病，气逆里急。故用桂苓五味甘草汤先治冲气与肾燥，桂味辛热，散水寒之逆，开腠理，致津液以润之。茯苓、甘草，行津液，渗蓄水，利小便，伐肾邪为臣。甘草味甘，温补中土，制肾气之逆，五味酸平以收肺气。《内经》曰：肺欲收，急食酸以收之。服此汤冲气即止，因水膈间不散，故再变而更咳，胸满，即用前方去桂，加干姜、细辛，散其未消之水寒，通行津液。服汤后，咳满即止，三变而更复渴，冲气复发，以细辛、干姜，乃热药，服之当反不渴。支饮之水，蓄积胸中故也。

支饮在上，阻遏阳气，不布于头目，故冒。且冲气更逆，必从火炎而呕也。仍用前汤加半夏去水止呕，服汤后，水去呕止。四变水散行出表，表气不利，其人形肿，当用麻黄发汗散水，以其人遂痹且血虚，麻黄发其阳逆而内之必厥，故不内。但加杏仁。杏仁微苦，温肾气，上逆者得之则降下，在表卫气得之则利于行，故肿可消也。服汤后，五变因胃有热，循脉上冲于面，热如醉，加大黄以泄胃热。盖支饮证，其变始终不离小青龙之加减，足为万世法也。

寸口脉沉滑者，中有水气，面目肿大，有热，名曰风水。视人之目窠（《脉经》作目里。）上微拥，如蚕（《脉经》无蚕字。）新卧起状，其颈脉动，时时咳，按其足上，陷而不起者，风水。

赵氏曰：《内经》脉沉曰水，脉滑曰风。面肿曰风，目肿如新卧起之状曰水。颈脉动，喘咳曰水。又肾风者，面胕旁庞然少气，时热，其有胕肿者，亦曰本于肾，名风水，皆出《内经》也。

太阳病，脉浮而紧，法当骨节疼痛，反不疼，身体反重而酸，其人不渴，汗出即愈，此为风水。恶寒者，此为极虚，发汗得之，渴而不恶寒者，此为皮水。身肿而冷，状如周痹，胸中窒不能食，反聚痛，暮躁不得眠，此为黄汗。骨节痛，咳而喘，不渴者，此为肺胀。其状如肿，发汗则愈。然诸病此者，渴而下利，小便数者，皆不可发汗。

赵氏曰：《伤寒论》脉浮而紧者为风寒，风伤卫，寒伤营，营卫俱病也。营卫者，胃之谷气所化，从手太阳所出，循行表里，在外则荣筋骨，温皮肉，在内则贯五藏，络六腑。故浮沉变脉，皆见于寸口。此条首言太阳病脉紧，为太阳属表，营卫所受风水，随在诸经四属，于太阳之表者，分出六等，于肝藏所合则骨节痛，若风水挟木克土，脾合肌肉，则肌肉不利，骨节反不痛，身体重而酸。

《内经》曰：土不及则体重而筋肉眲酸也。因不渴则可发汗，汗则邪散乃愈。此由风胜水也，亦名风水。其汗皆生于气，气生于精，精气若不足，辄发其汗，风水未散，而营卫之精先从汗散，遂致虚极，不能温腠理，故恶寒也。若发汗，辛热之味上冲于肺，亡其津液，则肺燥而渴。营卫不虚则不恶寒。风之邪从肺，风入并于所合之皮毛，遂为皮水。皮水久不解，营卫与邪并，外不得温分肉，至于身肿冷状如周身痹，内室胸脾，胃气郁成热，故不能入。胃热复上，与外入之水寒相击，故痛聚胸中，暮躁不得眠也。脾土之色发于外，是谓黄汗。

若骨节疼痛而胕肿者，是肾之候也。咳而喘者，是肺之候也。二病俱见，由肾脉上贯肝入肺，乃标本俱病。言脾胀，恐肺字之误。《灵枢》曰：肺是动病，则肺胀满，膨膨而喘咳是也。然病虽变更不一，尽属在表，故浮紧之脉，皆得汗之。但渴与下利，小便数，亡津液者，不可汗耳。

问曰：病者苦水，面目身体四肢皆肿，小便不利，脉之不言水，反言胸中痛，气上冲咽，状如炙肉，当微咳喘。审如师言，其脉何类？

师曰：寸口脉沉而紧，沉为水，紧为寒，沉紧相搏，结在关元。

始时尝（《脉经》作尚。）微，年盛不觉。阳衰之后，营卫相干，阳损阴盛，结寒微动，肾气上冲，咽喉塞噎，胁下急痛。医以为留饮而大下之，气系不去，其病不除，复重吐之，胃家虚烦，咽燥欲饮水，小便不利，水谷不化，面目手足浮肿，又与葶苈圆下水，当时如小差，食饮过度，肿复如前，胸胁苦痛，象若奔豚，其水扬溢则咳喘逆。（《脉经》作则浮咳喘逆。）当先攻击冲气令止，乃治咳。咳止其喘自差，先治新病，病当在后。（言当先治本病也。如治新病，则病难已。）

赵氏曰：此水病，脉之不言水，反言胸中痛等病，当时记其说者以为异，非异也。是从色脉言耳。脉沉为水，紧为寒为痛，水寒属于肾，足少阴脉自肾上贯肝膈，入肺中，循喉咙，其支者，从肺出心络，注胸中。凡肾气上逆，必冲脉与之并行，因作冲气。从其脉所过随处与正气相击而为病耳。要知其病始由关元，夫五脏六腑在内有强弱荣悴，尽见于面部，分五官五色以辨之。关元是下纪足三阴位脉所会，寒结关元，其肾部之色必微枯而黑，知是久瘕之证，非一日也。及阳衰之后，营卫失常，阴阳反作，寒结之邪，冲肾气而上，故作此证。医不治其冲气，反吐下之，遂损其胃，致水谷不化，斯津液不行而渴欲饮水，小便不利也。由是扬溢于面目，四肢浮肿，并至冲气承虚愈击，更有象若奔豚喘咳之状，必先治其冲气之本，冲气止，肾气平，则诸证自差。未差者，当补阳泻阴，行水扶胃，疏通关元之久瘕，次第施治焉耳。

病人面无血色，无寒热脉沉弦者，衄。脉浮弱，手按之绝者，下血。烦（《脉经》烦作频。）咳者，必吐血。

赵氏曰：面色者，血之华也。血充则华鲜，若有寒热，则损其血，致面无色也。今无寒热，则自上下去血而然矣。夫脉浮以候阳，沉以候阴，只见沉弦，浮之绝不见者，是无阳也。无阳知血之上脱。脉上见浮弱，按之绝无者，是无阴也，无阴知血之下脱。烦咳吐血者，心以血安其神，若火扰乱，则血涌。神烦上动于膈则咳，所涌之血，因咳而上越也。然则沉之无浮，浮之无沉，何便见脱血之证乎。以其面无色而脉弦弱也。衄血阳固脱矣，然阴亦损，所以浮之亦弱。经曰：弱者血虚，脉者血之府，宜其脱血之处则无脉，血损之处则脉弦弱也。

夫吐血，咳逆上气，其脉数，而有热不得卧者，死。

赵氏曰：此金水之藏不足故也。外不足则火浮焰，火浮焰则金伤，夫阴血之安养于内者，肾水主之，水虚不能安静，被火逼逐而血溢出矣。血出则阳光益炽，有升无降，炎烁肺金，金受其害，因咳逆而上气，金水，子母也，子衰不能救母，母亦受害，不能生子，二者之阴有绝，而复脉动身热，阳独胜也不能卧，阴已绝也。阴绝阳岂独生乎。故曰死也。若得卧者，如《内经》于司天与阳明厥逆诸条，悉有喘咳，身热，呕吐血等证，未尝言死，盖阴未绝也。

夫酒客咳者，必致吐血。此因极饮过度所致也。

赵氏曰：酒性大热，客焉不散，则肝气不清，胃气不守，乱于胸中。中焦之血不布于经络，聚而汹汹，因热射肺为咳，从其咳逆之气溢出也。此伤胃致吐血者。

《咳论经旨》卷三终

卷　四

《伤寒论》

咳而小便利，若失小便者，不可发汗？发汗则四肢厥冷。

方氏中行曰：小便利，失小便，肺肾二经俱病也，不可发汗。二经少血也。四肢厥冷，金水而上，亦同败也。

《脉经》曰：咳而小便利，若失小便，不可攻其表。汗出则厥逆，冷汗出多坚，发其汗亦坚。

周氏曰：咳为阳邪上壅，肺金受热也。肺为气之总司，肺热而一身之气，焉有不热者乎。况膀胱气化，实禀清肃而行，今日利者，则是气壅于上，而下相应也。此其人原是下焦素常虚寒，遂至咳而失小便，复发其汗，则所存之阳外亡，而四肢必至厥冷矣。

伤寒，表不解，心下有水气，干呕，发热而咳，或渴，或利，或噎，或小便不利，少腹满，或喘者，小青龙汤主之。

方氏曰：水气谓饮也。咳与喘，皆肺逆也。盖肺属金，金性寒，水者，金之子。故水寒相搏则伤肺也。或谓多证者，水流行不一，无所不之也。夫风寒之表不解，桂枝、麻黄、甘草，所以解之。水寒之相搏，干姜、半夏、细辛，所以散之。然水寒欲散而肺欲收，芍药、五味子者，酸以收肺气之逆也。然则，是汤也，乃直易于散水寒也。其犹龙之不难于翻江倒海之谓欤。夫龙一也，于其翻江倒海也，而小言之，以其兴云致雨也。乃大言之，能大能小，化物而不泥于物。龙固如是，夫白虎、真武，虽无大小之可言，其于主乎人身，而为四体之元神，则不偏殊。故在风寒之属病，皆有感而遂

91

通之妙应。若谓在天之主四时者期如此，则去道远矣。

柯氏韵伯曰：发热是表未解，干呕而咳是水气为患，水气者，太阳寒水之气也。太阳之化，在天为寒，在地为水，其伤人也，浅者皮肉筋骨，重者害及五藏。心下有水气，是伤藏也。水气未入于胃，故干呕。咳者，水气射肺也。皮毛者，肺之合，表寒不解，寒水已留其合矣。心下之水气，又上至于肺，则肺寒。内外合邪故咳也。水性动，其变多，水气下而不上，则或渴或利。上而不下，则或噎或喘。留而不行，则小便不利而小腹因满也。制小青龙以两解表里之邪，复立加减法，以治或然之症，此为太阳枢机之剂。水气蓄于心下，尚未固结，故有或然之证。若误下则硬满而成结胸矣。

小青龙汤

麻黄（三两，去节）　桂枝（三两）　芍药（三两，酒洗）　甘草（三两）　炙干姜（二两，一作三两）　细辛（三两）　半夏（半升，洗）　五味子（半升）

上八味，以水一斗，先煮麻黄减二升，去上沫，内诸药，煮取三升，去滓，温服一升。

若渴去半夏，加栝蒌根三两。若微利，去麻黄，加芫花如锥子大，熬令赤色。若噎者，去麻黄，加附子一枚，炮。若小便不利少腹满者，去麻黄，加茯苓四两。若喘者去麻黄，加杏仁半升，去皮尖。

喻氏曰：按仲景设小青龙汤，原为涤饮收阴，散结分邪之妙用也。故遇无形之感，有形之痰，互为胶漆，其当胸窟宅，适在太阳经位，惟于麻黄桂枝方中，倍加半夏、五味，以涤饮收阴。加干姜、细辛以散结分邪。合而用之，令药力适在痰邪绾结之处攻击，片时则无形之感从肌肤出，有形之痰从水道出，顷刻分解无余，而膺胸空旷矣。若泥麻黄甘温，减去不用，则不成其为龙矣，将恃何物以为翻波鼓浪之具乎。

周氏曰：小青龙汤，涤饮药也。人既风寒两受，乃以麻黄桂枝各半治之足矣。不知素常有饮之人，一感外邪，伤皮毛而蔽肺气，则便停于心下，而上下之气不利焉。于是喘满咳呕，相因而见。尔时竟一汗之，外邪未解，里证转增，何也？为水气所持，不能宣越故也。

况水饮停蓄者，中州必不健运，才兼外感，遂令上逆，尚可徒以风药上升作患乎？于是以五味子收金，干姜散阴，半夏祛饮，此不易之良法也。而尤妙在用细辛一味，为少阴经表药，且能走水。人之水气，大抵发源于肾，故少腹满，小便不利，因而作喘，安知少阴不为遗害，乃以细辛披豁伏邪，走而不留而后已。上主散之药，皆灵动也，然则龙之大者，善驾云泼水荡天下郁蒸之气。龙之小者，不过赴江蹈海，收一时泛滥之波，使之潜消而弗扬也。不亦神乎。

柯氏曰：表虽未解，寒水之气已去营卫，故于桂枝汤去姜、枣，加细辛、干姜、半夏、五味，辛以散水气而除呕，酸以收逆气而止咳。治理之剂，多于发汗焉。小青龙与小柴胡俱为枢机之剂，故皆设或然症，因各立加减法。盖表证既去其半，则病机偏于向里，故二方之症多属里。仲景多用里药，少用表药，未离于表，故为解表之小方。然小青龙主太阳之半表里，尚用麻黄、桂枝，还重视其表。小柴胡主少阳之半表里，只用柴胡、生姜，但微解其表而已，此缘太少之阳气不同，故用药之轻重亦异。小青龙设或然五症，加减法内即备五方。小柴胡设或为七症，即具加减七方。此仲景法中之法，方外之方，何可以三百九十七，一百一十三拘之。

伤寒，心下有水气，咳而微喘，发热不渴。服汤已渴者，(《脉经》作服汤已而渴者。）此寒去欲解（《脉经》作为欲解。）也，小青龙汤主之。

周氏曰：其人痰饮素积，一感风寒，挟之上逆，故水气伤于心下，肺金受邪，因而喘咳。外邪既盛，势必发热，然热未入府，且寒饮内溢，故为咳而不为渴也。正见邪一日未去，则一日不渴也。服汤已，即小青龙汤也。反渴者，寒饮与热邪未散，而津液未复故也。使不以小青龙为主治，岂遂至于欲解乎。小青龙汤主之句，是缴结上文之词。况服汤二字，明明指定。他书曾易经文，今仍古本读。

柯氏曰：水气在心下，则咳为必然之症，喘为或然之症，亦如柴胡汤症，但见一症即是，不必悉具。咳与喘皆水气射肺所致，水气上升，是以不渴。服汤已而反渴，水气内散，寒邪亦外散也。此条正欲明服汤后渴者是解候，恐人服止渴药，反滋水气，故先提不渴二字作眼，后提出渴者以明之。服汤即小青龙汤。

若寒既欲解，而更服之，不惟不能止，且重亡津液，转属阳明，而成胃实矣。能化胸中之热气而为汗，故名大青龙。能化心下之水气而为汗，故名小青龙。盖大青龙表证多，只烦躁是里证。小青龙里证多，只发汗是表证。故有大小发汗之殊耳。发汗利水，是治太阳两大法门。发汗分形层之次第，利水定三焦之浅深，故发汗有五法：麻黄汤汗在皮肤，乃外感之寒气。桂枝汤汗在经络，乃血脉之精气。葛根汤汗在肌肤，乃津液之清气。大青龙汗在胸中，乃上扰之阳气。小青龙汗在心下，乃内蓄之水气。其治水有三法：干呕而咳，是水在上焦，在上者发之，小青龙是也。心下痞满，是水在中焦，中满者泻之，十枣汤是也。小便不利，是水在下焦，在下者引而竭之，五苓散是也。其他坏证变症虽多，而大法不外是矣。

阳明病，但头眩，不恶寒，故能食而咳，其人必咽痛。若不咳者，咽不痛。

方氏曰：眩，风旋而目运也。风故不恶寒能食，咳逆气。咽门，胃之系也。胃热而气逆攻咽，则咳痛咽伤也。

周氏曰：阳明病何以头眩，以风主眩运，且挟痰饮上逆也。不恶寒者，辨非寒邪而热势已衰，肺气受伤，故能食而咳。以能食为伤风本候，而咳因痰热乘金也。咳甚咽伤，故必作痛。不若少阴之不咳而咽先痛也。仲景恐人误疑少阴，特申之曰若不咳者，咽不痛。知不与阴火上炎，脉循喉咙者同年而语也。

柯氏曰：不恶寒，头不痛但眩，是阳明之表已罢，能食而不呕不厥但咳，乃是咳为病本也。咽痛因于咳，头眩亦因于咳，此邪结胸中而胃家未实也，当从小柴胡加减法。

小柴胡汤

柴胡（半斤）　半夏（半升）　人参　甘草　黄芩　生姜（各三两）　大枣（十二枚）

以水一斗二升，煮取六升，去滓，再煎取三升，温服一升，日三服。

若胸中烦而不呕者，去半夏、人参，加栝蒌实一枚。若渴者，去半夏，加人参合煎成四两半，加栝蒌根四两。若腹中痛者，去黄芩，加芍药三两。若胁下痞硬，去大枣，加牡蛎四两。若心下悸，小便不利者，去黄芩，加茯苓四两。若不渴，外有微热者，去人参，加桂枝三两，温服取微汗愈。若咳者，去人参、大枣、生姜，加五味子半升，干姜二两。

柯氏曰：柴胡感一阳之气而生，故能直入少阳，引清气上升而行春令。为治寒热往来之第一品药，少阳表邪不能解必需之。半夏感一阴之气而生，故能开结气，降逆气，除痰饮，为呕家第一品药。若不呕而胸烦口渴者去之，以其散水气也。黄芩外坚内空，故能内除烦热，利胸膈逆气。腹中痛者，是少阳相火为害，以其苦从火化，故易芍药之酸以泻之。心下悸，小便不利者，以苦能补肾，故易茯苓之淡以渗之。人参、甘草，补中气，和营卫，使正胜则邪却。内邪不留，外邪勿复入也。

仲景于表证不用人参，此因有半里之无形证，故用之以扶元气，使内和而外邪不入也。身有微热，是表未解，不可补。心中烦与咳，是逆气有余，不可益气。故去之。如太阳汗后，身痛而脉沉迟，下后胁热利而心下硬，是太阳之半表半里证也。表虽不解，因汗下后，重在里，故参、桂兼用。先辈论此汤转旋在柴、芩二味，以柴胡清表热，黄芩清里热也。卢氏以柴胡、半夏得二至之气而生，为半表半里之主治，俱似有理。然本方七味中，半夏、黄芩俱在可去之例，惟不去柴胡、甘草，当知寒热往来，全赖柴胡解外，甘草和中，故大柴胡去甘草，便另名汤，不入加减法。

阳明病，反无汗而小便利，二三日呕而咳，手足厥者，必苦头痛。若不咳不呕，手足不厥者，头不痛。

喻氏曰：阳明证本不头痛，若无汗呕咳，手足厥者，得之寒因而邪热深也。然小便利则邪热不在内，而在外，不在下，而在上，故知必苦头痛也。若不咳不呕不厥而小便利者，邪热必顺水道而出，岂有逆攻巅顶之理哉。

柯氏曰：小便利则里无瘀热可知，二三日无身热汗出恶热之表，而即见呕咳之里，似乎热发乎阴，更手足厥冷，又似病在三阴矣。若头痛，又似太阳之阴证，然头痛必因咳呕厥逆，则头痛不属太阳，咳呕厥逆则必苦头痛，是厥逆不属三阴，断乎为阳明半表半里之虚证也。此胃阳不敷布于四肢故厥，不上升于额颅故痛。缘邪中于膺，结在胸中，致呕咳而伤阳也。当用瓜蒂散吐之，呕咳止，厥痛自除矣。两者字，作时字看更醒。

少阴病，下利六七日，咳而呕，渴，心烦不得眠者，猪苓汤主之。

方氏曰：下利固阴寒甚而水无制，六七日咳而呕渴，心烦不得眠者，水寒相搏，蓄积不行，内闷而不宁也。猪苓汤者，渗利以分清其水谷之二道也。二道清则利无有不止者，利止则呕渴心烦，不待治而自愈矣。

周氏曰：病下利而兼咳呕与渴，心烦不卧，何取于猪苓汤耶？不知证见下利，则小便必不利矣。证见渴，则已移热于膀胱矣。且咳呕者，必有水饮停积，其势并趋大肠，漫无止期，不得不以猪苓分利前窍而下利可已。呕咳与渴亦可已矣。心烦不眠，以本汤亦用阿胶故也，况此汤独汗多便燥者宜禁，今下利无汗，岂非所宜乎。

柯氏曰：少阴病，但欲寐，心烦而反不得卧，是黄连阿胶证也。然二三日心烦是实热，六七日心烦是虚烦矣，且下利而热渴，是下焦虚，不能制水之故，非苓、连、芍药所宜。咳呕烦渴者，是肾水不升，下利不眠者，是心火不降也。凡利水之剂，必先上升而后下降，故用猪苓汤主之，以滋阴利水而升津液，断上焦如雾而渴，除中焦如沤而烦呕，静下焦如渎而利自止矣。

猪苓汤

猪苓（去皮）　茯苓　泽泻　滑石（碎）　阿胶（各一两）

上五味，以水四升，先煮四味，去渣，内阿胶烊消，温服七合，日三服。

周氏曰：下利而兼咳呕渴与心烦，明系热邪挟水饮停于心下也。水性下行，去则热消，邪从水道出矣。故取五苓散中之三以消热利水，乃复以阿胶易白术者，取其滋阴也。以滑石易桂者，以无太阳表证，专去膀胱蓄热也。水去而诸证悉除矣。

柯氏曰：五味皆润下之品，为少阴枢机之剂。猪苓、阿胶，黑色通肾，理少阴之本也。茯苓、滑石，白色通肺，滋少阴之源也。泽泻、阿胶先入肾，壮少阴之体，二苓、滑石淡渗膀胱，利少阴之用，故能升水降火，有治阴和阳，通理三焦之妙。

少阴病，咳而下利，谵语者，被火气劫故也。小便必难，以强责少阴汗也。

喻氏曰：少阴之脉，从足入腹，上循喉咙，萦绕舌根，故多咽痛之证。其支别出肺，故间有咳证。今以火气强劫其汗，则热邪挟火力上攻，必为咳，以肺金恶火故也。下攻必为利，以火势逼迫而走空窍故也。内攻必谵语，以火势燔灼而乱神识故也。小便必难者见三证，皆妨小便，盖肺为火势所伤，则膀胱气化不行。大肠奔迫无度，则水谷并趋一路。心胞燔灼不已，小肠枯涸必至耳。少阴可强责其汗乎。

柯氏曰：上咳下利，津液丧亡而谵语，非转属阳明。肾主五液，入心为汗，少阴受病，液不上升，所以阴不得有汗也。少阴发热，不得已用麻黄发汗，即用附子以固里，岂可以火气劫之而强发汗也。少阴脉入肺，出络心，肺主声，心主言，火气迫心肺，故咳而谵语也。肾主二便，治下焦，济泌别汁，渗入膀胱，今少阴受邪，复受火侮，枢机无主，大肠清浊不分，膀胱水道不利，故下利而小便难也。小便利者，其人可治，此阴虚故小便难。

问曰：曾（曾，《脉经》作尝。）为人所难，紧脉从何而来？（《脉经》作何所从而来。）

师曰：假令亡汗，若吐以肺里寒，（《脉经》作若吐肺中寒。）故令脉紧也。假令咳者，坐饮冷水，故令脉紧也。假令下利，（《脉经》

作下利者。）以胃中虚冷，故令脉紧也。

方氏曰：此条一问三答，以揭紧之为寒，而有三因之不同。以见脉非一途而可取之意。

周氏曰：脉紧为寒，仲景引此三段，便可引伸无穷，即可知伤寒寒在表，必浮紧。其在里，为内伤之紧可知也。然外感与内伤虽不同，而脉之紧则总因于寒也。

寸口脉微而涩，微者卫气衰，涩者营气不足，卫气衰，面色黄，营气不足，面色青，营为根，卫为叶，营卫俱微，则根叶枯槁，而寒栗咳逆，唾腥，吐涎沫也。

方氏曰：气为卫，色本白，白属金。黄，土色也。金生于土，金无气，色不显，故土之色反见也。血为营，色本赤，赤属火。青，木色也。火生于木，火无气，色不明，故木色反见也。营为根者，言血营于人身之内，犹木之根本也。卫为叶者，言气卫于人身之外，犹木之枝叶也。寒栗，营不足以养，而卫亦不能外固也。咳逆唾腥吐涎沫者，气不利而血亦不调也。

周氏曰：卫气盛于中，故卫衰则土色见。营血藏于肝，故营微则木色显。行于脉中者为根，行于脉外者为叶。营卫俱微则根叶尽槁，阳气既衰，故寒栗，阴火上乘故咳吐腥沫也。

伤寒，咳逆上气，其脉散者，死。谓其形损故也。

周氏曰：患证既笃，而复见克贼之脉者，谓之形损。今既伤于表矣，又咳逆上气，则热邪内入而不外出，上乘而不下缓，已为危候，兼之脉散，则正气相离而元神随绝矣，欲无亡，得乎。

柯氏曰：外寒伤形，内热伤气，咳逆不止，气升而不下，脉散而不朝，心肺之气已绝矣。原其咳逆之故，因于寒伤形，形气不相保耳。

脉濡而弱，弱反在关，濡反在巅，弦反在上，微反在下，弦

为阳运，微为阴寒，上实下虚，意欲得温，微弦为虚，虚者不可
下也。

周氏曰：虚家下之，是谓虚虚。岂有意欲得温者，而反与寒下
之药乎。

微则为逆，(《脉经》逆作咳。)咳则吐涎，(《脉经》作吐涎沫。)
下之则咳止而利因不休，利不休则胸中如虫啮，粥人则出，小便不
利，两胁拘急，喘息为难，颈背相引，(《脉经》作颈项相牵。)臂
则不仁，极寒反汗出，身冷如冰，眼睛不慧，语言不休，而谷气多
人，此为除中。(《脉经》作中满。)口虽能言，舌不得前。

周氏曰：正虚即邪入，故上实而肺受伤，咳多痰饮，设不知治
而下之，则上之实邪下陷，虽咳止而利应不休，下脱之势已成，中
州之元尽削，必腹痛吐逆，膀胱化塞，肝木不荣，三焦之路已伤，
筋节之间失养，甚则卫虚极而愈寒愈汗，阳尽去而体冷如冰，阴脱
目盲，阳脱神乱，中气败极，不得已而求助于食，非能引也。及至
除中，则前之言语无休者，今则欲言而舌已不前矣。嗟乎，误下之
害，一至此欤。

脉微(《脉经》作濡。)而弱，弱反在关，濡反在巅，弦反在上，
微反在下，弦为阳运，微为阴寒，上实下虚，意欲得温。微弦为
虚，不可发汗，发汗则寒栗，不能自还。

方氏曰：阳以风言，运，动也，故曰上实，谓邪气实也。阴以
里言，寒，虚也，故曰下虚，谓里气虚也。微弦为虚，承上启下之
词，寒栗不能自还，阳亡而阴独治也。

周氏曰：濡弱之脉，概言正虚也。弱在关则阳气虚于内，濡在
巅则阳气虚于表。况可弦复上见于寸，微复下见于尺乎。弦，邪上
运则为风寒表袭，以阴虚之人受之，未有不欲温者也。虽得温，庶
正气稍助而邪可出，不知者，设复汗以止其阳，则势必寒栗而不自

复已。

咳者则剧，数吐涎沫，咽中必乾，小便不利，心中饥烦，晬时而发，其形似疟，有寒无热，虚而寒栗，咳而发汗，蜷而苦满，腹中复坚。

方氏曰：首句是承上而言咳为病加剧之词也。数吐以下言剧之状也。有寒无热二句，中似疟也。咳而发汗亦承上起启下之词。蜷谓不伸，咳属肺，肺金寒，病则胀满，所以反坚也。

周氏曰：肺主气，亡阳则肺益寒而为咳，吐沫咽干，膀胱气阻，心若悬悬，皆显上实下虚之象。晬时而发，则有似寒热而不痉，皆见纯阴无阳之象。设因咳而更汗，是一误再误，必至蜷卧而胸中苦满，腹中坚硬，更有何阳以宣布其中下之液也哉。此始终误汗之所致也。

病不可发汗，证曰伤寒，头痛，翕翕发热，象中风，常微汗出，又自呕者，下之益烦，心懊侬如饥，发汗则致痉，身强难以屈伸，熏之则发黄，不得小便，久则发咳唾。

《王氏经脉》

平三关阴阳二十四气脉篇曰：右手关前寸口阳绝者，无大肠脉也。苦少气，心下有水气，立秋节即咳，刺手太阴经，治阴在鱼际间。（即太渊穴也。）

右手关前寸口阴绝者，无肺脉也，苦短气咳逆，喉中塞噫，逆刺手阳明经，治阳。

平人迎神门气口前后脉篇曰：肾实，左手尺中神门以后脉阴实者，足少阴经也。病苦膀胱胀闭，少腹与腰脊相引痛，苦舌燥咽肿心烦嗌干，胸胁时痛，喘咳汗出，小腹胀满，腰背强急，体重骨热，小便赤黄，好怒好忌，足下热疼，四肢黑，耳聋。

大肠实，右手寸口气口以前脉阳实者，手阳明经也。病苦腹满，善喘咳，面赤身热，咽喉中如核状。

诊百病死生诀篇曰：咳嗽，脉沉紧者，死。浮直者，生。浮软者，生。小沉伏匿者，死。

咳嗽羸瘦，脉形坚大者，死。

咳嗽脱形，发热，脉小坚急者，死。肌瘦下脱，形热不去者，死。

咳而呕，腹胀且泄，其脉弦急欲绝者，死。

吐血衄血，脉滑小弱者，生。实大者，死。

唾血脉紧者死，滑者生。

吐血而咳上气，其脉数，有热不得卧者，死。

上气，脉数者，死。谓其形损故也。

扁鹊阴阳脉法篇曰：从二月至八月，阳脉在表。从八月至正月，阳脉在里。附阳脉强，附阴脉弱，至即惊，实则瘈疭，细而沉，不瘈疭，即泄。泄即烦，烦即渴，渴即腹满，满即扰，扰即肠澼。澼即脉代，乍至乍不至。大而沉，即咳，咳即上气，上气甚则肩息，肩息甚则口舌血出。血出甚即鼻血出。

扁鹊脉法曰：若羸长病，如脉浮溢寸口，复有微热，此疰气病也。如复咳，又多热。乍剧乍差，难治也。又疗无剧者，易差。不咳者，易治也。（疑有衍文。）

心手少阴经病证曰：心病，烦闷少气，大热，热上荡心，呕吐咳逆，狂语，汗出如珠，身体厥冷，其脉当浮。今反沉濡而滑，其色当赤而反黑者，此是水之克火，为大逆，十死不治。

肺手太阴经病证曰：形寒寒饮则伤肺，以其两寒相感，中外皆伤，故气逆而上行。肺伤者，其人劳倦，则咳唾血气。（《千金方》作其。）脉细紧浮数，皆吐血。此为燥扰嗔怒，得之肺伤气拥所伤。

又曰：肺胀者，虚而满喘咳逆，倚息，目如脱状，其脉浮。（《千金方》作浮大。）肺水者，其人身体重（《千金方》作肿。）而小便难，时时大便鸭溏。

又曰：肺病其色白，身体但寒无热，时时咳，其脉微迟，为可治，宜服五味子、大补肺汤、泻肺散。春当刺少商，夏刺鱼际，皆泻之。季夏刺大渊，秋刺经渠，冬刺尺泽，皆补之。又当灸膻中百壮，背第三椎二十五壮。

又曰：肺病者必喘咳，逆气肩息，背痛，汗出，尻阴股膝挛，髀腨胻足皆痛。虚则少气不能报息，耳聋嗌干。取其经手太阴、足太阳之外，厥阴内，少阴血者。

又曰：邪在肺则皮肤痛，寒热上气，气喘汗出，咳动肩背。取之膺中外轮，背第三椎之傍，以手痛按之快然，乃刺之，取之缺盆中以越之。

又曰：肺病身当热，咳嗽短气，唾出脓血，其脉当短涩。今反浮大，其色当白而反赤者，此是火之克金，为大逆，十死不治。

肾足少阴经病证曰：肾病者，大腹必胫肿痛，喘咳身重，寝汗出，憎风，虚即胸中痛，大腹小腹痛，清厥，意不乐。取其经足少阴太阳血者。

热病十逆死证曰：热病咳喘，悸眩，身热，脉小疾，夺形肉，五逆见死。

又曰：热病，身热甚，脉转小，咳而便血，目眶陷，妄言，手循衣缝，口干，躁扰不得卧，八逆见，一时死。

又曰：热病，呕血，喘咳，烦满，身黄，其腹臌胀，泄不止，脉绝，十逆见，一时死。

热病五脏气绝死日证曰：热病，肺气绝，喘逆，咳唾血，手足腹肿，面黄振栗，不能言语，死。魄与皮毛俱去，故肺先死，丙日笃，丁日死。

又曰：热病，心主气绝，烦满骨痛，（一作瘦。）嗌肿，不可咽，欲咳不能咳，歌哭而笑，死。神与荣脉俱去，故心先死。壬日笃，癸日死。

又曰：外见童子青小，爪甲枯，发堕，身涩，齿挺而垢，人皮面厚尘黑，咳而吐血，渴欲数饮，大满，此五藏绝表病也。

平肺痿肺痈咳逆上气淡饮脉证曰：寸口脉不出，反而发汗，阳脉早索，阴脉不涩，三焦踟蹰，人而不出，阴脉不涩，身体反冷，其内反烦，多吐，唇燥，小便反难，此为肺痿。伤于津液，便如烂瓜，亦如豚脑，但坐发汗故也。

又曰：肺痿，其人欲咳不得咳，咳则出干沫，久久小便不利，甚则脉浮弱。

又曰：师曰：肺痿咳唾，咽燥欲饮水者，自愈。自张口者，短气也。

又曰：咳而口中自有津液，舌上苔滑，此为浮寒，非肺痿也。

又曰：寸口脉数，跌阳脉紧，寒热相抟，振寒而咳。

又曰：跌阳脉浮缓，胃气如经，此为肺痈。

又曰：问曰：振寒发热，寸口脉滑而数，其人饮食起居如故，此为痈肿病。医反不知，而以伤寒治之，病不愈，因唾以知有脓，脓之所在，何以别知其处？

师曰：假令痛在胸中者为肺痈。其人脉数，咳唾有脓血。设脓未成，其脉自紧数，紧去但数，脓已成也。

大病吐血，喘咳上气，其脉数，有热不得卧者，死。

咳而脉浮，其人不咳不食，如是四十日乃已。（一云：三十日。）

咳而时发热，脉卒弦者，非虚也，此为胸中寒实所致，当吐之。

咳家，其脉弦，行于吐药，当相人强弱而无热，乃可吐之。

膈上之病满，喘咳吐，发则寒热，背痛腰疼，目泣自出，其人振振身瞤剧，必有伏饮。

平妊娠始动血分水分吐下腹痛证曰：

问曰：有一妇人，年二十许，其脉浮数，发热呕咳，时下利，不欲食，脉复浮，经水绝，何也？

师曰：法当有娠，何以故。此虚家，法当微弱而反浮数，此为戴阳。阴阳和合，法当有娠，到立秋，热当自去。何以知然，数则为热，热者是火，火是木之子，死于未，未为六月，位土王，火休废，阴气生秋，节气至，火气当罢，热自除去，其病即愈。

问曰：妇人病苦气上冲胸，眩冒，吐涎沫，髀里气冲热。师脉之，不名带下，其脉何类，何以别之？

师曰：寸口脉沉而微，沉则卫气伏，微则营气绝，阳伏则为疹，阴绝则亡血，病当小便不利，津液闭塞，今反小便通，微汗出，沉变为寒，咳逆呕沫，其肺成痿，津液竭少，亡血，损经络，因寒为血厥，手足苦痹，气从丹田起，上至胸胁，沉寒怫郁于上，胸中窒塞，气历阳部而翕如醉，形体似肥，此乃浮虚。医反下之，长针复重虚营卫，久发眩冒，故知为血厥也。

平阴中寒转绝阴吹阴生疮脱下证。

师曰：脉得浮紧，法当身躯疼痛，设不痛者，当射。云何因当射，言若肠中痛，腹中鸣咳者，因矢便。妇人得此脉者，法当阴吹。

手检图云：中央如内者，足太阴也。沉涩者，苦身重，四肢不动，食不化，烦满不能卧，足胫痛，苦寒，时咳血，泄利，黄针入六分，却至三分。

中央直复者，手太阴也。动苦咳逆，气不得息，浮为内风，紧涩者，胸中有积热，时咳血，也有沉热。

《咳论经旨》卷四终

女科折衷纂要

弁　言

甚矣，吾道之不孤也。沪上行医人多于鲫，然求其精通三坟五典绩学之士，惜焉罕觏。良以频年兵火灾祲，致入山之吏、失幕之儒为饥驱所迫，略知汤头本草，陡然大胆悬壶。世有以耳代目之侪，乐为揄扬，十失三四，偶尔徼幸时髦，遂以成名。以此例彼，皆因成本尚轻，不惜以医为市，遑论利害死生。性命攸关，出必高车驷马，俨然医界万能，询以《素问》《灵枢》《难经》《金匮》《外台》《千金》《神农本草》《太素》《脉经》《巢氏病源》《圣济总录《王氏准绳》《医宗金鉴》，以及前后四大名家诸先贤医学薪传，乃瞠乎其目，曰现在新法，勿用旧方，趁我十年运，有病早来医而已。

从此医倪莫别，男妇不分，无怪癸丑岁刘、汪两教育部长有废弃中医之议。咏曾仕山东，岁庚子拳匪滋扰京师时，项城袁大帅开府齐鲁统领武卫全军驻此，缘其生母刘太夫人病呕，经徐大军医长华清等六十人轮流进院调治，医药无功，帅心焦急，乃邀胡方伯景桂潘廉访延祖两司上院商榷，于同僚中可有知医者否。两司以咏暨陕西张兰洲封翁举荐，经姜军门桂题劝进服咏拟方，一药顿瘥，神乎技矣。

兄世廉、弟世辅互相为之骇愕（方案曾登上海医报）。嗣即奉委步卫军粮台差使。回忆昔日武卫同辈，半多民国伟人，亦幸事也。有此原因，民国二年，沪上诸同志发起神州医药总会，公举咏为文胰员，明知滥竽充数，然尝闻顾亭林先生有言：国家兴亡，匹夫有责。当仁不让，聊尽义务。废弃中医之议起，适大总统府内秘书长阮斗瞻旧友忠枢衔命南来，调和张冯对调事宜。襜帷暂驻南京四象桥湖楚军械所，咏乃趋谒南京寓门帘桥广陵春旅馆守候四天晚上，始见面，将公订申办理由五端呈览。阅竣，回言：甚好，此事废不了。咏即切恳云：苟能转圆，为苍生一线生机，公乃万家生佛也。告辞返沪，次年春奉大总统发下国务院第三十五号命令，会长余德埙等原呈批谕中有初非有废弃中医之意也句，得达目的不废，咏以年老力衰，文牍非我所能为，就此卸肩告辞。此举多阮君斡旋之力。而中医所以不废者，要各有其渊源，并非中医竟若牛溲马勃，用药投机，亦可赏鉴乎。

宗工寒家医学溯自唐都察院，竹隐公避居苕濮，藉医济世，代有传人，入志乘者不鲜。咏为先胞伯晓五公第七弟子侍诊十年，其时就诊者户限几穿，门墙甚盛，见多识广，济以经书，知认证当以阴阳寒热表里虚实八字辨别的确，方可称为有道之士。更于一发千钧之际，能下重剂，希冀转危为安，斯即道德犹存，仁人之术，医所以寄死生，半积阴功，半养身，谈何容易。若以之谋利，因循误事，则其心不可问矣。

沪上医家林立，不乏专长，先府君嘉六公及咏尤以妇女科鸣于市，社会信用幸尚不恶，古者扁鹊自称带下医，《金匮》书中载有古人列经脉为病三十六种，皆谓之带下病，非今人所谓赤白带下也。至其阴阳虚实之机，针药安危之故，苟非医者辨之有素，乌能施之而无误耶？三十六病者，如十二癥、九痛、七害、五伤、三痼是欤。后贤群起，又有一百八病之论，总之妇女病有与男子不同者，盖有冲任督带阴阳跷维、奇经八脉之辨别，病由斯致为多。先哲且云：崩中日久为淋带，漏下多时骨髓枯。故有"宁治十男子，莫治一妇人"之诫，而乌鲗雀卵经籍载有专方。盖以妇女病有种种隐情难以形容者，在言传意会，固非人人可学也。

若杂乱无章，莫衷一是，何从何去，端赖发明。是以先府君嘉六公心焉伤之，乃纂辑诸大名家要义，名曰《女科折衷纂要》，经胞兄先师晓五公鉴定，咏妄参末议，不揣谫陋，详加引注。孟子曰：人之患在好为人师。所以先府君只收梁溪李澹平君燮一徒而已，斯稿本作子孙师范模型简易楷则不敢问世，兹承越中裘君吉生暨社中诸同仁，有流传遗稿之求，发刊凌氏医学遗书之议，爰将先府君嘉六公德采入《上海县志》艺文游宦类诸遗稿邮呈斧正，曷敢自秘，公诸同好，瑜瑕不计，要使后学率循有自，简练揣摩，方知妇女科中有此一苇慈航，未始不可宝庆耳。

藏庚申上丁祭孔日，安吉凌咏言医叟谨识于上海乔居寿世堂之尚素轩，时年七十有二

序

　　中华素称礼教之邦，男女分别甚严。妇人寂处深闺，罔知交际，故于生殖器讳莫如深。而自生殖器发生之疾患亦秘而不宣，对家人然，对医生亦然。医者欲于三指盈寸之地断明其为何病，殊戛戛乎难矣。是以昔人有"宁治十男子，莫治一妇人"之谚也。而稽考古籍，如《内》《难》《金匮》，对于女性生殖器之解剖、生理、病理，大都语焉不详，学者既莫能于载籍了解生殖器之生理病理，复无由取尸体解剖而实地验查，徒以个人之管窥妄测身内之脏器，于是诸说纷起，莫衷一是，使读者如坠五里雾中矣。迩者欧风东渐，社交公开，顽固之空气为之一变，而诊治女子亦不若曩之困难矣。特是吾国妇科诸书除由气化上推阐，尚觉精凿外，其涉及形质者类系凭空臆测，难于取信。苟有人焉取西人之生理病理以印证中土古籍，俾数千年来蒙混之说昭然若揭，而治疗一道亦有正规可循，斯非特有大功于医学且造大福于女界也。本书博采约取，折衷至当，复经折肱老人（晓五公晚年自号折肱老人）鉴定于前，永言先生参注于后，愈觉尽善尽美，叹谓观止。虽于形质上间有袭谬仍误之处，要亦时世为之，订正之责端赖后人，岂得苛求作者欤。

　　中华民国十三年八月晚学仲圭氏沈熊璋谨书于非非室

目　录

调经门 ……………………………………………117

　总论 ……………………………………………117

　精血论 …………………………………………118

　养血论 …………………………………………120

　调气论 …………………………………………120

　辨色论 …………………………………………121

　多少论 …………………………………………122

　先期后期论 ……………………………………122

　居经论 …………………………………………123

　泄泻论 …………………………………………124

　身痛论 …………………………………………124

　痛经论 …………………………………………124

　经漏论 …………………………………………125

　不利论 …………………………………………126

　过期论 …………………………………………126

　经闭论 …………………………………………126

　枯血论 …………………………………………128

　血劳论 …………………………………………129

　血崩论 …………………………………………129

　痰气污血论 ……………………………………131

杀血心痛论 ·· 131

带下论 ·· 132

白浊白淫论 ·· 133

虚劳门 ·· 133

冷劳 ·· 134

热劳 ·· 135

骨蒸劳 ·· 136

血风劳 ·· 136

胎前门 ·· 137

总论 ·· 137

胎前调理法 ·· 138

胎前用药法 ·· 139

论治胎产有三禁 ·· 139

诊妇人有妊歌 ·· 140

候胎法 ·· 141

妊妇忌药 ·· 141

恶阻 ·· 141

胎动不安 ·· 143

漏胎 ·· 143

子烦 ·· 144

子悬 ·· 145

心痛 ·· 146

心腹痛（附子痛、小腹痛） ···································· 146

腰腹背痛 ·· 147

子肿（即子满子气胎水肿满） ··············147

子痫 ·····························148
　子喑 ·························149
　咳嗽 ·························149
　吐血 ·························150
　下胎 ·························150
　防胎自堕 ·····················150
　半产 ·························151
　先期后期 ·····················152
　鬼胎 ·························153

临产门 ·························153
　临产 ·························153
　脉法 ·························155

杂症门 ·························155
　霍乱 ·························155
　泄泻 ·························156
　痢疾 ·························157
　小便不通（附子淋、转胞、遗尿） ········157

产后门 ·························158
　论产后当大补气血为主 ············158
　新产三病 ·····················159
　脉法 ·························159

胞衣不下 ……………………………………………159

血晕 ………………………………………………160

恶露不下不绝 ……………………………………161

心腹诸痛 …………………………………………161

发痉 ………………………………………………163

拘挛 ………………………………………………164

不语（狂言谵语）………………………………164

癫狂（见鬼神）…………………………………165

惊悸（恍惚）……………………………………166

发热 ………………………………………………166

自汗 ………………………………………………167

往来寒热 …………………………………………168

蓐劳 ………………………………………………168

腹胀 ………………………………………………169

浮肿 ………………………………………………170

喘急（产后喘急，极危多死）…………………171

泄泻 ………………………………………………171

痢疾 ………………………………………………172

乳汁不行 …………………………………………172

调经门

总论

尝闻经曰：女子七岁，肾气盛，齿更发长，二七而天癸至，任脉通，太冲脉盛，月事以时下。夫天为天真之气，癸为壬癸之水。壬为阳水，癸为阴水。阴阳之气以冲任为都会也。盖冲属血海，任主胞胎，胎脉流通，经水渐盈，应时而下，天真气降与之从事，故曰天癸（仲圭曰：天癸在男子为精虫，在女子为卵子，故两性同具而为媾胎之要素。世以月事当之，荒谬甚矣）。常以三旬一见，以象月盈则亏，又曰月信（任脉主任一身之阴血，太冲属阳明，为血之海，故谷气盛则血海满，而月事以时下。天真，天一也，天一之气升而为壬，降而为癸。壬阳而癸阴也。三旬一见也，为一小会之周天，此其常也。然有大会、中会之不同，故又有三月一行、一年一行之变异。究其盈亏之义则一也。其有数年不行而一行即受孕者，又超乎理之外矣，岂医药所能为哉）。

故经行最宜谨慎，与产后相类。若外被风寒，内伤生冷，及七情郁结，余血未净，瘀积于中，名曰血滞。若用力太过，入房太甚，及服食偏燥，邪火妄动，津血衰少，名曰血枯。若被惊恐恚怒（惊则气乱，故错经妄行，怒则气逆上冲，故从口鼻而出），则气血错乱，逆于上则从口鼻而出，变为吐衄。逆于身则与水气相搏，变为肿胀。逆于腰腿心腹之间则重痛不宁，经行则发，过期则正。

若外溢阳经则头眩呕血、瘰疬痈毒，若内渗阴络则窍穴生疮，淋沥不断，湿热相搏，遂为崩带。气血相滞，遂为癥瘕。凡此变症百出，不过血滞与血枯而已（总结）。犯时微若秋毫，成病重于山岳，可不畏哉！

按妇人童幼天癸未行属少阴，天癸既行属厥阴，天癸已极属太阴。此三者祖气生化之源也，故血之资根在于肾，血之资生赖于脾，血之藏纳归于肝。三者并重，乃先天之体耳。若夫后天之用，则独重于脾经，曰中焦受气取汁，变化而为赤，是为血。血者，水谷之精，和调五脏，洒陈六腑。在男子则化为精，在女人则上为乳汁，下为月水，故虽心主血，肝藏血，亦皆统摄于脾，补脾和胃，血自生矣（知水谷之精气是生血之原本，则知脾胃是生血之源，故脾胃不健而血不生者，不可端主四物矣）。凡经行之时，禁用寒凉辛散，以伐生气。诗云：妇人平和则乐有子。和则阴阳不乖，平则气血无争，则天癸应时而下矣。

精血论

褚澄云：饮食五味，所以养骨髓肌肉毛发者也。男子为阳，阳中必有阴，阴中之数八，故一八而阳精升，二八而阳精溢。女子为阴，阴中必有阳，阳中之数七，故一七而阴血升，二七而阴血溢，皆饮食五味之实秀也。方其升也，智虑开明，齿牙更生，发黄者黑，筋弱者强。暨其溢也，凡充身体手足耳目之余，虽针芥之历，无有不下，故子形肖父母者，以其精血常于父母之身，无所不历也。是以父一肢废则子一肢不肖，其父母一目亏则子一目不肖其母。然雌鸟牝兽无天癸而成胎者何也？鸟兽精血往来尾间也。故男子精未盛而御女以通其精，则四肢有不满之虞，异日有难状之疾。

阴已痿而思色以降其精，则精不出而内败，小便涩痛，为淋。若精已竭而复耗之，则大小便牵引而痛，愈痛则愈便，愈便则愈痛。女人天癸既至，逾十年无男子合则不调，未逾十年思男子合亦不调，不调则旧血不去、新血误行，或渍而入骨，或浮而为肿，后虽合而难子，合多则沥枯虚人，产众血枯杀人（仲圭曰：妇人产众能使血液不足，全体衰弱，容颜易老，而男子之负担又骤然增加。在富裕者，虽无何种影响，而贫乏之家茹尽艰辛矣。此山额夫人所以有节制生育之说也）。观其精血，思过半矣。

按丹溪云：人受天地之气以生，天之阳气为气，地之阴气为血，故气常有余，血常不足。夫人之生也，男子十六岁而精通，女人十四岁而经行，故古人必待三十、二十而后嫁娶。可见阴气之难成，而养之必欲其固也。经曰：人年四十，阴气自半，而起居衰矣。夫阴气之成，止供三十年之运用，男子六十四而精绝，女人四十九而经断。肾乃阴中之阴，主闭藏者，肝乃阴中之阳，主疏泄者。二脏皆有相火，其系上属于心，心火一动则相火翕然从之，所以丹溪先生教人收心养性，其旨深矣。

盖天地以五行更迭衰旺而成四时，人之五脏六腑亦应之而成衰旺。如四月属巳五月属午，为火，火为金之夫，火太旺则金衰。六月属未为土，土为水之夫，土太旺则水衰，况肾水常藉肺金为母，以补其不足，所以古人于夏月必独宿（仲圭曰：冬夏固宜独宿，藉资保养，即平时亦可分眠，以减性交。盖伉俪同床共枕，最易引起肉欲。而自卫生方面言之，同眠亦至有害。春秋繁露曰：少壮者，十日一游于房中。可见古人先见及此矣）淡味，兢兢业业，保养金水二脏，正嫌火土之旺耳。

经又曰：冬藏精者，春不病温。十月属亥，十一月属子，正火气潜藏，必养其本。然之真以助来春生发之气，则春末夏初无头痛脚软、食少体热、疰夏之病矣。窃谓人之少有老态，不耐风寒，不胜劳役，四时迭病，皆因气血方长而劳心亏损，或精血未满而早年斫丧，故其见症难以名状。若左尺虚弱，真阴不足也，用六味丸（仲圭曰：六味丸内有萸肉、丹皮、泽泻，不甚宜于真阴不足之症，不若集灵膏为妙）。右尺细弱，真阳不足也，用八味丸。至于两尺微弱，是阴阳俱不足也，用十补丸，皆滋其化源也。

养血论

《产宝方》序云：大率治病，先论所主，男子调其气，女人调其血。气血者，人之神也。然妇人以血为基本，苟能谨于调护，则气血宣行，其神自清，月水如期，血凝成孕。若脾胃虚弱，饮食不化，荣卫不足，月经不调，肌肤索泽，寒热腹痛，则难于子息矣。或崩漏带下，血不流行，而成癥瘕。

按立斋云：妇人脾胃久虚，以致气血俱虚，而月经不行，宜调其胃气，滋其化源，经自下矣。或患中消胃热，津液不行，而致血海干枯，宜清胃补脾，其经自行。经曰：胃者卫之源，脾者荣之本。《针经》曰：荣出中焦，卫出下焦，卫不足益之以辛，荣不足补之以甘，辛甘相合，脾胃健而荣卫生，是以气血俱旺，或因劳心，虚火妄动，月经错行，宜安心、补血、泻火，此东垣之治法。

调气论

《济生方》论云：经言百病皆生于气也。所谓七气者，喜怒忧思悲恐惊也。又有谓九气者，七情之外益之寒热二症也。气之为病，男子妇人皆有之，惟妇人为患尤甚。盖人身血随气行，气一壅滞则血与气并，或月事不调，心腹作痛，或月事将行，预先作痛，或月事已行，淋沥不断，心腹作痛，或腰胁引背，上下攻刺，吐逆不食，甚则手足搐搦，状类惊痫，或作寒热，或作癥瘕，肌肉消瘦，非特不能受孕，久而不治，转而为瘵疾者多矣。

按：妇人性偏见鄙，婢妾志不得伸，郁怒无时不起，故先哲谓妇人气旺于血，当耗气而益血，此说一倡，举世宗之，专任辛散导滞之品，以为捷径法门。殊不知阳为阴使，血为气配，故气热则热，气寒则寒，气降则降，气升则升，气滞则滞，气行则行。其体本属相纽，其用未尝殊也。如果郁火气盛于血者，方可开郁行血。若气乱则调，气冷则温，气虚则补。男女一般阳生则阴自长，气衰则血亦涸，岂可专任耗气耶？

辨色论

（此篇熟究，调经之事至矣尽矣，幸毋忽之）

丹溪云：经水者，阴血也。阴必从阳，故其色红，禀火色也。随气流行于上下三焦之间，气清血亦清，气浊血亦浊。往往有成块者，气之凝也。将行而痛者，气之滞也。来后而痛者，气血俱虚也。色淡者，气虚而有水混之也。错经妄行者，气之乱也。紫者，气之热也。黑者，热之甚也。今人但见其紫者、黑者、作痛者、成块者，率指为冷风而行温热之剂，则祸不旋踵矣。良由《病源论》月水诸病，皆由风冷乘之，宜其相习而成俗也。

或曰黑者，北方水色也。紫淡于黑，非冷而何？予曰：亢则害，承乃制。热甚者必兼水化，所以热则紫，甚则黑也。殊不知妇人性执见偏，嗜欲倍加，脏腑阴阳之火无日不起，非热而何？若夫风冷，必须外得，间或有之。至于风冷为病，外邪初感，入经必痛，紫黑成块，暂用温散，但寒性稍久便郁成热，岂可专泥为寒耶？且寒则凝泣，热则流通，暴下紫黑，尤非寒症明矣。然脐腹内痛不特风冷，亦有属气滞者，为气有余便是火也。有属血虚者，为血不足便生热也，又安可用温热乎？大抵紫黑者，四物汤加芩、连、阿胶。淡白者，芎归汤加参、术、白芍。淡黄，二陈汤加芎、归。色如烟尘者，二陈汤加秦艽、防风、苍术。

多少论

《准绳》云：妇人之病，咸因月经乍多乍少，或前或后，治者不审，一例呼为经病，而不知阴阳偏胜之道，所以服药无效。盖阴气乘阳则包藏寒气，血不运行，经所谓天寒地冻，水凝成冻，故令乍少而在月后。若阳气乘阴，则血流散溢，经所谓天暑地热，经水沸溢，故令乍多而在月前。治当和气血，平阴阳，斯为当也。

按：前证治法，阳胜阴月候多者，当归散（即四物汤加黄芩、白术）。阴胜阳月候少者，七沸汤（即四物汤加蓬术、川芎、木香）。大概后期二三日为血虚，四物汤加参、芪、苓、术，补气而调血。先期三五日为血热，四物汤加酒炒芩、连，清热而和荣。更当参以人之肥瘦、挟痰、挟火而分治之。

先期后期论

王子亨云：经者，常候也。谓候其一身之阴阳愆伏，知其安危，故每月一至，太过不及，皆为不调。阳太过则先期而至，阴不及则后时而来。其有乍多乍少、断绝不行、崩漏不止，由阴阳盛衰所致，审各经分治之。

按立斋云：先期而至者，则因脾经血燥，宜加味逍遥散。有因脾经郁火，宜归脾汤。有因肝经怒火，宜加味小柴胡汤。有因血分受热，宜加味四物汤。有因劳役火动，宜补中益气汤。后期而至者，有因脾经血虚，宜人参养荣汤。有因肝经血少，宜六味地黄汤。有因气衰血弱，宜八珍汤。盖血生于脾土，故云脾统血。凡血病当用苦甘之剂，以助阳气而生阴血也。

立斋分肝、脾、血分、劳役五种，可谓详明。

澹漪子曰：脾虚气郁，宜归脾汤。脾实气郁，宜越鞠丸之类为当。

居经论

居经者，月事三月一至也。盖妇人之体血盛怀胎，胎孕之脉滑疾流利。《金匮》云：寸口卫脉浮而大，荣反而弱（盖女子尺脉宜盛，今反见弱，是荣不足于下也。寸口卫脉浮大者，卫气盛于上也）。浮大则气强，反弱则血少。孤阳独呼，阴不能吸，二气不停，卫强荣弱，阴为积寒，阳为聚热，阳盛不润，经络不足，阴虚阳实，故令少血。时发洒淅，咽燥汗出，或溲溺稠数，多唾涎沫，此令重虚。津漏液泄，故知非蓄血烦满，月禀一经，三月一来，阴盛则泻，名曰居经。

按：卫浮而大，右脉浮大也。荣反而弱，左脉反弱也。盖左脉主血，乃心肝肾部。右脉主气，乃肺脾肾部。妇人之身，气血调匀，脉来滑利，方能受孕。今荣血不足，卫气独强，是阴衰阳旺之象，安得成胎？故虽月事不至三月，此居经之症，非孕也。宜养血调荣治之。

泄泻论

妇人经水将行，必泄泻三日，然后经行。其脉濡弱者，此脾虚也。脾属土属湿，经水将动，脾血先已流注血海，然后下流为经。脾血既亏，则虚而不能运行其湿，宜服参苓白术散（濡弱二字足征脾虚，此脾气虚而非脾血虚也，用药当矣。而血亏不运之说欠妥）。

身痛论

《产宝方》云：经水者，行气血，通阴阳，以荣于身者也。气血盛，阴阳和，则形体通泰。或外亏卫气之充养，内乏荣气之灌溉，血气不足，故经候欲行，身体先痛（据此宜用十全大补、八珍汤、人参养荣汤之类）。

按：前症有属血虚者，有属血风者，有痰滞者，有血瘀者，所因不同。如《良方》云：妇人血风，由气血不足，腠理不密，风冷乘之，以致邪正相搏，故骨节疼痛，肢体发热，口苦咽干，此血风也。东垣云：饮食失节，脾胃虚弱，乃血所生病，故口中津液不足。若火热来乘土位，则肢体痛，皮肤发热，此血虚也。立斋治法：肝经风热，用四物加羌、防、秦艽、黄芩。肝经血虚，逍遥散加熟地、川芎、丹皮。风湿兼痰，四物加星、半、羌活、苍术。风湿伤脾，羌活胜湿汤。暑湿伤气，清燥汤。肝气郁脾，四君子加木香、枳壳、槟榔。瘀血流注，四物加桃仁、红花。

痛经论

《入门》云：经水欲行，脐腹绞痛，属血滞。经水临行时痛为气滞。经水将来，阵痛阵止，为血实。经水已竣腹痛，为血虚。又有经水将行，被风相搏，绕脐抽痛者（《千金》云：妇人经行如厕，亦有为风所客者，可不谨欤）。有历年血寒积结胞门，呕吐涎唾，脐胁疝痛，阴冷彻引腰脊而痛者，当分治之。

按《良方》云：妇人经来腹痛，由风冷客于胞络冲任，或伤手太阳少阴经，用温经汤，或桂枝桃仁汤，或地黄通经丸。若血结而成块者，用万病丸（牛膝、干漆、地汁熬为丸）。薛立斋云：若前症因生冷伤脾，用六君子加炮姜。思虑伤血，四物加参、术。思虑伤气，归脾加柴、栀。怒郁伤肝，逍遥归脾兼服。余参他症治之（然又恐感外邪伤饮食，亦能致痛，尤宜详审，和气饮却能兼治）。

戴复庵云：经事来而腹痛，经事不来而腹亦痛，二者之病皆血之不调也。欲调其血，先调其气，四物加茱萸、香附。痛甚者延胡索汤、通用和气饮（当归、延胡、蒲黄、肉桂、赤芍、乳香、木香、没药、甘草、姜黄）。

经漏论

《良方》云：妇人月水不断，淋沥无时，或因劳损气血而伤冲任，或因经水将行而交合阴阳，皆令气虚而不能摄血。但调元气，病自愈矣。若时行时止，腹痛，脉沉细，此系寒热邪气客于胞中，非虚弱也。

按：前症若郁结伤脾，用归脾汤。恚怒伤肝，逍遥散。肝火妄动。加味四物汤。脾气虚弱，六君子汤。元气下陷，补中益气汤。热作伤元气，前汤加麦冬、五味、炒黄柏。

不利论

《良方》云：妇人月水不利，由于劳伤气血，体虚而风冷客于胞内，伤于冲任之脉故也。若寸脉弦，关脉沉（弦与沉主气病，滑为实），是肝病也，兼主腹痛孔窍生疮。尺脉滑，关脉实，是气滞也。并主小腹引腰痛，气攻胸膈也。

按立斋云：前症属肝胆二经，盖肝胆相为表里，多因恚怒所伤。若本经风热用补肝散，血虚四物汤加枣仁，肾水不足用六味丸。

过期论

《产宝方》云：女子以血为主，七七则卦数已终，终则经水绝，冲任脉虚衰，天癸绝，地道不通而无子矣。或伤劳过度，喜怒不时，经脉衰微之余，又为邪气攻冲，所以当止不止而崩漏也。须分所感而治之。

薛立斋云：前若肝肾虚热用许学士当归散，肝血虚热四物加柴胡、山栀、丹皮，肝火内动小柴胡加山栀、丹皮，肝火血燥加味逍遥散，脾经郁火加味归脾汤，肝脾郁火归脾逍遥兼服，肝肾亏损归脾、六味兼服，仍与月经不调参用。

经闭论

洁古云：女子月事不来者，先泻心火，血自下也。《内经》曰：二阳之病发心脾，有不得隐曲，女子不月，其传为风消，其传为息贲，死不治。二阳者，阳明也。阳明胃病，心脾受之，心主血，心病则血不流。脾主味，脾病则味不化，味不化则精不足，故其病不能隐曲。脾土已亏则风邪胜而气愈消矣。经又曰：月事不来者，胞脉闭也。胞脉属于心，络于胞中。今气上迫肺，心气不得下通，故月不时来。

李东垣云：经闭不行有三。或脾胃久虚，形体羸弱，气血俱虚而致经水断绝不来。或病中消，胃热善食，肌瘦，津液不生。夫经者，血脉津液所化，津液既绝，为热所烁，肌肉渐瘦，时见燥渴，血海枯竭，名曰血枯。经闭宜泻，胃土燥热，补益气血，经自行矣（此中焦脾胃之病）。或心胞络脉洪数，时见燥热，大便闭涩，小便虽清不利，而红水闭绝不行，此乃血海干枯，宜调血脉，除胞络中火邪，而经自行矣（此下焦胞络热结也）。或因劳心火动而赤液竭，或因忧思气结而胞脉闭，气上迫肺，心气不得下通，故月事不来，宜先服降心火之剂，后用养脾血之药而自来矣（此上焦心肺热结也）。

泻心火、养脾血是从本文之义，愚谓当原隐曲推解。盖人有隐情曲意则气郁而不畅。不畅则心气不开，脾气不化，水谷日少，不能变现气血，以入二阳之血海矣。血海无余，所以不月也。传为风消者，阳明主肌肉，血不足则肌肉不荣。其不消瘦乎！风之名，火之化也，故当根不得隐曲上看乃有本。

据此论当有四症，如胃热、胞络热、劳心热三症皆有，宜泻火养血是也。而所言脾胃久虚致经水断绝一症，又当以补脾为主，岂得舍而勿论耶？盖水入经，其血乃生，谷入于胃，脉道乃行。水去荣散，谷清卫亡，况脾统诸经之血，而以久虚之脾胃以致气血俱衰者，可不为之补益乎？即此以分虚实，明是四症无疑。而楼全善补乃遗补虚一症，何欤？

按立斋云：经水者，阴血也，属冲任二脉。上为乳汁，下为月水。其为患，有因脾虚而不能生血者，调而补之。脾郁而不能行血者，解而补之。胃火而血消烁者，清血补之。脾胃损而血少者，温而补之。劳伤心血而不能行者，逸而补之。怒伤肝气而不能行者，和而补之，肺气虚而不行者，补脾胃。肾气虚而不行者，补脾肺。经云：损其肺者益其气，损其心者调其荣卫，损其脾者调其饮食、适其寒温，损其肝者缓其中，损其肾者益其精。当参而治之，庶无误矣。

枯血论

骆龙声方云：腹中论曰：有病胸胁支满者，妨于食，病至则先闻腥臊臭，出清液，先唾血，四肢清，目眩，时时前后血，病名血枯。此得之年少时有所大脱血，或醉而入房，亏损肾肝。盖肝藏血，受天一之气以为滋荣，其经上贯膈，布胁肋。若脱血失精，肝气已伤，肝血枯竭，不能荣养而肝病。（胸胁满症，人皆伐肝，岂知血枯之人宜养肝血也。当须识此）传脾则妨食而腥臊臭，出清液。若肝病而肺乘之则唾血，四肢清，目眩，时时前后血出，皆肝病血伤之症也。然其治法，又当取乎脾土。

按立斋云：前症若饮食起居失宜而脾胃虚损，当滋化源。若以脾土虚寒而不能生血，宜补命门火。若服食僭燥，郁内火作而津液消烁，宜清热养血。若脾胃亏损而气血空虚，宜补中益气。若胃热消中而血液耗损，宜清脾胃之火。若大便闭涩，小便清利而经不行，宜补心养血。此治血枯大法，以调养真元为主。若泛用苦寒峻剂，以通导癸水为捷径法门，殊不知愈通则愈闭，其生生之源斫削殆尽，直至风消息贲，难于措手矣。

血劳论

寇宗奭云：夫人之生以气血为本，故人之病未有不先伤其气血者。若室女童男积想在心，思虑过度，多致劳损。男子则神色先散，女子则月水先闭。盖忧愁思虑则伤心，而血逆竭，神色先散，月水先闭。且心病不能养脾，故不嗜食。脾虚则金亏，故发嗽。肾水绝则木气不荣，而四肢干痿，故多怒，鬓发焦，筋骨痿。若五脏传遍则死。自能改易心志，用药扶持，庶可保生。

按经云：五谷入于胃，其糟粕、津液、宗气分为三队，故宗气积于胸中，出于喉咙，以贯心肺而行呼吸。荣气者，泌其津液，注之于脉，化以为血，以荣四末，内养五脏六腑。若服苦寒之剂，复伤胃气，必致不起。

血崩论

东垣云：妇人经漏有二。或脾胃亏损，下陷于肾，肝与相火相合，湿热下迫，经漏不止，其色紫黑腐臭，其脉洪大沉弦，或沉而数疾，腰脐下痛，寒热往来，两胁急痛，四肢困热，心烦不眠，宜大补脾胃而升降气血，自然愈矣（如补中益气汤加防风、芍药、炒黄柏之类）。又有先富后贫或先贵后贱，病名脱营者，心气不足，邪火炽旺于血脉之中，由是心病传脾，火乘土位，形质肌肉颜色不变，经水不时而下。或适来适断，暴下不止，治以大补气血之剂，补养脾胃，微加镇坠心火之药治其心，补阴泻阳，红自止矣。痿论曰：悲哀太甚则胞络绝，则阳气内动，发则心下崩，数溲血也。又曰：大经空虚，发为肌痹，传为脉痿。此之谓也。

《良方》云：妇人冲任二脉为经脉之海，外循经脉，内荣脏腑。

若阴阳和平，经事依时，惟劳伤气血，俾冲任二脉不能约制，经血则忽然暴下，甚则昏闷。速当调补脾胃为主。若寸脉微迟，为寒在上焦，则吐血衄血。尺脉微迟，为寒在下焦，则崩血便血。寸口脉弦而大，弦则为紧，大则为芤，紧则为寒，芤则为虚，虚寒相搏，其脉为革。妇人半产漏下，赤白不止。大抵数小为顺，洪大为逆。脉小虚滑者生，脉大紧实数者死。脉迟者生，脉急者死。又漏血脉虚浮者，不治。

按戴复庵云：血大至曰崩中，或清或浊，或纯下瘀血，或腐臭不堪，甚则头目昏晕，四肢厥冷，急宜童便调理中汤加入百草霜饮之。又有崩甚而腹痛，人多疑为恶血未尽，又见血色瘀黑，愈信恶血之说，不敢止截。大凡血之为患，欲出未出际停在腹中，即成为瘀血难尽，以瘀为恶血，又焉知瘀之不为虚冷？若必待瘀尽而后截之，恐并与人无之矣。况此腹痛更有说焉。瘀停腹痛，血通而痛止。崩行腹痛，血住而痛止。宜芎归汤加炮姜、熟附止其血而痛自止。

薛立斋云：经曰阴虚阳搏谓之崩。又曰：阳络伤则是血外溢，阴络伤则血内溢。又曰脾统血，肝藏血。其为患有因脾胃虚损不能摄血归源，或因肝经有火，血得热而妄行，或因肝经有风，血得风而妄动，或因怒动肝火，血热而沸腾，或因脾经郁结，脾虚而血不归经，或因悲哀太过，胞络内绝而下崩。

治疗之法，脾胃虚弱者六君子汤加芎、归、柴胡，脾胃下陷者补中益气汤加白芍，肝经血热者加味逍遥散，脾经郁者归脾汤加柴胡。故东垣、丹溪诸先生云：凡下血症，须四君子汤收功。有旨哉（薛氏所论凡七条，而脾胃三条，肝经三条，胞络一条。皆不舍柴胡、丹、芍者，以厥阴手足二经为多血藏血之所。血为热迫则不能藏，从阳亟起，故以引起肝气，而栀、芍等收阴抑阳也。如东垣升阳举经之意，尤得其端。所定脾胃方药，必是久病，又是出脾胃症者宜之。盖立斋治久病者多，故其立言如此。且谓四君子为血症收功，须用则非初治之法。可知立斋得力处在此）。

若夫去血后，毋以脉诊，当急用独参汤救之。若潮热咳嗽，脉数，乃元气虚弱，假热之脉，尤当用人参温补。此等症候，无不由脾胃先损，故脉洪大。察其有胃气能受补者则可救，苟用寒凉止血之药复伤胃气，反不能摄血归源，是速其危也。

痰气污血论

丹溪云：涎郁胸中，清气不升，故经脉壅遏而降下，非开涎不足以行气，非气升则血不能归隧道（又得一种见解。人尝谓丹溪先生善治痰，然哉）。此论血泄之议甚明。盖开胸膈浊痰则清气升。清气升则血归隧道而不崩矣。故其症或腹满如孕，或脐腹疗痛，或血结成块，或血出则快，血止则痛，或脐上动。其治法宜开结痰、行滞气、消污血，此丹溪先生之妙法也。

杀血心痛论

《良方》云：妇人血崩而心痛甚，名曰杀血心痛。由心脾血虚不能内荣故也。若小产而去血过多而心痛甚，用乌贼骨炒为末，醋汤调下。若瘀血不散，用失笑散。若心血虚弱，用芎归汤。若郁结伤脾，用归脾汤。

带下论

《良方》云：妇人带下，其名有五。因经行产后风邪客于胞门，传于脏腑所致。若伤足厥阴经色如青泥，伤手少阴经色如红津，伤手太阴经形如白涕，伤足太阴经黄如烂瓜，伤足少阴经黑如衄血。人有带脉，横于腰间，如束带之状，病生于此，故名曰带（胞门子户即子宫，俗所谓火肠也。其传脏有征，传腑无症，岂二而一欤？又曰：病生于带，则脏腑之说似属空文。盖以带脉管束诸经，故总虽三，究其治一也）。

按徐用诚先生云：前症白属气而赤属血。东垣先生云：血崩久则亡阳，故白滑之物下流未必全拘于带脉，亦有湿痰流注下焦，或肾肝阴淫湿胜（肾肝阴淫湿胜有隐指之意，如男子白浊也），或因惊恐而木乘土位，浊液下流，或思慕为筋痿。戴人以六脉滑大有力用昌导之法，此泻其实也。东垣以脉微沉细紧或洪大而虚，用补阳调经之法，乃兼责其虚也。丹溪以胃中痰积下流，用海石、南星之类，乃治其湿痰也。

窃谓前症皆当壮脾胃、升阳气为主，佐以各经见症之药。色青者属肝，用小柴胡汤加山栀、防风。湿热壅滞，小便赤涩，用龙胆泻肝汤。肝血不足，或燥热风热，用六味丸。色赤者属心，用小柴胡汤加黄连、山栀、当归。或思虑过伤，用妙香散。色白者属肺，用补中益气汤加山栀。色黄者属脾，用六君子汤加柴胡、山栀，或归脾汤。色黑者属肾，用六味丸（前论五色分属五脏而无治法，此以五脏之中分治法虚实，尤见的据）。气血俱虚八珍汤，阳气下陷补中益气汤，湿痰下注用前汤加茯苓、半夏、黄柏，气虚痰饮下注四七汤送六味丸。不可拘肥人多痰、瘦人多火而以燥湿泻火之药轻治之也（肥痰瘦火之说为丹溪认病总诀，何尝教人泥定一方也。至不可轻治而火湿浮肿，若亦概以此稳当之言不可轻用，则洁古之十枣、子和之汗吐下、太无之神祐玉烛与小胃丹之类可轻用之欤？予不放为丹溪俟为欲正今之妄口耳。）

白浊白淫论

《良方》云：妇人小便白浊白淫者，皆由心肾不交养、水火不升降，或因劳伤于肾，肾气虚冷故也。肾主水，开窍于阴，阴为溲便之道，胞冷肾损，故有白浊白淫之病（据此宜属寒，今皆主热）。宜金锁正元丹。或因心虚而得者，宜平补镇心丹。若因思虑过多而致使阴阳不分，清浊相干而成白浊者，思则伤脾故也，宜四七汤吞白丸子，此药极能分利阴阳耳。

按立斋云：前症若元气下陷，用补中益气汤。脾胃亏损，用六君子汤加升、柴。脾气郁结，用归脾汤加丹皮、山栀。肝经怒火（怒火有虚实。实者泻之，故用龙胆。虚者补之，故用逍遥，以逍遥有归、芍养血也）用龙胆泻肝汤。肝虚用加味逍遥散，宜与带下参看。

虚劳门

《纲目》云：五劳六极七伤诸症已详于杂病门中，而今复叙者，缘妇人多因行胎产，或饮食起居七情重伤肝脾之所致。又或失于调摄，或过于攻伐，而亦有初因劳倦所伤，苟或失治，即变皮聚毛落，饮食不为肌肤，骨髓中热，经闭不行，谓之劳瘵骨蒸热。其治与男子不同者，因男以气为主，女以血为主故也（精血虽殊，而虚劳形症不远，治亦不异，宜与杂症参观）。

按戴氏云：有病后血虚者，有本体血虚者，其人五心烦热，或往来寒热，言语无力，面色萎黄，头目昏晕，变生诸症，用芎归汤加羊肉少许，或十全大补汤、四物养荣汤治之。若血虚而气旺者用抑气汤（即香附末），若劳倦伤者用补中益气汤（补中益气是治劳倦内伤之剂，乃初治法，非久病治法，劳瘵骨蒸所宜）。

冷劳

（无热虚劳乃阳虚症，其病自上而下，损之脉也，法宜温补）

《大全》云：妇人冷劳属气血不足、脏腑虚寒，以致脐下冷痛，手足时寒，月经失常，饮食不消，或时呕吐，恶寒发热，骨节酸疼，肌肤羸瘦，面色萎黄也。

薛氏曰：前症有内外真寒者，有内外真热者。有内真热而外假寒者，有内真寒而外假热者，若饮食难化，大便不实，肠鸣腹痛，饮食畏寒，手足逆冷，面黄呕吐，畏见风寒，此内外真寒之症也。宜用附子理中汤以回阳，八味地黄丸以壮火。若饮食如常，大便坚实，胸腹痞胀，饮食喜冷，手足烦热，面赤，呕吐，不畏风寒，此内外真热之症也。宜用黄连解毒汤以消阳，六味地黄丸以壮水。若饮食如常，大便坚实，胸腹痞胀，手足逆冷，面黄呕吐，畏见风寒，此内真热而外假寒也，亦用解毒汤、六味丸。若饮食少思，大便不实，吞酸嗳气，胸腹痞满，手足逆冷，面赤呕吐，畏见风寒，此内真寒而外假热也，亦用理中汤、八味丸。当求其属而治之。

经曰：益火之源，以消阴翳，壮水之主，以镇阳光。使不知真水火之不足，泛以寒热药治之，则旧疾未去，新病复生矣。夫所谓属者，犹主也，谓心肾也。求其属也者，言水火不足而求之于心肾也。火之源者，阳气之根，即心是也。水之主者，阴气之根，即肾是也，非谓火为心、源为肝、水为肾、主为肺也。

热劳

（此属阴虚，自下而上至脉之病也。宜以丹溪、节斋、古庵诸公之方参用。然阴虚难治，以血生于气、先无形而后有形也。且滋阴之剂有害脾胃，脾伤则气损，气损则血无以生，气盛则火有所助，诚难调治。惟审胃气有无以决治则，此为良法耳）

《大全》云：妇人热劳由心肺壅热，伤于气血，以致心神烦躁，眼赤头疼，眼涩唇干，口舌生疮，神思昏倦，四肢壮热，饮食无味，肢体酸疼，心忪盗汗，肌肤日瘦，或寒热往来。当审所因，调补气血，其病自愈矣（是言实火，非同劳热之火可补）。

薛氏云：热劳乃壮火食气，虚火煎熬真阴之所致也。王太仆云：如大寒而甚，热之不热，是无火也。热来复去，昼见夜伏，夜发昼止，是无火也。当治其心。如大热而甚，寒之不寒，是无水也。热动复止，倏忽往来，时作时止，是无水也（太仆所论真水真火，此根有生中来，故当求属以衰之。窃谓以下诸症或肝或脾或肺，而心肾者甚少，总以分气分血主治，却与求属之意不同）。当助其肾。心盛则生热，肾盛则生寒。肾虚则寒动于中，心虚则热收于内（此下十二节分经症虚实定方，确有见解）。

窃谓前症若肝脾血虚，用四物参术。肝脾郁怒，小柴胡合四物。脾胃气虚，补中益气汤。肝脾血热，加味逍遥散。肝经风热，加味小柴胡汤。心经血虚，天王补心丹。肺经气虚，人参补肺汤。肝经血虚，加味四物汤。大抵午前热属气分，用清心莲子饮，午后热属血分，用四物加参、术、丹皮。热从左边起者，肝火也，实则四物、龙胆、山栀，虚则四物、参术、黄芪。热从脐下起者，阴火也，四物、参术、黄柏、知母酒拌炒黑、五味、麦冬、肉桂。如不应，急用加减八味丸。不时而热，或无定处，或从脚心起，此无根心虚也，用加减八味丸及十全大补汤加门冬、五味主之。

骨蒸劳

（瘵有鬼，鬼病当祭，故瘵从之。《葛氏钤方》有祭炼法，以癸亥夜半跪祷北斗，皆祭瘵法。若果有瘵鬼，亦是孽冤为祟，药石云何）

《良方》云：骨蒸劳者，由积热附于骨而然也（此至脉之病也。夫肾主骨，骨至于蒸，真阴竭矣。阳何以依而传各经，此病是孽）。亦曰传尸殗殜，复连无辜，其名不一。此病皆由脾胃所致。其形羸瘦腹胀，泻痢，肢体无力，传于肾则盗汗不止，腰膝冷痛，梦与鬼交，小便黄赤。传于心则心神怔悸，喜怒不时，颊唇赤色，作寒作热。传于肺则胸满短气，咳嗽吐痰，皮肤甲错。传于肝则两目昏暗，胁下妨痛，闭户忿怒。五脏既病，则难治疗。

血风劳

《大全》云：妇人血风劳症（肝热生风，故病名血风。曰劳者，病久血虚，月候不行，而发热不止也），因气血素虚，经候不调，或外伤风邪，内挟宿冷，致使阴阳不和，经络痞涩，腹中坚痛，四肢酸疼，月水或断或来，面色萎黄羸瘦。又有产后未满百日，不谨将护，脏腑虚怯，百脉枯竭，遂致劳损，久不瘥则变寒热，休作有时，饮食减少，肌肤瘦瘁；遇经水当至则头目昏眩，胸背拘急，四肢疼痛，身体烦热，足重面浮，或经水不通，故谓之血风劳气也。

按薛氏曰：东垣云喜怒不节，起居不时，有所劳伤，皆损其气。气衰则火旺，火旺则秉其脾土，脾主四肢，故困热懒言，动作喘乏，表热自汗，心烦不安。当病之时，宜安心静坐，存养其气，以甘寒泻其热气，以酸味收其散气，以甘温补其中气。经云：劳者温之，损者益之。《要略》云：平人脉大为劳，以黄芪建中汤主之（此是劳伤元气，乃脾肺气虚，非血风劳也。当从损治。血风劳者，乃肝血虚风，热而成劳也。风劳冷劳因虚乘袭，日久变成劳热。气虚者气不足，热劳者血不足。至骨蒸劳瘵，大都难治矣）。

胎前门

总论

虞氏曰：《脉经》云：诊其手少阴之脉动甚者（手少阴动脉诊在神门，于左右手掌后内侧横纹下，与关相对者是），妊子也。盖手少阴心脉也，心主血脉故也。又肾为胞门子户，尺中肾脉，按之不绝者，当妊子也（尺脉更直）。巢氏论云：妇人妊娠，一月名胎胚，足厥阴脉养之。二月名始膏（一名晖），足少阳脉养之。三月名始胎，手厥阴脉养之。四月始受水精，以行血脉，手少阳脉养之。五月始受火精，以成其气，足太阴脉养之。六月始受金精，以成其筋，足阳明脉养之。七月始受木精，以成其骨，手太阴脉养之。八月始受土精，以成肤革，手阳明脉养之。九月始受石精，以成毛发，足少阴脉养之。十月脏腑关节人神俱备，足太阳脉养之（胚胎兆于一气，胚者气之形，膏者气之凝，胎者形之著。先天以制生化，故以水火金木土石制而化焉。后天顺序而成，故以木火土金水相生而养，以逆而化，以顺而成，自然之妙也）。是以各经俱养三十日也，惟少阴太阳二经无所专主者，以君主之官无为而已。

然受胎在腹七日一变，辗转相成，各有相生，大集经备矣。今妇人堕胎在三五七月者多，在二四六月者少。脏阴而腑阳，三月属心，五月属脾，七月属肺，皆在五脏之脉。阴常易亏，故多堕耳。如昔云三月堕胎者，则心脉受伤，先须调心，不然至三月复堕。若云五月堕胎者，则脾脉受伤，先宜治脾，不然至五月复堕。惟一月内堕者，人皆不知有孕，但知不受孕，不知其受而堕也。

盖一月属肝，怒则堕，多洗下体则窍开，亦堕，一次既堕，则肝受伤，他次亦堕。今之无子者，大半一月内堕胎而致，非尽不孕也。故凡初交之后，最宜将息，勿复交接，以扰其子宫，勿令怒、勿令劳、勿令举重、勿令洗浴，而又多服养肝平气之药，其胎自固。若夫过期，当养之经。虚实不调则胎孕亦为不安，甚则下血而堕矣。安胎之法，宜各按月依经视其气血虚实而调之，庶无胎堕之患（如此治皆得法）。其或冒风寒，别生异症，又宜各按法而调治之。

胎前调理法

《集略》云：母子之肾脏系于胎，是母之真气，子之所赖也。受孕之后则宜镇静，则血气安和，须内远七情，外薄五味，大冷大热之物皆在所禁，使雾露风邪不投间而入。亦不得交合阴阳，触动欲火。务谨节饮食，若食兔缺唇，食犬无声，食杂鱼而致疮癣。心惊而癫疾，肾气不足而解颅（心藏神，肾主骨，故云然），脾气不和而羸瘦，心气虚乏而神不足。儿从母气，不可不慎也。苟无胎痛、胎动、泻痢及风寒外邪所伤，不可轻易服药。不得已者，审度疾势轻重，药性高下，不必多品（胎前药最忌群队，故不必多出遗书，乃至言也）。

然父少母老，产女必羸，母壮父衰，生男必弱。受气偏瘁，与以补之。补羸女则养血壮脾，补弱男则壮脾节色。羸女宜及时而嫁，弱男必在壮而婚。昔人论年老而有子者，男不过八八，女不过七七，则知气血在人固自有量，夫岂逃阴阳之至数哉。

胎前用药法

丹溪曰：胎前当清热养血，孕妇因火逼动胎逆，上作喘急，用条芩、香附之类为末调下（条芩水中沉者为佳）。黄芩乃上中二焦药，能降火下行，天行不息，所以生生而无穷。茺蔚子治血行气，有补阴之妙，命名益母，以其行中有补也。故曰胎前无滞，产后无虚（难产可煎作膏），条芩、白术乃安胎之圣药。俗以黄芩为寒而不用，反为温热药能养胎，殊不知胎孕宜清热养血，使血循经而不妄行，乃能养胎怀孕。嗜物乃一脏之虚，如爱酸物乃肝脏不能养胎而虚。有孕八九个月必用顺气，须用枳壳、苏梗等。

论治胎产有三禁

洁古云：治胎产之病，从厥阴经论之，是祖气生化之源也（厥

139

阴肝木乃风化之始，故日化之源。而祖气乃天真之气，非谷气，东方生风，风生虫，人亦保虫也，故从厥阴风木论之）。厥阴与少阳相为表里，故治法无犯胃气及上中二焦。有三禁，不可汗、不可下、不可利小便。发汗则伤上焦之阳，通大便则脉数而动脾，利小便则内亡津液，胃中枯燥。制药之法，能不犯此三禁则荣卫自和而寒热自止矣。如发渴需白虎（产后发渴恐属血虚，用白虎宜慎。东垣云：血虚忌白虎），气弱用黄芪，血刺痛而和以当归，腹中疼而加之芍药。大抵产病天行从增损柴胡，杂症从增损四物，宜详察脉症而用之。

诊妇人有妊歌

肝藏血兮肺主气，血为荣兮气为卫。阴阳配偶不参差，两脏通和皆类例。血衰气旺定无孕，血旺气衰应有体。寸微关滑尺带数，流利往来并雀啄。小儿之脉已现形，数月怀耽犹未觉。左疾为男右疾女，流利相通速来去。两手关脉大相应，已形亦在前通语。左手带纵两个男，右手带横一双女。左手脉逆生三男，右手脉顺生三女。寸关尺部皆相应，一男一女分形症。有时子死母生存，或即母亡存子命。往来三部通流利，滑数相参皆替替。阳实阴虚脉得明，遍满胸膛皆逆气。左脉太阳浮大男，右脉太阴沉细女。诸阳为男诸阴女，指下分明当计取。三部沉正等无疑，尺内不止真胎妇。夫弃妻兮纵气雾，妻弃夫兮横气肋。子乘母兮逆气参，母乘子兮顺气护。小儿日足胎成聚，身热脉乱无所苦。汗出不食吐逆时，精神结备其中住。滑疾不散胎三月，但疾不散五月母。弦紧牢强滑者安，沉细而微归泉路。

候胎法

《脉经》曰：妇人怀躯七月而不可知，时时衄血而转筋者，此为躯也。衄时噎而动者，非躯也。《素问》云：妇人足少阴脉动甚者，妊子也（《素问》以足少阴脉动甚者为有妊，《脉经》以手少阴脉动甚为有子，岂心肾同一诊耶）。又云：阴搏阳别谓之有子（王注云：阴谓尺中也，搏谓搏触于手也，尺脉搏击与寸脉殊别，则为有孕之兆）。《脉经》云：娠脉初时寸微小，呼吸五至，三月而尺数也，脉滑疾重，以脉滑疾重，以手按之散者，胎已三月也。脉重手按之不散，但疾不滑者，五月也。尺脉左偏大者为男，右偏大者为女，左右俱大产二子。大者如实（实字妙）状，妇人娠孕四月。欲知男女法：左疾为男，右疾为女，左右俱疾为生二子（王子亨云：娠孕三部俱滑而疾，在左为男，在右为女）。遣娠孕面南行还复呼之，左回首者是男，右回首者是女。看上圊时夫从后急呼之，左回首者是男，右回首者是女。

妊妇忌药

蚖斑水蛭及虻虫，乌头附子配天雄，野葛水银并巴豆，牛膝薏苡与蜈蚣，三棱代赭芫花射，大戟蛇蜕黄雌雄，牙硝芒硝丹皮桂，槐花牵牛皂角同，半夏南星与通草，瞿麦干姜桃仁通，硇砂干漆蟹脚爪，地胆茅根莫用好。

恶阻

（谓呕吐、恶心、头眩、恶食、择食是也）

《千金方》云：凡妇人虚羸，血气不足，肾气又弱，或当风饮冷太过，心下有痰水者，欲有胎而喜病阻。所谓欲有胎者，其人月水尚来，颜色肌肤如常，但苦沉重愦闷，不欲饮食，又不知其患所在，脉理顺时平和，则是欲有娠也。如此经二月日后便觉不通，则结胎也（仲圭曰：此说难于取信。受孕之预兆即是恶阻，但必发于经水已闭之后，断无见于月事通行之际。藉曰有之亦病而非娠也）。阻病者，患心中愦愦，头重眼眩，四肢沉重懈惰，不欲执作，恶闻食气，欲啖咸酸果实，多卧少起（恶阻俗谓病儿。然亦间有不病者，又不拘于强弱，此何以故？即俗所谓胎气好恶。阻亦有寒热，不可不知）。

世谓恶食至三四月日已上，皆大剧吐逆不能自胜举也。此经血既闭，水渍于脏，脏气不宣通，故心烦愦闷，气逆而呕吐也。血脉不通，经络否涩，则四肢沉重。挟风则头目眩也。甚者或作寒热，恍惚不能支持，第症有轻重耳。轻者不必服药，重者须以药疗之，使痰水消除，便能食也。既得食力，体强气壮，力足以养胎，母便健矣。盖半夏茯苓汤、茯苓丸，端治恶阻，然此二药比来少有服者，以半夏有动胎之性。盖胎初结，虑其易散，不可不谨也。张仲景《伤寒论》中黄龙汤正谓娠孕而设也（即小柴胡大半夏）。《局方》则有人参丁香汤，杨振则有人参橘皮汤，王子亨立白术散，陈士明用醒脾饮，皆不用半夏而服之多效。

按薛氏曰：前症若中脘停痰，用二陈加枳壳。若脾胃虚弱，用异功散。若饮食停滞，用六君子加枳壳。若胃气不足，用人参橘皮汤。兼气恼加枳壳，胸胁痞满更加苏梗，胁痛再加柴胡。若饮食少思用六君子加苏梗、枳壳，头晕体倦用六君子汤。若脾胃虚弱，呕吐不食，用半夏茯苓汤。盖半夏乃健脾气、化痰滞之主药也。脾胃虚弱而呕吐，或痰涎壅盛而饮食少思，胎不安者，必用茯苓半夏汤，倍加白术。然半夏、茯苓、陈皮、砂仁善能安胎气、健脾胃也。若左脉弱而呕，服诸药不止者，当用调理归原药则愈。经云无阴则呕是也。

胎动不安

《大全》云：妊娠胎动不安，由冲任经虚、受胎不实也。亦有饮酒房事过度损动不安者，有误击触而胎动者，有喜怒气宇不舒，伤于心肝、触动血脉者，有信医宜服温暖而反为药所误，有因母病而胎动者，但治母病其胎自安。有胎不坚固，动及母疾，但当安胎，其母自愈。当察母之形色，若面赤舌青，子死母活，面青舌赤，口中沫出，母死子活。若唇青，两边沫出者，子母俱亡。

漏胎

（即妊妇经来尿血，自尿门下血，漏胎自胞门下血）

《脉经》云：妇人经月下，但为微少，师脉之，反言有躯。其后审状，其脉何类，何以别之？师曰：寸口脉阴阳俱平，荣卫调和，按之则滑，举之则轻，阳明少阴，各知经法，身反洒淅，不欲饮食，头痛心乱，呕哕欲吐，呼则微数，吸则不惊，阳多气溢，阴滑气盛，当作血盛。滑则多实，六经养成，所以月见。阴见阳精，汁凝胞散。散者损堕，设或阳盛，双妊二胎，今阳不足，故令激经也（滑脉主血有余，今经又少，故主有孕）。大抵妊娠经来不多，而饮食精神如故，六脉和缓，滑大无病者，血盛有余也。儿大能饮，自不来也。

《大全》云：夫漏胎者，谓娠孕数月而经水时下也。此由冲任脉

143

虚，不能约制手太阳、少阴之经血故也。冲任之脉为经络之海，起于胞内，手太阳小肠脉也，手少阴心脉也。是二经为表里，上为乳汁，下为月水。有娠之人经水所以断者，壅之养胎，蓄之为乳汁也。冲任气虚则胞内泄，不能制其经血，故月水时下，亦名胞漏，血尽则人毙矣。又有因劳役喜怒哀乐不节，饮食生冷，触冒风寒，遂致胎动。若母有宿疾，子脏为风冷所乘，气血失度，使胎不安，故令下血也。

夫有子之后，蓄以养胎矣，岂可复能散动耶？所以然者，因妇人营经有风，则经血喜动，以此辨之，既营经为风所胜，则所来者非养胎之血。若作漏胎治之，必服补养保胎之药，且胎不损强，以药滋之，乃所谓实实虚虚也。其胎总宜堕矣。若医者知营经有风之理，端于一药，治风经信可止（漏胎用风药亦是升举肝气，使血不漏则胎自固，不但疏风已也）。或不服药，胎亦无恙。然亦有胎本不固而因房事不节先漏而后堕者，须作漏胎治之，不可不审也。《脉经》云：妇人怀躯六七月，暴下斗余水，其胞必倚而堕，此非时孤浆预下故也（孤浆预下必倚而堕，此气血两虚也）。

按薛氏曰：胎漏黄汁下，或如豆汁，若因肝脾湿热，用升阳除湿汤。血崩肝脾风热，用加味逍遥散。肝脾郁怒用加味归脾汤，脾胃气虚钱氏白术散，脾气下陷用补中益气汤，肝经风热用防风黄芩丸，风入肠胃用胃气汤。

子烦

《大全》云：妊娠若烦闷者，以四月受少阴君火气以养精，六月受少阳相火气以养气。若母心惊胆寒，多有烦闷，名曰子烦。《产宝》云：夫妊娠而子烦者，是肺脏虚而热乘于心，则令心烦也（肺虚热乘于心，于理似背，当作虚字上看）。停痰积饮在心胸之间，或冲于心，亦令烦也。若热而烦者，但热而已。若有痰饮而烦者，呕吐涎沫，恶闻食气，烦躁不安也。大凡娠孕之人，既停痰积饮，又寒热相搏，气郁不舒，或烦躁，或呕吐涎沫，剧则胎动不安，均为子烦也。

按薛氏云：前症若因内热用竹叶汤，气滞用紫苏饮，痰滞用二陈、白术、黄芩、枳壳。气郁用分气饮加川芎。脾胃虚弱用六君子加紫苏、山栀。

烦躁口干属心脾二经，与子烦大同小异，宜用知母丸。

子悬

《大全》云：妊娠心腹胀满者，由腹内素有寒气，致令停饮，重因触冷饮发动，与气相争，故令心腹胀满也。

按薛氏曰：前症若外感风寒，内伤饮食，用藿香正气散。若食伤脾胃，用六君子汤。若阳气壅滞，胎上逼心，用紫苏饮。李氏曰：子悬者，心腹胀满也。娠孕四五月以来，相火养胎，以致胎热气逆凑心，心腹胀满疼痛，宜紫苏饮。有郁心胀满甚者，加莪术及丁香少许。不食者，芩术汤倍白术加芍药。若火盛极一时，心气闷绝而死，连进紫苏饮救之。此症两尺脉绝者，有误服动胎药，子死腹中则憎寒，手指唇爪俱青，全以舌为证验，芎归汤救之。

仲景云：妇人怀孕六七月，脉弦，发热，其胎愈胀，腹痛恶寒者，少腹如扇，所以然，子脏寒故也。当以附子汤温其脏。妇人伤胎怀身，腹满不得小便，从腰以上重如水气状，怀身七月，太阴当养不养，此心气实，当刺泻劳宫及关元，小便微利则愈。

心痛

《大全》曰：娠妇心痛，乃风邪痰饮交结。若伤心经，为真心痛，旦发夕死，夕发旦死。若伤心支络，则乍安乍发。若伤于子脏，则胎动而血下。

按薛氏曰：前症若饮食所伤，用平胃散加枳壳、山楂。若因错杂诸邪，当审其因而治之。

心腹痛（附子痛、小腹痛）

《大全》云：娠妊心腹痛者，或由宿有冷疼，或新触风寒，皆由脏虚而致动也。邪正相击而并于气，随气上下，上冲于心则心痛，下攻于腹则腹痛，故令心腹痛也。娠妊而痛者，邪正二气交攻于内也。若不时差者，其痛冲击胞络，必致动胎，甚则伤堕也。又云：娠妊心腹疼痛，多是风寒湿冷痰饮与脏气相击，故令腹痛，攻冲不已，则致胎动也。

按薛氏曰：前症若风寒痰饮，用金沸草散，杂病咳嗽，胎气郁结，加香附、川芎。若饮食停滞，用六君子加紫苏、枳壳。若怒动肝火，前药更加柴、栀。若郁结伤脾，用归脾汤加枳壳、山栀。

仲景云：妇人怀胎，腹中诸疾痛，当归芍药散主之。《脉经》曰：妇人有胎腹痛，其人不安。若胎动痛，不动欲知生死，令人摸之，如覆杯者生，如肘颈参差起者死。又冷者死，温者生。

薛氏曰：若腹中不时作痛，或小腹重坠，名曰胎痛。用地黄当归汤。未应，加参、术、陈皮。或因脾气虚，用四君子加归、地。中气虚，补中益气汤（真虚者可用）。

《大全》云：娠妊小腹痛者，由络虚风寒相搏，痛亦令胎动也。

宜紫苏饮加生姜。若腹胀痛，用安胎饮加升麻、白术，不应，兼用补中益气汤。

腰腹背痛

《大全》云：肾主腰足，因劳伤损动其经，虚则风冷乘之，故腰痛。冷气乘虚入则腹痛，故令腰腹相引而痛。其痛不止，多动胎气，妇人肾以系胞，妊娠而腰痛甚者，则胞坠也。

按薛氏曰：前症若外邪所伤，用独活寄生汤，劳伤元气用八珍汤加杜仲、砂仁、阿胶、艾叶，脾肾不足以前药加白术、补骨脂，气血郁滞用紫苏饮加桔梗、枳壳，肝火所动用小柴胡汤加白术、枳壳、山栀，肝脾郁结用归脾汤加柴胡、枳壳。

子肿（即子满子气胎水肿满）

《产宝论》曰：娠孕肿满，由脏气本弱，因孕重虚，土不克水，血散于四肢，遂致腹胀、手足面目皆浮、小便闭涩。陈无择云：凡妇人宿有风寒冷湿，妊娠喜脚肿，俗呼为皱脚。亦有通身肿满，心腹胀急，名曰胎水。

论曰：凡妊娠之人，无使气极。若静气和则胎气安稳，若中风寒邪气及有所触犯，则随邪而生病也。凡妊娠经血闭壅以养胎，若忽然虚肿，乃胎中挟水，水血相搏，脾胃恶湿，身之肌肉湿渍，气弱则肌肉虚，水流气溢，故令身肿满也。然其由有自，或因泄泻下痢，脏腑虚滑，耗损脾胃，或因寒热疟疾，烦渴引饮太过，湿渍脾胃，皆能使头目或手足浮肿也。然水渍于胞，儿未成形，则胎多损坏。及临产日，脚微肿者，乃胞脏水少血多，水出于外故微肿，则易生也。宿有寒气，因寒冷所触，故能令腹胀肿满也。

《产乳集论》曰：娠妊自三月成胎之后，两足自脚面渐肿腿膝以来，行步艰辛，以致喘闷，饮食不美似水气状，于脚指间有黄水出者，谓之子气，直至分娩方消。此由妇人素有风气，或冲任经有血风，未可妄投汤药，但甚者将产之际，有不测之忧，故不可不治于未产之前也（古方论中鲜有言者，元丰中，淮南陈景初独能论治此症，方名香附散，李伯时名曰天仙藤散）。

按薛氏曰：若前症胸满腹胀，小便不通，遍身浮肿，用鲤鱼汤（论曰：满，妊妇通身肿满或心胸急胀，名曰胎水。遂去孕妇胸前看之，胸肚不分，急以鲤鱼汤三五服，大小便皆下恶水，肿消胀去，方得分娩死胎。此症盖因怀孕腹大，不自知觉，人人谓孕妇如此，终不知胎水之为患也）。

脾胃虚弱，佐以四君子。若面目虚浮，肢体如水气，用《全生》白术散，未应，用六君子汤。脾虚湿热，下部作肿，用补中益气加茯苓。若饮食失节，呕吐泄泻，用六君子汤。若腿足发肿，喘闷不安，或指缝出水，用天仙藤散。脾胃虚弱，合四君子汤。如未应，用补中益气汤。若脾肺气滞，用加味归脾汤，佐以加味逍遥散。

子痫

《大全》云：妊娠体虚受风而太阳之经络后间遇风寒相搏，发则口噤项强，名之曰痉。又云：痉，其候冒闷不识人，须臾自省，良久复作，谓之风痉，一名子痫，又名子冒，甚则反张。

立斋云：前症若心肝风热，用钩藤汤。肝脾血虚，加味逍遥散。

肝脾郁怒，加味归脾汤。气逆痰滞，紫苏饮。肝火风热，钩藤散。脾郁痰滞，二陈加竹沥、姜汁。若兼症相杂，当参照子烦门。

子喑

《大全》云：孕妇不语，非病也。间有如此者，不须服药，临产月但服资生丸、四物汤之类，产下便能言，亦自然之理，非药之功也。帝曰：人有重身九而喑，此为何也？岐伯曰：胞之络脉绝也。曰：何以言之？曰：胞络者，系于肾少阴之脉，贯肾系舌本，故不能言。曰：治之奈何？曰：无治也，当十月复。

咳嗽

《大全》云：夫肺内主气，外司皮毛，皮毛不密，寒邪乘之则咳嗽（肺属金，为五脏华盖，又为娇脏，脏腑受邪则为火，火盛必烁金，故诸脏腑受邪未有不干肺者也）。秋则肺受之，春则肝受之，夏则心受之，冬则肾受之。其咳不已则传于腑，嗽久不已则伤胎也。

薛氏曰：前症若秋间风邪伤肺，用金沸草散（杂咳嗽）。夏间火克刑金，用人参平肺散（杂喘）。冬间寒邪伤肺，用人参败毒散（杂伤湿）。春间风邪伤肺，参苏饮（杂发热）。若脾肺气虚，用六君、芎、归、桔梗。若血虚，四物加桑皮、杏仁、桔梗。肾火上炎，六味丸加五味子煎服。脾胃气虚，风寒所伤，补中益气加桑皮、杏仁、桔梗。盖肺属辛金，生于己土，咳久不愈者，多因脾土虚而不能生肺气，以致腠理不密，外复感邪。或因肺气虚而不能生水，以致阴火上炎所致。治法当清肺金、生肾水为善。

吐血

《大全》云：妊娠吐血者，皆由脏腑所伤，凡忧思惊怒，皆伤脏腑。气逆于上，血随而溢，心闷胸满，久而不已。心闷甚，死，妊娠病此，多堕胎也。

立斋云：前症若肝经怒火，先用小柴胡加山栀、生地，次用前药合四物，后用加味逍遥散。肝经风热，防风子芩丸。心经有热，朱砂安神丸。心气不足，补心汤。思虑伤心，妙香散。胃经有火，犀角地黄汤。膏粱积热，加味清胃散。郁结伤脾，加味归脾汤。肺经有火，黄芩清肺饮。

下胎

《大全》云：娠妊羸瘦，或挟疾病，脏腑虚损，气血枯竭，不能养胎，致胎动而不坚固。若终不安者，则可下之，免害娠妇也。

薛氏曰：前症宜用腰腹背痛门方论主治，其胎果不能安者方可议下，慎之慎之。

防胎自堕

丹溪云：阳施阴化，胎孕乃成，血气虚损不荣养，其胎自堕。或劳怒伤情，内火便动，亦能自堕。推原其本，皆因热火消物，造化自然，《病源》乃谓风冷伤于子脏而堕，此未得病情者也。昔者一妇但有孕至三月左右必堕，诊其左手大而无力，重取则涩，知其血少也。以其少年，只补中气，使血自荣，时正初夏，教以浓煎白术汤下黄芩末一钱，服三四十帖遂得保全其生（单用白术补中，以荣出中焦，土生万物也）。因而思之，堕因内热，而虚者为多，曰热曰虚，当分轻重。盖孕至三月，正属相火，所以易堕，不然何以黄芩、熟艾（熟艾性温，亦助相火，若果有热，或恐不宜）、阿胶等为安胎圣药耶（好生之工，幸毋轻视）？

半产

夫妊娠日月未足，胎产未全而产者，谓之半产。盖因娠妇冲任气虚，不能滋养于胎，胎气不固，或攧扑闪坠，致气血动损，或因热病温疟之类，皆令半产。仲景云：虚寒相搏，其脉为革，妇人则半产漏下是也。又云：半产俗呼小产，或三四月，或五六月，皆为半产。以男女成形故也。或因悲哀忧恐暴怒，或劳力打扑损动，或触冒暑热，忌黑神散，恐犯热药，转生他病，宜玉烛散、和经汤之类。

《便产须知》云：小产不可轻视，将养十倍于正产可也。又云：半产即肌肉腐烂，补其虚损，生其肌肉，益其气血，去其风邪，养其脏气，将养过于正产十倍，无不平复，宜审之。立斋云：小产重于大产，盖大产如栗熟自脱，小产如生采，破其皮壳，伤其根蒂也。但人轻忽致死者多。治法：补形气，生新血，去瘀血。若未足月，痛而欲产，芎归补中汤倍加知母止之。若产而血不止，人参黄芪汤补之。若产而心腹痛，当归川芎汤主之。胎气弱而小产者，八珍汤固之。血出过多而发热者，圣愈汤。汗不止，急用独参汤。发热烦躁，肉瞤筋惕，八珍汤。大渴面赤，脉洪而虚，当归补血汤。身热面赤，脉沉而微，四君加姜附。

东垣云：昼发热而夜安静，是阳气旺于阳分也。昼安静而夜发热，是阳气陷入阴中也。如昼夜俱发热，是重阳无阴也，当峻补其阴。若阳气自旺者，四物二连汤。阳陷于阴者，补中益气汤，重阳无阴者，四物汤。无火者，八味丸。无水者，六味丸。东垣云：妇人分娩及半产漏下，昏昧不省，瞑目无所知觉者，缘血暴亡故也。盖有形血去则心神无所养。心与胞络者，君火相火也，得血则安，亡血则危，心火上炽故令人昏昧。火胜其肺，瞑目不省人事，是阴血暴去，不能镇抚也。

血已亏损，往往用滑石、甘草、石膏之类，乃甘平大寒之药能泻气中之热，是血亏泻气及阴亏泻阳，使二者俱伤，反为不足，虚劳之病，昏迷不省者，上焦心肺之热也。此无形之热，用寒凉之药，驱令下行，岂不知上焦之病悉属于表症也，汗之则愈，今反下之，幸而不死。暴亏气血，必夭天年。又不知《内经》有说，病起不足，宜补不宜泻，但瞑目之病悉属于阴，宜汗不宜下。又不知伤寒郁冒得汗则愈，是禁用寒凉药也。

分娩半产，本气不病，是暴去其血，亡血补血又何疑焉（畅快）。补其血则神昌，常时血下降亡，今当补而升举之，心得血养而神不昏矣。血若暴下，是秋冬之令太旺，今举而升之，助其阳则目张而神不昏矣（妙在升阳）。今立一方，补血、养血、生血、益阳，以补手足厥阴之不足也。名曰全生活血汤（半产后诸症，更于产后方论中参用之）。

先期后期

《大全》云：娠妇人怀胎有七月八月而产者，有至九月十月而产者，有经一年二年乃至四年而产者，各依法治之。

薛氏曰：先期欲产者凉血安胎，过期不产者补血行滞。

鬼胎

《大全》云：妇人脏腑调和则气血充实，风邪鬼魅不能干之。若荣卫虚损则精神衰弱，妖魅鬼精得入于脏，状如怀孕，故曰鬼胎也。

薛氏曰：前症因七情相干，脾肺亏损，气血虚弱，行失常道，冲任乖违而致之者，乃元气不足、病气有余也。若见经候不调，就行调补，庶免此症。治法以补元气为主，而佐以雄黄丸之类行散之。若脾经郁结气逆者，用加味归脾汤调补之。若脾虚血不足者，用六君芎归培养之。肝火血耗者，用加味逍遥散滋抑之。肝脾郁怒者，用加味逍遥、归脾二药兼服。肾肝虚弱者，用六味地黄丸。

临产门

临产

立斋云：欲临产之时，觉腹内转动，即当正身仰卧，待见转身向下（催生药切不可早，若儿未转顺身，宜以补血为主，而宽气有之），腰腹痛甚者，将产也。盖肾候于腰，胞系于肾故也。若但觉腹痛者，未产也，不可服催生滑胎等药，亦不可令人抱腰（抱腰则儿不能转身，故不可）动手（稳婆之手）。产母亦不可妄乱用力，以致横生逆产。

若未产而水频下，此胞衣已破，血水先干，而不能分娩也，宜保生无忧散以固其血（固血之说宜玩，八珍益母配法服治俱妙），自然生息。如血过于耗损，八珍汤（料一斤）加益母草（半斤水数碗）煎熟，不时饮之，亦有得生也。陈无择云：是乃多因儿未转顺，坐草太早，或过于努力，以致胞衣破而血水干、产路涩，而儿难下。宜服催生如神散，以固其血，自能润下。亦有因儿转身时将儿枕破碎与胞中败血壅滞，儿身不能便利，是以难产。急服胜金以消其血，儿便得生。

若未产一月之前，忽然脐腹疼痛，如有欲产之状者，是名弄胎。又名试水。稳婆不悟，入手探胎，致胞破浆干，儿身难转，亦难生矣。然贫贱妇人，生育极易者，以其劳役，胎气流动故也。富贵之家厚养安逸，身体肥壮，以致气滞而胎不转，故难产也。况妇人以血为主，血以气为主，惟气顺而血和，胎安则产顺，故瘦胎饮一论专为奉养者设也。

若多思多郁及藜藿之人，其体虽肥而内气必弱，儿在胞胎不能自运，宜用达生散以补母气，则儿健而易产矣。大概临产之际，勿令饥渴以乏其力，亦勿令惊恐以散其气，法宜滑以流通涩滞。古以驱逐闭塞，香以开窍逐血气。滞者行气，胞浆先破者固血（固血如闸水放舟，最为稳当）。盛夏之月倘若头晕血溢，头痛面赤，昏昏如醉，不知人事，当清水益元解之（血晕血溢以水解之，在暑月尤宜，余月亦无害，惟少吃之）。冬月天冷用火温暖下部，衣服尤当温厚，方免胎寒血结，则儿易生（仲圭曰：此语甚是，妇人志之）。

薛氏曰：交骨不开，产门不闭，皆由元气素弱，胎前失于调摄，以致血气不能运达而然也。交骨不开，阴气虚也，加味芎归汤、补中益气汤。产门不闭，气血虚也，十全大补汤。

《准绳》云：产难子死腹中者，因惊动太早或触犯禁忌，致令难产。胞浆已破，血无养胎，枯涸而死也。须验产母舌，若青黑，其胎必死，当下之。大法寒者热以行之，热者凉以行之，燥者滑以润之，危急者毒药下之。

脉法

《脉经》云：怀妊六七月，脉实大牢强弦紧者生，沉细者死。脉匀细生易产，大浮缓气散难产。《脉诀》云：欲产之妇脉离经，沉细而滑也同云。夜半觉痛应分诞，来朝日午定知生。身重体热寒又频，舌下之脉黑复青。反舌上冷子当死，腹中须遣母归冥。面赤舌青细寻看，母活子死定应难。唇口俱青沫又出，子母俱死总教挤。面青舌赤沫出频，母死子活定知真。

杂症门

霍乱

《大全》云：饮食过度，触风冷，阴阳不和，清浊相干，谓之霍乱。其间或先吐，或腹痛吐利，是因于热也。若头痛体疼发热，是挟风邪也。若风折皮肤，则气不宣通，而风热上冲为头痛。若风入肠胃则泄利呕吐，甚则手足逆冷，此阳气暴竭，谓之四逆。妊娠患之，多致伤胎也。

万密斋曰：霍乱者，阳明胃经之病名也。盖因平日五味肥酿，腐积成痰，七情郁结，气盛为火，停蓄胃中，乍因寒热之感，邪正交争，阴阳相混，故令心腹绞痛，吐利并作，挥霍变乱，故名霍乱。如邪在上脘，则当心而痛，其吐多。邪在下脘，则当脐而痛，其利多。邪在中脘，则当腹而痛，吐利俱多。吐多则伤气，利多则伤血，血气受伤不能护养其胎，况邪气鼓击胎元，母寿未有不殒者矣。此危恶之症，不可不亟治也，宜香苏散加藿香主之。

泄泻

《大全》云：妊娠泄泻，或青或白，水谷不化，腹痛肠鸣，谓之洞泄。水谷不化，喜饮呕逆，谓之挟热下利，并以五苓散利小便，次以黄连阿胶汤或三黄熟艾汤以安之。若泻黄有沫，肠鸣腹痛，脉沉紧数，用戊己丸和之。嗳腐不食，胃脉沉紧，用感应丸下之后调和脾胃。若风冷水谷不化，如豆汁，用胃风汤。寒气脐下阴冷洞泄，用理中汤、治中汤。伏暑烦渴，泻水，用四苓散。伤湿泄泻，小便自利，用不换金正气散、胃苓散。此四症之大略也（以下诸症须体酌纯熟，然只用八方加减可谓要而约矣。而八方之中以六君加味者五，补中益气加味者六，而益黄、四神、八味肾气等药或兼或专，真切确当，于此得心，其他亦可变通矣。又何患方之不广、用之不神欤）。

薛氏曰：泄泻若米食所伤，用六君加谷芽。面食所伤，六君加麦芽。肉食所伤，六君加山楂。若呕吐，皆加藿香。若兼寒热作呕，乃肝木侮脾，六君加姜桂不应，用钱氏益黄散。若元气下陷，发热作渴，肢体倦怠，用补中益气汤。若泄泻色黄，乃脾土之真色，六君加木香、肉果。若作呕不食，腹痛恶寒，乃脾土虚寒，六君加姜、桂、木香。若泻在五更清晨，饮食少思，乃脾肾虚弱，五更服四神丸，日间服白术散。如不应，或愈而复作，或饮食少思，用八味丸补命火，以生脾土为善。

痢疾

《大全》云：娠妊饮食生冷，脾胃不能克化，致令心腹疼痛。若血分病则色赤，若气分病则色白，气血俱病则赤白相杂。若热乘大肠，血虚受患，则成血痢也。

薛氏曰：治痢之法当参前篇。其下黄水乃脾土亏损，真气下陷也，当升补中气。若黄而兼青，乃肝木克脾土，宜平肝补脾。若黄而兼白，乃子令母虚，补脾胃为主。兼黄而兼黑，是水反侮土矣，必温脾胃。若黄而兼赤，乃心母益子，但用补中益气。若肠胃虚弱，风邪客之，用胃风汤。或胎气不安，急补脾胃，胎自安矣。凡安胎之药，当临病制宜，不必拘于阿胶、艾叶之类。

小便不通（附子淋、转胞、遗尿）

《大全》云：妊娠小便不通，为小肠有热，热传于胞而不通耳。兼心肺气滞则致喘急。陈无择云：娠妇胎满逼胞，多致小便不利。若心肾气虚，清浊相干，则为诸淋。若胞系了戾，小便不通，名曰转胞。若胎满尿出，名曰遗尿。

丹溪曰：转胞病，胎妇禀受弱者、忧闷多者、性急躁者、食厚味者，大率有之。古方皆用滑利流通之药，鲜有应效，因思胞为胎所压，转在一边，胞系了戾不通耳。胎若举起，悬在中央，胞系得疏，水道自行。

立斋曰：前症亦有脾肺气虚不能下输膀胱者，亦有气热郁结膀胱，津液不利者，亦有金为火烁，脾土湿热甚而不利者，更当详细施治。

《大全》云：娠妊小便淋者，乃肾与膀胱虚热不能制水。然娠妊胞系于肾，肾间虚热而成斯症，甚者心烦闷乱，名曰子淋也。万密斋曰：子淋之病须分二症：一则娠母自病，一则子为母病。然娠母自病又分二病：或服食辛热因生内热者，或自汗自利津液燥者。其子为母病者亦分二症：或胎气壅热者，或胎形迫塞者。症既不同，治亦有别也。大抵热则清之，燥则润之，壅则通之，塞则行之，此治之法也。

立斋云：前症若涩少淋沥，用安荣散。若腿足转筋而小便不利，急用八味丸，缓则不救矣。若服燥剂而小便频数或不利，用生地、茯苓、牛膝、甘草、知、柏、芎、归。若频而色黄，用四物加黄柏、知母、五味、门冬、元参。若肺气虚而短少者，用补中益气汤加山药、门冬。若阴挺萎痹而频数，宜地黄丸。若热结膀胱而不利，用五苓散。若脾肺燥不能生化，宜黄芩清肺饮。若膀胱阳虚，阴无所生，用滋肾丸。若膀胱阴虚，阳无所化，肾气丸。

产后门

论产后当大补气血为主

丹溪曰：产后当大补气血为主，虽有杂症，以末治之（产后虽当大补，亦须审恶露有无，内外感虚实何如，庶为合理）。产后补虚用参、术、黄芪、陈皮、归身、川芎、炙草。如发热轻则加茯苓渗之，其热自除，重则加干姜。

凡产后有病，先固气血，产后一切病多是血虚，皆不可发表。新产后不可用芍药，以其酸寒伐生发之气故也。大抵胎前母滞，产后母虚（法言）。

新产三病

仲景云：问新产妇人有三病，一者病痉，二者病郁冒，三者大便难，何谓也？师曰：新产血虚多汗出，喜中风，故令病痉（读此则知痉症亦有外来，不可专主气血不足而骤用补剂，反致不救也）。亡血复汗寒多，故令郁冒。亡津液，胃燥，故大便难（产妇郁冒即血晕也）。

脉法

《脉经》曰：诊妇人生产之后，寸口脉洪疾不调者死（不调者并附骨不绝者重看，洪数中得胃气者亦生，坚强者死。亦须审原禀脉如何，方能断定），沉微附骨不绝者生。妇人新生，乳子脉沉小滑者生，实大坚弦急者死。丹溪曰：产前脉细小，产后脉洪大者多死。又曰：产前脉当洪数，既产而洪数如故者，多主死（此亦大概言之，今见产妇脉洪数而生者多矣）。

胞衣不下

郭稽中论曰：胞衣不下者何？答曰：母生子讫，血流入衣中，衣为血所胀，故不得下。治之稍缓，胀满腹中，以次上冲心胸，疼痛喘急者难治。但服夺命丹（黑附子五钱，丹皮一两，干漆炒烟尽二钱五分，用米醋一斤，大黄末一两，煮膏为丸）以逐去衣中之恶血，血散胀消，胎衣自下。若外冷乘之，则血道涩而胞亦难下，不可不知（豆淋酒用黑豆炒二合，将铁秤锤烧红，同豆淬酒）。

薛氏曰：有因恶露入衣，胀而不能出，有因元气亏损而不能送出，其恶露流入衣中者，腹中胀痛，用夺命丹、失笑散以消瘀血则不缓救。其元气不能送出者腹中不胀痛，用保生无忧散以补固元气（法以产妇头发入口作呕，胎衣自出，其不出者必死）。

血晕

《大全》云：产后血晕者，由败血流入肝经，以致眼黑头旋不能起坐，甚至昏闷不省人事，谓之血晕。以细酒调入黑神散最佳。若作暗风中风治之误矣。然其由有三：用心使力过多而晕者（用心使力过多作晕，治法大都以清心凉血补益为主。《产后保命集方》云：童便或麦冬、乌梅之类皆可，而薛氏用补中益气者，为劳力也。若用心则朱砂安神丸亦妙，或疑内有黄连于产后不宜，则临症化裁可也），有下血过多而晕者，有下血少而晕者。其晕虽同，治之则异，当审详之。下血多而晕者，昏而烦乱而已，当以补血清心药。下血少而晕者，乃恶露不下，上抢于心，心下满急，神昏口噤，绝不知人，当以破血行血药。大抵血热乘虚逆上凑心，以致昏迷不省，气闭欲绝者，饮童便最妙，或醋炭熏鼻亦可（醋解法收其神）。

仲景云：产妇郁冒，其脉微弱，呕不能食，大便坚，但头汗出。所以然者，血虚而厥，厥而必冒，冒家欲解，必大汗出。以血虚下厥，孤阳上出，故头汗出。所以产妇喜汗出者亡阴，血虚阳气独盛，故当汗出。阴阳乃复，所以大便坚，呕不能食也，小柴胡汤主之。病解能食，七八日更发热者，此乃胃实，大承气汤主之。

按：郁冒即晕也，观此则产后血晕有汗、下、和解三法，当分表里虚实为当。

恶露不下不绝

《大全》云：夫恶露不下，由产后脏腑劳伤，气血虚损，或胞络挟于宿冷，或产后当风取凉，风凉乘虚而搏于血，则壅滞不宣，积蓄在内，故令恶露不下也。

薛氏曰：前症当用失笑散。若气滞血凝，用花蕊石散。

《大全》云：夫产后恶露不绝者，由产后伤于经血，虚损不足，或分娩之时，恶血不尽在于腹中，而脏腑挟于宿冷，致气血不调，故令恶露淋漓不绝也。

薛氏曰：前症若肝气热而不能主血，用六味丸。或肝气虚而不能藏血，用逍遥散。若脾气虚而不能摄血，用六君子汤。脾胃气下陷而不能统血，用补中益气汤。若脾经郁热而血不归源，用加味归脾汤。若肝经风邪而血沸腾，用一味防风丸。

陈氏曰：产后血崩者何？答曰：产后伤耗经脉，未得平复，劳得损动，致血暴崩淋漓不止。或因酸咸不节，伤蠹荣卫衰弱，亦变崩中。若小腹满痛，肝经已坏，为难治。急服固金丸止之。

薛氏云：前症若血滞小腹胀满，用失笑散。血少小腹虚痞，芎劳汤。余参前。

心腹诸痛

《大全》云：产后心痛为阴血亏损，随火上冲心络，名曰心胞络痛。宜大岩蜜汤（一名桂心汤，熟地、当归、独活、吴萸、白芍、干姜、桂心、通草各二钱，细辛、甘草各五分）治之。若寒伤心经，名曰真心痛，无药可救（心痛曰产后则与寻常之病不同矣，当于血分求之）。

161

薛氏曰：小腹作痛，俗名儿枕块，用失笑散行散之。若恶露既去而仍痛，用四神散（干姜、当归、赤芍、川芎）调之。若不应，用八珍散。若痛而恶心，或欲作呕，用六君子汤。若痛而泄泻，用六君子汤送四神丸。若泄泻痛而后重，用补中益气汤送四神丸。若胸膈饱胀，或恶食吞酸，或腹痛手不可按，此是饮食所致，用二陈加山楂、白术以消导。若食既消而仍痛，或更加头痛烦热作渴，恶寒欲呕等症，此是中气破伤，宜补脾胃为主。若发热腹痛，按之痛甚，不恶食，不吞酸，此是瘀血停滞，用失笑散消之（按腹痛原文向有数症，曰：因气滞用延胡索散，因外寒用五积散，因怒气用四物加木香、柴胡，因阳气虚弱用四君子、当归、炮姜，因脾虚血弱用六君、当归、炮姜。大凡心腹作痛，以手按之却不痛者，此血虚也，须用补食之剂）。若只是头痛发热，或兼头痛，按之却不痛，此属血虚，用四物加炮姜、参、术以补之。

《大全》云：儿枕者，由母胎中宿有血块，因产时其血破散，与儿俱下，皆无患也。若产妇脏腑风冷，使血凝滞在于小腹，不能流通，则令结聚疼痛，名之曰儿枕。《金匮》云：产后七八日，无太阳症，少腹坚痛，此恶露不尽。不大便，烦躁发热，切脉微实，再倍发热，日晡时烦躁者，不食，食则谵语，至夜即愈，宜大承气主之。热则里结在膀胱也（按《金匮》所治，重在伤寒里实，不重在恶露，故其脉症皆寒热。一言当以无太阳症句及热结膀胱句玩之，便得其意。既曰恶露不尽，不大便而燥热矣。然不用桃仁承气，用大承气者何？盖热结在膀胱，故宜大承气也）。

《大全》云：产后两胁胀满气痛，由膀胱宿有停水，因产后恶露不尽，水壅与气相搏，积在膀胱，故令胁肋胀满。气与水相激，故令痛也（胁胀痛由膀胱停水所致，是何见解？用何汤药？胜克乘制之并，故治不同）。

薛氏曰：前痛症若肝经血瘀，用延胡索散。若肝经气滞，用四君、青皮、柴胡。若肝经血虚，用四物、参、术、柴胡。气血俱虚，用八珍、柴胡。若肾水不足，不能生肝，用六味丸。若肺金势盛，克制肝木，用泻白汤，仍参前论主之。

《大全》云：肾主腰脚，产后腰痛者，为女人肾位系于胞，产则劳伤肾气，损动胞络，虚未平复而风冷客之，冷气乘腰，故令腰痛也。若寒热邪气连滞背脊，则痛久不已。后急有娠，必致损动。盖胞络属肾之主腰故也。

薛氏曰：前症真气虚，邪乘之者，用当归黄芪汤或十全大补汤为主，佐以寄生汤。如不应，用十全大补加附子。

《大全》云：夫头者诸阳之会也。凡产后五脏皆虚，胃气亏弱，饮食不充，谷气尚乏，则令虚热。阳气不守，上凑于头，阳实阴虚，则令头痛也。又有产后败血头痛，不可作不知，黑龙丹言之甚详。

《大全》云：产发遍身疼痛者何？答曰：产后百节开张，血脉流散，遇气弱则经络肉分之间血多流滞，累日不散，则骨节不利，筋脉急引，故腰痛不得转侧，手足不能摇动，身热头痛也。若作伤寒治之，则汗出而经脉动惕，手足厥冷，变生他症，但服趁痛散除之（气弱血滞之痛不可作伤寒治是矣，而血虚、风寒之痛乃不论及，何耶）。

薛氏曰：前症若以手按（按法甚妙）而痛甚，是血滞也，用四物、炮姜、红花、桃仁、泽兰补而散之。若按而痛稍缓，是血虚也，用四物、炮姜、人参、白术补而养之。

发痉

郭稽中曰：产后汗出多而变痉者，因产后血虚，腠理不密，故多汗出。遇风邪搏之则变痉也。痉者，口噤不开，背强而直，如发痫状，摇头马鸣，身反折，须臾又发，气息如绝，宜速灌小续命汤。稍缓即汗出如雨，两手摸空者，不可治也。

薛氏曰：产后发痉，因去血过多，元气亏极，或外邪相搏，以致牙关紧急，四肢痉强，或腰背反张，肢体抽搐。若有汗而不恶寒者，曰柔痉，无汗而恶寒者，曰刚痉。由下血过多，筋无所养而致。故伤寒汗下过多，溃疡脓血大泄多患之，乃败症也。急以十全大补汤补气血，如不应，急加附子，或保无虞。若攻邪风，死无疑矣。

拘挛

《大全》云：产后中风，筋脉四肢挛急，是气血不足，脏腑俱虚，早起劳役，为风邪冷气客于皮肤经络则令人顽痹不仁，赢乏少气。风邪入于筋脉，挟寒则挛急也。薛氏曰：肝属木而主筋，前症若肝经风热血燥，用加味逍遥散，如不应，当以六味地黄丸以补肾水。经云：风客淫气，精乃亡，邪伤肝也。

不语（狂言谵语）

经云：大肠之脉散舌下。又云：脾之脉，是动则病舌本强直不能言。又云：肾之别脉上入于心，系舌本，虚则不能言。窃为前症因产后虚弱，多致停积败血闭于心窍，神志不能明了，故令不语。大抵心肾气虚用七珍散，肾虚风热地黄饮，大肠风热加味逍遥加防风、白芷，脾经风热秦艽升麻汤，肝经风热柴胡清肝散加防风、白芷，脾气郁加味归脾汤加升麻，肝木太过小柴胡加钩藤，脾受木侮六君子加升麻，白芷、钩藤，肝脾血虚佛手散，脾气虚四君子汤，气血俱虚八珍汤，如不应，用独参汤，更不应，急加附子补其气而生其血。若止用血药则误矣。

《大全》云：产后语言颠倒，或狂言谵语，如见鬼神者，其源不一。一则因产后心虚，败血停积，上干于心而狂言独语（当在乍见鬼神条求之）。二则产后脏虚，心神惊悸，志意不安，言语错乱，不自知觉，神思不安（当在惊悸条求之）。三则宿有风毒，因产心虚气弱，腰背强直，或歌哭嗔笑，言语乱道，当作风痉治疗（当在心惊中风条求之）。四则产后心虚中风，心神恍惚，言语错乱（当在中风恍惚条求之）。五则产后多因败血迷乱心经而癫狂，言语错乱无常，或晕闷（当于血晕类求之）。六则因产后感冒风寒（诸条俱不言痰），恶露斩然不行，恶寒发热如疟，昼日明了，暮则谵语，如见鬼状（当作热入血室治之），宜琥珀地黄丸及四物汤（不用伤寒治法），只用生地、北柴胡等分煎服，如不退，用小柴胡汤加生地煎服。虽然以上诸症大抵胎前产后自有专门一定之法，毫发不同，如产后首当逐败生新，然后仔细详辨疾证，不可妄立名色。加减方药，大宜对症，依方施治，未有不安者也。

薛氏曰：前症当固胃气为主，而佐以见症之药，若一于攻痰则误矣。

癫狂（见鬼神）

《大全》云：产后因惊，败血冲心，昏闷发狂，如有鬼祟，乃血虚而神不守舍，非补养元气不可。《局方》用大圣泽兰散加辰砂一字煎，枣仁汤下，一服可安。

《大全》云：心主一身之血脉，因产伤血，心气虚耗，败血停积，上干于心，心受触遂致心中烦躁，起卧不安，乍见鬼神，言语颠错。大抵此症皆心脾血少所致，但调补胃气则痰清而神自安矣（前论只言瘀血而不言痰，此言痰而又不治痰，但调胃气，设果有痰，亦须观人勇怯为之）。其或不起，多因豁痰降火，攻伐之过也。

惊悸（恍惚）

《大全》云：产后脏虚，心神惊悸者，由体虚心气不足之经为风邪所乘也。或恐惧忧迫，令心气受于风邪，邪搏于心则惊不自安。若惊不已，则悸动不定，其状目睛不转而不能动。诊其脉动而弱者，惊悸也，动则为惊，弱则为悸也。治法补气血为主。

《大全》云：人之血气通于荣卫脏腑，遍循经络，产则血气俱伤，五脏皆虚，荣卫不足，即为风邪所乘，则令心神恍惚。盖风为虚极之假象，当大补气血为主，以固其本源，诸病自退。若专治风则误矣（自不语至恍惚等症，有谓气血虚，有谓败血入心，有谓风所乘，一皆名为心气。然此风从何来？当从何治？前人亦未知悉，但言治痰治风，而丹溪立斋则以大补气血为主，若有所见，在临症酌用之）。

发热

节斋云：产后阴血虚，阳无所依而浮散于外，故多发热。丹溪用参、术、芪、陈、芎、归、炙甘草补虚，轻则加茯苓淡渗，其热自除重则加干姜，（古人于血症中每每用干姜，而今人率用炮姜，则孰是而孰非也？若谓入肺则宜干姜，入肝则宜生姜，入脾温中则宜炮姜，以其有守有走有从之不同也。今用炮姜，须炮得十分极黑乃妙。寻常治诸虚烦热者，以竹叶石膏汤、温胆汤，殊不知产后与寻常不同，如石膏等药不宜轻用，用之必死）。或云大热而用干姜何也？曰：此热非有余之邪热，则阴虚生内热耳。盖干姜能入肺，分利肺气，又能入肝，分引众药生血。然不可独用，必与补阴血药同用，收其浮散，使归依于阴。但产后胃脾虚多有过食，饮食停滞而发热者，误作血虚则不效矣。

若恶寒发烦躁，作渴，急用十全大补汤。若热愈甚，急加附子。若作渴面赤，宜用当归补血汤。若误认为火症，投以凉剂，祸在反掌。产后血虚，气无所依，则逆而为火。火上逆而瘀血迫之，则心烦矣。治宜童便，盖其味苦咸寒，其性就下，降火消瘀，故宜服之，所谓浊阴出下窍也。

白汗

《大全》云：产后虚汗不止者，由阴气虚而阳气加之。里虚表实，阳气必发于外，故汗出也。血为阴，产后伤血，是为阴气虚也。气为阳，其气实者，阳加于阴，故令汗出，而阴气虚弱不复者，则汗出不止也。凡产后血气皆虚，故多汗，因之遇风则变成痉。纵不成痉，亦虚乏短气，身体柴瘦，唇口干燥，久则经水断绝，由津液竭故也（夫汗者，阳之气，阴尽不复则阳无所归，以入于阳，故虚阳上浮于外而为汗耳。人多谓汗多成痉而失言因而遇风变痉之理，又不成痉，而短气柴瘦者，此变热也。省之省之。亡阳发痉用十全大补、参附、芪附之类，必审其所以而用，毋泛泛执一以为是也）。

按：前症若气血俱虚，急用十全大补汤，如不应，用参附、芪附等汤。若汗多亡阳发痉，尤当用前药。王海藏云：头汗出，至颈而还，额上汗出偏多，盖额为六阳之会，由虚热熏蒸而出也。

往来寒热

产后血气虚损，阴阳不和，败血不散，能令乍寒乍热，阴胜则乍寒，阳胜则乍热，阴阳相乘则或寒或热。若因产劳伤脏腑，血弱不能宣越，亦令败血不散，入于肺则热，入于脾则寒。（何为败血入肺则热，入脾则寒也？岂以肺主气，气不和而热，脾统血，血不荣而寒乎？抑脾阴肺阳而自为寒热耶？然总以逐瘀为主，而温凉之法有不同也。）若误作疟治之则谬矣。阴阳不和者宜增损四物汤，败血不散者用夺命丹。问曰：二者何以别之？曰：时有刺痛者，败血也。但寒热无他症者，阴阳不和也（用增损四物汤不一，当随病加减）。

按薛氏曰：产后寒热，因血气虚弱或脾胃亏损，乃不足之症。经云：阴虚则发热，阳虚则恶寒。若兼大便不通，尤属气血虚弱，切不可用发表降火。若寸口脉微，名阳气不足，阴气上入于阳中则恶寒，须用补中益气汤。尺部脉弱，名阴气不足，阳气下陷于阴中则发热，用六味地黄丸。大抵阴不足，阳往从之则阳内陷而发热；阳不足，阴往从之则阴上入而恶寒。此阴阳不分其归，以致寒热交争，故恶寒而发热也。当用八珍汤。若病后四肢发热，或形气倦怠，此元气未复，湿热乘之故耳。宜补中益气汤。若肌热，大渴引饮，面红目赤，此血虚发热，用当归补血汤。

蓐劳

《大全》云：产后蓐劳者，此由生产日浅，气血虚弱，将养失所而风冷客之。风冷搏于气血则不能温于肌肤，使人虚乏劳倦，乍卧乍起，颜色憔悴，饮食不消，风冷邪气而感于肺，肺受微寒，故咳嗽口干，遂觉头昏，百节疼痛。荣卫受于风邪，流注脏腑，须臾频发，时有盗汗，寒热如疟，背膊烦闷，四肢不举，沉重着床，此则蓐劳之候也（蓐劳有二，然总起于产蓐。一则挟外感，一则由七情。其或兼内伤饮食泄泻与夫瘀血未尽者皆有之，不可不别也）。

按薛氏曰：前症当扶养正气为主，用六君子汤加当归。若脾肺气虚而咳喘口干，用补中益气加麦冬、五味。若因中气虚而口干头晕，用补中益气加蔓荆。若肝经血虚而肢体作痛用四物参术。若肝肾虚热而自汗、盗汗、寒热往来者，用六味丸加五味。若因脾虚血弱，肚腹作痛，月经不调，用八珍汤倍白术。若因脾虚血燥，皮肤瘙痒，用加味逍遥散。大抵此症多因脾胃虚弱，饮食减少，以致诸经疲惫而作（数语尽之）。当补脾，饮食一进，精气生化，诸脏有所倚赖，其病自愈矣。仍参虚损发热方论主治。

《产宝》云：产后虚羸者，由产后亏损血气所致。若中年及难产者，毋论期日，必须调养平复方可涉喧，否则气血复伤，虚羸之症作矣。当用八珍汤补其气血。若饮食伤胃，用四君子汤。停食伤脾，用六君子汤。劳伤元气者，补中益气汤。若嗳气觉有药味者，药复伤胃也，但用四君子汤徐徐少饮，以调脾胃，胃气一健，血气自生，诸症顿除矣。

腹胀

产后腹满闷，呕吐不定者，因败血散于脾胃，脾受之则不能运化精微而成腹胀，胃受之则不能纳受水谷而生吐逆（此言虽泥于败血，而方中加参立斋纯于补气，似近于偏，临症似宜斟酌）。若以寻常治胀止吐之药治之，病与药不相干，更伤正气，疾愈难治，但服抵圣汤则愈。

赤芍　半夏　泽兰　橘红　人参（各一钱）　炙甘草（五分）　生姜（三片）

水煎服。

产后口干痞闷者，因食面太早（为食面者之戒，南人甚少于饮食，皆能致痰，不必拘于一面也），不能消化，积聚于胃脘，上熏胸中，是以口干燥渴，心下痞闷，或产母内积忧烦，外伤燥热，饮食肥甘，亦使口干痞闷，当随其所因调之可也，慎不可下。

浮肿

四肢浮肿，败血乘虚停积，循经流入四肢，留淫日深，腐坏如水，故令面黄浮肿，不可遽投甘遂大戟等药，以导其水。夫产后必虚，又以药虚之，是谓重虚，多致夭枉。殊不知浮肿不一，有自怀妊肿至产后不退者，亦有产后失于将理，外感风寒暑湿，内则喜怒忧惊，血与气搏，留滞经络，不得宣越，故虚肿轻浮，是邪客于气，气肿也。若皮肤如熟李状，则变为水。气肿者发汗即愈，水肿者利小便乃瘥也。

按：产后浮肿，气分血分不可不辨（气分者，先肿而后经断，血分先经断而后水肿）。然亦审其所因脉症以治之。如寒水侮土，宜养脾。肺气虚浮肿，宜益脾胃。水气浮肿，宜补中益气。丹溪云：产后浮肿，宜大补气血为主，少佐苍术、茯苓，使水自利。

喘急（产后喘急，极危多死）

稽中曰：荣者血也，卫者气也，荣行脉中，卫行脉外，相随上下，谓之荣卫。因产所下过多，荣血暴竭，卫气无主，独聚肺中，故令喘也。此名孤阳绝阴，为难治。若恶露不快，败血停凝，上熏于肺，亦令喘急，但服夺命丹，血去喘自定。

陈无择曰：前症若败血上熏于肺，宜夺命丹。若荣血暴绝，宜大料煎剂，芎劳汤亦可。救伤风寒，宜旋覆花汤，性理郁发，宜小调经散，用桑皮、杏仁煎汤调下。伤食宜见睆丸或五积散。

泄泻

产后泄泻者，由肠胃虚怯，寒邪易侵，或饮冷当风，乘袭留于腹胁，故腹痛作阵。或如刀刺流入大肠，水谷不化，洞泄肠鸣。或下赤白，肤胁膜胀，或痛走不定。急服调中汤立愈。

按：前症非止一端，当随所因而调之。若肝木来侮脾土，用六君加柴胡、炮姜。若寒及水来侮土，用钱氏益黄散。若久泻或元气下陷，兼补中益气汤以升发阳气。若脾土虚寒，用六君加木香、姜、桂。若脾肾虚寒，用补中益气及四神丸。若属命门火衰而脾土虚寒，用八味丸以补土母。若小便涩滞或兼喘咳，用金匮肾气丸，以补脾肾、利水道。若肾气虚弱而四肢浮肿，浮肿治须补脾胃为主。若久而不愈，或非饮食所伤而致，乃属肾气亏损，必用四神、六味、八味三药以补肾。若用分利导水之剂，是虚其虚也，仍当参胎前泄泻调治之。

痢疾

《大全》云：产后痢疾者，因行起太早，使冷风乘虚入于肠胃，或食生冷难化之物，伤于脾胃，皆令洞泄水泻，甚则变为痢。若血渗入肠则为血痢也，难治。世谓之产后痢也。得冷则白，或如鱼脑，热则黄赤，或为瘀血。若冷热相搏则下痢赤白，或脓血相杂。若下痢青色，则极冷也。若饮食不进，便痢日夜无度，瘦之羸弱，谓之虚羸下痢。又有产后气血不顺而下痢赤白，谓之气痢。治之之法，热则凉之，寒则温之，冷热相搏则调之。滑者涩之，虚羸者补之，水谷不分者当利小便。若产妇情性热着，不能宽解，须当顺其气，未有不安者也。与泄泻参看。

乳汁不行

《大全》云：妇人乳汁乃气血所化，其或不行者，由虚弱经络不调所致。或产后乳胀，或臀作者，此年少之人初经产乳，内有风热也。须服清理之药则乳行。若累经产而无乳者，亡津液故也，须服滋阴之药以助之。或虽有乳而不多者，须服通经之药以通之，仍以羹臛引之。盖妇人之乳汁资以冲脉，冲与胃经通故也。按《三因方》云：乳汁不行有二：有血气盛而壅闭不行，有血少气弱涩而不行者。虚当补之，盛当疏之（盛者当用通草、漏芦、土瓜根，虚者当用炼成钟乳粉、猪蹄、鲫鱼之属）。薛氏曰：若气血虚弱而不生化者，宜壮脾胃，怒动肝胆而乳肿、乳汁不出者，宜清肝火。若夫屡产无乳或大便涩滞，当滋化源。未产前乳汁自不出者，谓之乳泣。

乳头生小浅热疮，搔之黄汁出，浸淫渐大，百疗不瘥，动经年月，名为妒乳。若感外受之邪与气血相搏，即壮热大渴引饮，牢强掣痛，手不近是也。若夫不得于舅姑，忧怒郁遏，时日积累，脾气清汩肝气横逆，遂成隐核如鳖棋子，不痛不痒，十数年后方为疮陷，名曰乳岩（仲圭曰：本病若在未成溃疡以前，以香附饼治之良效。方用香附细末一两，麝香二分，研匀，以蒲公英二两，酒煎去渣，以酒调药，乘热敷患处，日数次。如已成溃疡者，应受外科之治疗，特本症之病原既由肝脾抑郁而起，则怡情悦情又为至要。汤剂以逍遥散与归脾汤间服。至于性情如何怡悦，则莫如披阅内典，以了解人生观为上策）。

专治麻疹初编

引 言

　　痘疹麻痧类皆象形而名之也。惟麻痧证变幻莫测，向无专书，古人名言半多散见于痘科书中。且患家视为泛常，以谓风痧轻证，每多忽略，避忌漫不经心，迨至凶陷告危，无从挽救，追悔何及。纵使天数，当然究由人事之未尽耳。伏读御纂《医宗金鉴》曰：麻疹须留神调治，始终不可一毫疏忽，较之于痘虽稍轻，而变化之速则在顷刻也。至哉训言，谆谆垂诫。爰不自揣谫陋，谨将古今麻痧证治汇录成编，厘为四编。曰崇正，曰述古，曰徵今，附以成方曰方论，计六卷。后之学者果能寻原讨究，行远自迩，拯斯民于衽席，医岂小道云乎哉。

　　时光绪十六年龙集庚寅正月十五日丙辰立春归安凌德蛰庵手自写本

目 录

卷一　崇正编 ··· 187

御纂《医宗金鉴》疹门心法要诀 ······················187

疹原 ··187

麻疹轻重 ··187

麻疹主治大法 ··188

麻疹未出证治 ··188

麻疹见形证治 ··189

麻疹收没证治 ··190

身热不退 ··191

烦渴 ··192

谵妄 ··192

喘急 ··193

咳嗽 ··194

喉痛 ··194

失音 ··195

呕吐 ··196

泻泄 ··196

痢疾 ··197

腹痛 ··197

衄血 …………………………………………………… 198

瘙疹 …………………………………………………… 198

盖痘疹 ………………………………………………… 199

隐疹 …………………………………………………… 199

附司天掌诀歌 ………………………………………… 200

《专治麻痧》述古编叙 ………………………………… 201

卷二　述古编（上） ………………………… 204

钱氏《小儿药证直诀》 ………………………………… 204

小儿脉法 ……………………………………………… 204

面部证 ………………………………………………… 204

目部证 ………………………………………………… 205

五脏虚实寒热 ………………………………………… 205

五脏疮疹证治 ………………………………………… 206

董氏《小儿斑疹备急方论》 …………………………… 212

序 ……………………………………………………… 212

自序 …………………………………………………… 212

总论 …………………………………………………… 213

药方 …………………………………………………… 215

附阎氏方 ……………………………………………… 219

后序 …………………………………………………… 220

朱氏翼中《类证活人书》 ……………………………… 220

许白沙先生论小儿病脉 ···225

郭白云先生论痘疹三不宜 ···225

王海藏先生论痘疹出不快 ···226

卷三　述古编（下）·· 227

缪氏《广笔记幼科》···227

痧疹论并治法 ··227

痧疹续论 ···227

缪氏《本草经疏》··229

聂氏《活幼心法》··229

麻疹避忌（附）···232

翁氏《痘疹金镜绿》（许宣治注释）·······························233

麻疹附余 ···233

麻疹辩疑赋 ··234

麻疹轻重不治要诀 ···235

朱氏《痘疹传心录》（《六醴斋医书》）·····························236

疹（一名痧子，又名麻子，又名瘄子）·····························236

附治验 ···238

附妇人出疹治验 ···244

附治验 ···245

附治验 ···247

秦氏《痘疹折衷》 …………………………………247

痧疹总论 ……………………………………………247

痧疹发热证治 ………………………………………248

疹子不出证治 ………………………………………249

疹子出见证治 ………………………………………250

疹子出后证治 ………………………………………252

疹子不治证 …………………………………………255

疹子轻重不治证 ……………………………………256

张氏《痘疹诠》 ……………………………………258

麻疹述原 ……………………………………………258

名义 …………………………………………………258

疹逆顺 ………………………………………………258

疹脉 …………………………………………………259

疹证 …………………………………………………259

疹期 …………………………………………………260

麻疹初热 ……………………………………………261

疹出没 ………………………………………………262

疹形色 ………………………………………………263

疹涕 …………………………………………………264

疹吉凶 ………………………………………………264

总论治法 ……………………………………………265

疹禁忌 ………………………………………………267

疹喘嗽 ………………………………………………268

疹吐泻 ………………………………………………268

疹饮食 ………………………………………………269

疹饮水 ……………………………………………270

疹渴 ………………………………………………270

疹汗衄 ……………………………………………270

疹躁妄狂乱 ………………………………………271

疹咽痛 ……………………………………………271

疹唇口疮 …………………………………………271

疹腹痛 ……………………………………………271

疹后诸证 …………………………………………272

附麻疹 ……………………………………………273

水痘 ………………………………………………275

周氏《慎斋遗书》…………………………………275

吴氏《温疫论》……………………………………277

费氏《救偏琐言》…………………………………278

怀娠出疹治验 ……………………………………278

卷四　征今编（上）……………………… 280

许氏橡村《痘疹诀》………………………………280

麻疹要略 …………………………………………280

麻后余义 …………………………………………283

丙辰岁夏令麻证大行因时论治 …………………284

许氏《怡堂散记》…………………………………286

风痰（七条）……………………………………286

怡堂散记续编 ·· 287
麻证续言 ·· 287

陈氏《幼幼集成》 ·· 289
万氏痘麻 ·· 289
麻疹骨髓赋 ·· 289

陈氏飞霞删润万氏原本 ····································· 290
麻疹证治 ·· 290

夏氏《幼科铁镜》 ·· 299
麻证 ·· 299

朱氏《痘疹定论》 ·· 300
麻疹 ·· 300
出疹家有四大忌 ·· 302
医疹家有三大忌 ·· 303

张氏《侣山堂类辨》 ··· 306
疹论（古名疹今名瘄） ······································ 306

阎氏《胎产心法》 ·· 307
妊娠麻疹论 ·· 307

强氏《痘疹宝筏》 ·· 308
麻疹论 ··· 308

卷五 征今编（下） ………………… 313

汪氏《医林纂要·麻疹部》 ………………313

叶氏《幼科要略》 …………………………314

看三关法 ……………………………………314

附案 …………………………………………316

李氏《烂喉痧论》 …………………………316

吴医汇讲 ……………………………………316

祖氏鸿范《烂喉丹痧治宜论》 ……………317

屠氏疏村《论白痦》 ………………………318

陆氏《世补斋医书》 ………………………320

丹痧斑疹辨 …………………………………320

附不谢方 ……………………………………321

附案 …………………………………………322

顾氏《丹痧经验阐解》 ……………………323

总论 …………………………………………323

论证治 ………………………………………324

经验方 ………………………………………325

卷六 方论编 ………………………… 328

谢氏《蕙庭良方集腋合璧》 ………………328

王氏沧洲《古方选注》 ……………………330

柯氏韵伯《名医方论》…………………………………331

程氏云鹏《慈幼筏》………………………………………336

喻氏《解后须知》…………………………………………337

卷一　崇正编

御纂《医宗金鉴》疹门心法要诀

疹原

麻为正疹亦胎毒，毒伏六腑感而出，初发之状有类痘，形尖渐密不浆殊，始终调护须留意，较痘虽轻变化速。

注：疹非一类，有瘙疹、瘾疹、温疹，盖痘疹皆非正疹也。惟麻疹则为正疹，亦胎元之毒伏于六腑，感天地邪阳火旺之气，自肺脾而出，故多咳嗽，喷嚏，鼻流清涕，眼泪汪汪，两胞浮肿，身热二三日，或四五日始见点于皮肤之上，形如麻粒，色若桃花，间有类于痘大者，此麻疹初发之状也。形尖疏稀，渐次稠密，有颗粒而无根晕，微起泛而不生浆，此麻疹见形之后大异于痘也。须留神调治，始终不可一毫疏忽，较之于痘虽稍轻，而变化之速则在顷刻也。

麻疹轻重

麻疹出时非一端，其中轻重要详参。气血和平轻而易，表里交杂重则难。

注：麻疹出时有轻重之分，临时须要详察。若气血和平，素无他病者，虽感时气而正能制邪，故发热和缓，微微汗出，神气清

爽，二便调匀。见点则透彻散没，不疾不徐，为轻而易治者也。若素有风寒食滞，表里交杂，一触邪阳火旺之气，内外合发，而正不能制邪，必大热无汗，烦躁口渴，神气不清，便闭尿涩。见点不能透彻，收散或太紧速，则为重而难治者也。

麻疹主治大法

疹宜发表透为先，最忌寒凉毒内含，已出清利无余热，没后伤阴养血痊。

注：凡麻疹出贵透彻，宜先用表发，使毒尽达于肌表。若过用寒凉冰伏毒热，则必不能出透，多致毒气内攻，喘闷而毙至。若已出透者，又当用清利之品，使内无余热，以免疹后诸证。且麻疹属阳热，甚则阴分受伤，血为所耗，故没后须以养血为主，可保万全。此首尾治疹之大法，至于临时权变，惟神而明之而已。

麻疹未出证治

欲出麻疹身微热，表里无邪毒气松。若兼风寒食滞热，隐伏不出变丛生。宣毒发表为主剂，随证加减莫乱从。

注：麻疹一证非热不出，故欲出时身先热也。表里无邪者热必和缓，毒气松动则易出而易透。若兼风寒食热诸证，其热必壮盛，毒气郁闭则难出而难透。治以宣毒发表汤，其间或有交杂之证，亦照本方随证加减治之。

宣毒发表汤

升麻　葛根　前胡　桔梗　枳壳（麸炒）　荆芥　防风　薄荷叶　木通　连翘（去芯）　牛蒡子（炒研）　淡竹叶（即鲜竹叶）　生甘草

引加芫荽水煎服。凡服荆芥忌食鱼腥。

感寒邪者加麻黄，夏月勿用。

食滞加南山楂。

内热加黄芩。

方歌：疹伏宣毒发表汤，升葛前桔枳荆防，薄通翘蒡淡竹草，引加芫荽水煎尝。

麻疹见形证治

麻疹已出贵透彻，细密红润始为良。若不透彻须分析，风寒毒热气虚详，风寒升葛汤加味，毒热三黄石膏汤，气虚人参败毒散，托里透疹效非常。

注：麻疹见形贵乎透彻，出后细密红润则为佳美。有不透彻得须察所因，如风寒闭塞必有身热，无汗，头疼，呕恶，疹色淡红而黯之证，宜用升麻葛根汤加苏叶川芎牛蒡子；因毒热雍滞者，必面赤，身热，谵语，烦渴，疹色赤紫滞黯，宜用三黄石膏汤；又有正气虚弱不能送毒外出者，必面色㿠白，身微热，精神倦怠，疹色白而不红，以人参败毒散主之。

升麻葛根汤

升麻　葛根　赤芍药　生甘草

引加芫荽水煎服。

方歌：发热升麻葛根汤，表邪痘疹两得方；升麻葛根赤芍草，随证宜加法最良。

三黄石膏汤

麻黄　石膏　淡豆豉　黄柏　黄连　栀子　黄芩

水煎服。

方歌：疹出不透因毒热，三黄石膏汤急寻，麻黄石膏淡豆豉，黄柏黄连栀子芩。

人参败毒散

人参　川芎　羌活　独活　前胡　枳壳（麸炒）桔梗　柴胡　生甘草　赤苓

引用生姜水煎服。

方歌：疹因气虚出难透，人参败毒有奇功，参芎羌独前枳桔，柴胡甘草赤茯苓。

麻疹收没证治

疹出三日当收没，不疾不徐始无虞。收没太速毒攻内，当散不散虚热医。毒盛荆防解毒治，外用胡荽酒法宜；虚热柴胡四物剂，应证而施病渐离。

注：麻疹见形三日之后，当渐次没落，不疾不徐始为无病。若一二日疹即收没，此为太速，因调摄不谨，或为风寒所袭，或为邪秽所触，以致毒反内攻，轻则烦渴谵狂，重则神昏闷乱。急宜内服荆防解毒汤，外用胡荽酒薰其衣被，使疹透出方保无虞。当散不散者，内有虚热留滞于肌表也，其证潮热烦渴口燥咽干，切不可纯用寒凉之剂，以柴胡四物汤治之，使血分和畅，余热悉除，疹即没矣。

荆防解毒汤

薄荷叶　连翘（去芯）荆芥穗　防风　黄芩　黄连　牛蒡子（炒研）大青叶　犀角　人中黄

引用灯芯芦根水煎服。

方歌：收没太速毒内攻，荆防解毒治最灵，薄翘荆防芩连蒡，大青犀角共人中。

胡荽酒

胡荽（四两，切碎） 黄酒（半斤）

同煎勿令泄气。

柴胡四物汤

白芍（炒） 当归 川芎 生地 人参 柴胡 淡竹叶 地骨
皮 知母（炒） 黄芩 麦冬（去芯）

引加生姜红枣水煎服。

方歌：当散不散因虚热，柴胡四物芍归芎，生地人参柴竹叶，
地骨知母芩麦冬。

身热不退

麻疹已发身犹热，毒热壅遏使之然，出用化毒清表剂，没后柴
胡清热煎。

注：麻疹非热不出，若既出透，其热当减。倘仍大热者，此毒
盛壅遏也，宜用化毒清表汤治之。疹已没落而身热者，此余热留于
肌表也，宜柴胡清热饮治之。

化毒清表汤

葛根 薄荷叶 地骨皮 牛蒡子（炒研） 连翘（去芯） 防风 黄
芩 黄连 元参 生知母 木通 生甘草 桔梗

引用生姜灯芯水煎服。

方歌：疹已出透身壮热，化毒清表为妙诀，葛薄地骨蒡翘防，
芩连元知通甘桔。

柴胡清热饮

柴胡 黄芩 赤芍 生地 麦冬（去芯）地骨皮 生知母 生
甘草

引用生姜灯芯水煎服。

方歌：疹已没落热不减，柴胡清热效通仙，柴胡黄芩芍生地，麦冬地骨知母甘。

烦渴

毒热内盛火上炎，心胃扰乱烦渴添。未出升葛汤加味，已出白虎汤为先，没落竹叶石膏用，因时医治莫迟延。

注：凡出麻疹烦渴者，乃毒热壅盛也。盖心为热扰则烦，胃为热郁则渴。当未出时宜升麻葛根汤加麦冬天花粉，已出者宜白虎汤，没后烦渴者用竹叶石膏汤。

升麻葛根汤（方见前）

白虎汤

石膏（煅）　生知母　生甘草

引用粳米水煎服。

方歌：麻疹已发多烦渴，白虎清热自能安，石膏知母生甘草，引加粳米用水煎。

竹叶石膏汤

人参　麦冬（去芯）　石膏（煅）　生知母　竹叶　生甘草

水煎服。

方歌：疹已没落当安静，若加烦渴热未清，竹叶石膏汤参麦，石膏知母竹甘从。

谵妄

疹发最怕毒火盛，热昏心神谵妄生。未出三黄石膏治，已出黄连解毒灵。

注：谵妄一证乃毒火太盛，热昏心神而然也。疹未出而谵妄者，三黄石膏汤主之；疹已出而谵妄者，黄连解毒汤主之。

三黄石膏汤（方见前）

黄连解毒汤

黄连　黄芩　栀子　黄柏

加味：丹皮　生地黄　生甘草　金银花　连翘（去芯）

引加灯芯水煎服。

方歌：麻疹已出谵妄烧，毒郁热结未曾消，黄连解毒芩栀柏，加丹生地草银翘。

喘急

疹初无汗作喘急，宣发麻杏石甘宜；毒热内攻金受克，保肺清气化毒医。

注：喘为恶候，麻疹尤忌之。如初出未透无汗喘急者，此表实拂郁其毒也，宜用麻杏石甘汤发之。疹已出胸满喘急，此毒气内攻，肺金受克，宜用清气化毒饮清之。若迟延失治，以致肺叶焦举，则难救矣。

麻杏石甘汤

石膏（煅）　麻黄（蜜炒）　杏仁（去皮尖炒）　生甘草

引用生姜水煎服。

方歌：喘用麻杏石甘汤，石膏火煅合麻黄，杏仁去尖须微炒，甘草相配引生姜。

清气化毒饮

前胡　桔梗　栝蒌仁　连翘（去芯）　桑皮（炙）　杏仁（炒去皮

尖）黄芩　黄连　元参　生甘草　麦冬（去芯）

引用芦根水煎服。

方歌：毒热内攻肺喘满，清气化毒饮最灵，前桔栝蒌翘桑杏，芩连元参草麦冬。

咳嗽

疹初咳嗽风邪郁，加味升麻葛根良，毒热熏蒸金受制，清金宁嗽自堪尝。

注：麻疹发自脾肺，故多咳嗽。若咳嗽太甚者，当分初没治之。初起咳嗽此为风邪所郁，以升麻葛根汤加前胡桔梗苏叶杏仁治之；已出咳嗽乃肺为火灼，以清金宁嗽汤主之。

升麻葛根汤（方见前）

清金宁嗽汤

橘红　前胡　生甘草　杏仁（去皮尖炒）桑皮（蜜炙）川连　栝蒌仁　桔梗　浙贝母（去芯）

引用生姜红枣水煎服。

方歌：嗽用清金宁嗽汤，橘红前草杏仁桑，川连栝蒌桔贝母，引用红枣共生姜。

喉痛

疹毒热甚上攻喉，肿痛难堪实可扰，表邪元参升麻用，里热凉膈消毒求。

注：疹毒热盛上攻咽喉，轻则肿痛，甚则汤水难下，最为可虑。表邪郁遏，疹毒不能发舒于外，致咽喉作痛者，元参升麻汤主之。

里热壅盛，或疹已发于外而咽喉作痛者，以凉膈消毒饮主之。

元参升麻汤

荆芥穗　防风　升麻　牛蒡子（炒研）　元参　生甘草

水煎服。

方歌：表郁疹毒喉肿痛，急服元参升麻汤，荆芥防风升麻蒡，元参甘草水煎尝。

凉膈消毒饮

荆芥穗　防风　连翘（去芯）　薄荷叶　黄芩　生栀子　生甘草　牛蒡子（炒研）芒硝　生大黄

引用灯芯水煎服。

方歌：里热喉痛苦难当，凉膈消毒饮最良，荆防翘薄芩栀草，牛蒡芒硝生大黄。

失音

疹毒声哑肺热壅，元参升麻有奇功，已发加减凉膈散，没后儿茶音即清。

注：失音者，乃热毒闭塞肺窍而然也。疹初失音者，元参升麻汤主之；疹已发而失音者，加减凉膈散主之；疹没后声哑者，儿茶散主之。

元参升麻汤（方见前）

加减凉膈散

薄荷叶　生栀子　元参　连翘（去芯）　生甘草　苦桔梗　麦冬（去芯）　牛蒡子（炒研）　黄芩

水煎服。

方歌：加减凉膈治失音，薄荷栀子共元参，连翘甘草苦桔梗，麦冬牛蒡与黄芩。

儿茶散

硼砂（二钱） 孩儿茶（五钱）

共为细末，凉水一盏，调药一匙，服之。

呕吐

疹发缘何呕吐逆，火邪扰胃使之然，竹茹石膏为主治，和中清热吐能安。

注：麻疹呕吐者，由于火邪内迫，胃气冲逆也，须以竹茹石膏汤和中清热，其吐自止。

竹茹石膏汤

半夏（姜制） 赤苓 陈皮 竹茹 生甘草 石膏（煅）

引用生姜水煎服。

方歌：竹茹石膏汤治吐，半夏姜制配茯苓，陈皮竹茹生甘草，石膏火煅共合成。

泻泄

毒热移入大肠经，传化失常泻泄成，初起升葛汤加味，已发黄连解毒清。

注：麻疹泻泄乃毒热移入肠胃，使传化失常也，治者切不可用温热诸剂。疹初作泻者，以升麻葛根汤加赤苓猪苓泽泻主之；疹已出作泻者，以黄连解毒汤加赤苓木通主之。

升麻葛根汤（见前）

黄连解毒汤（见前）

痢疾

夹疹之痢最难当，毒热凝结移大肠，腹痛下痢赤白色，悉用清热导滞良。

注：麻疹作痢谓之夹疹痢，因毒热未解，移于大肠所致也。有腹痛欲解，或赤或白，与赤白相兼者，悉用清热导滞汤主之，不可轻投涩剂。

清热导滞汤

山楂　厚朴（姜制）　生甘草　枳壳（麸炒）　槟榔　当归　白芍（酒炒）　条芩（酒炒）　连翘（去芯）　牛蒡子（炒研）　青皮（炙）　黄连（吴茱萸炒）

引用生姜水煎服。

方歌：痢用清热导滞汤，山楂朴草枳槟榔，归芍条芩翘牛蒡，青皮黄连引生姜。

腹痛

小儿发疹腹中疼，毒郁肠胃食滞凝，曲腰啼叫眉频蹙，加味平胃散堪行。

注：麻疹腹痛者，由食滞凝结，毒气不得宣发于外。故不时曲腰啼叫，两眉频蹙，须以加味平胃散治之，滞消毒解，而痛自除矣。

加味平胃散

防风　升麻　枳壳（麸炒）　葛根　苍术（炒）　陈皮　厚朴（姜炒）　南山楂　麦芽（炒）　生甘草

引用生姜灯芯水煎服。

方歌：加味平胃散如神，防风升麻枳葛根，苍陈厚朴楂芽草，生姜灯芯水煎匀。

衄血

疹家衄血莫仓惶，毒从衄解妙非常，衄甚吹鼻发灰散，内服犀角地黄汤。

注：肺开窍于鼻，毒热上冲，肺气载血妄行，则衄作矣。然衄中有发散之义，以毒从衄解不须止之。但不可太过，过则血脱而阴亡也。如衄甚者，宜外用发灰散吹入鼻中，内服犀角地黄汤，其血可止。

发灰散

取壮实人头发洗净，阴阳瓦煅成灰，放地上去火性，研细末，吹入鼻中，血衄自止。

犀角地黄汤

粉丹皮　白芍药　犀角　生地黄

便硬者加川大黄。

水煎服。

方歌：犀角地黄汤，治衄效非常，丹皮芍犀地，便秘加大黄。

瘟疹

儿在母腹血热蒸，生后不免遇凉风，遍体发出如粟米，此名瘟疹何须评。

注：瘟疹者，儿在胎中受母血热之气所蒸已久，及生后外遇凉风，以致遍身红点，如粟米之状。满月内见者名为烂衣疮，百日

内见者又名百日疮，未出痘疮之先见者即名瘤疹，调摄谨慎不治
自愈。

盖痘疹

痘后出疹盖痘传，余毒未尽夹食寒，遍身作痒如云片，加味消
毒服即安。

注：盖痘疹者，谓痘方愈而疹随发也。因痘后余毒未尽，更兼
恣意饮食，外感风寒，以致遍身出疹，色赤作痒，始如粟米，渐成
云片。宜加味消毒饮疏风清热，疹即愈矣。

加味消毒饮

荆芥穗　防风　牛蒡子（炒）　升麻　生甘草　赤芍药　南山
楂　连翘（去芯）

引用生姜水煎服。

方歌：盖痘疹因风热成，加味消毒饮最灵，荆防牛蒡升麻草，
赤芍山楂连翘从。

隐疹

心火灼肺风湿毒，隐隐疹点发皮肤，疏风散湿羌活散，继用消
毒热尽除。

注：瘾疹者乃心火灼于肺金，又兼外受风湿而成也。发必多痒，
色则红赤，隐隐于皮肤之中，故名曰瘾疹。先用加减羌活散疏风散
湿，继以加味消毒饮清热解毒，表里清而疹愈矣。

加味羌活散

羌活　前胡　薄荷叶　防风　川芎　枳壳（麸炒）　桔梗　蝉

蜕　连翘（去芯）　生甘草　赤苓

引用生姜水煎服。

方歌：瘾疹羌活散相当，羌活前胡薄荷防，川芎枳桔净蝉蜕，连翘甘草赤苓姜。

加味消毒饮（见前）

附司天掌诀歌

子午少阴君火天　阳明燥金应在泉

丑未太阴湿土合　太阳寒水两缠绵

寅申少阳相火王　厥阴风木地中连

卯酉却与子午倒　辰戌巳亥亦皆然

《专治麻疹初编》卷一终

《专治麻疹》述古编叙

　　小儿医谓之哑科，诚如古谚曰：宁治十男子，莫治一妇人；宁治十妇人，莫治一小儿。小儿痘疹惊疳，最难一时分辨。要在医家博览群书，多识险证，尤须临诊虚心，时加体察。深恐病重药轻，因循误事；慎勿偏执己见，毒药杀人。夫如是，始可称之曰能事。徐洄溪云：痘疮无人可免。自种痘之法起，而小儿方有避险之路。此天意好生，有神人出焉，造良法以救人也。夷考治痘治疹之书，不下百数十家，莫不切近和平，各出心裁，垂方立法。经余曾所见闻者，胪陈其目，俾后之学小儿医者，知有正路可由焉。

周巫妨《颅囟经》 钱仲阳《小儿药证直诀》

董汲之《小儿斑疹方论》 阎孝忠《小儿直诀附方》

刘方明《幼幼新书》 郑瑞友《全婴方论》

宋人《小儿卫生总微方》 陈文仲《小儿痘疹方论》

杨仁斋《直指小儿方论》 刘守真《保童秘要》

曾省翁演山口议《活幼心书》 朱丹溪《治痘心法》

王宾湖《幼科类萃》 徐用宣《袖珍小儿方》

钱大用《活幼全书》 高梅孤《痘疹管见》

汪石山《痘疹理辨》 寇美《全幼心鉴》

缪仲淳《广笔记幼科》 聂久吾《活幼心法》

翟良《痘科类编释意》 万密斋《痘疹心法》

徐东皋《痘疹厄言》 张景岳《痘疹诠》

吴志中《儿科方要》 李言闻《痘疹要诀》

李实《痘疹溯源》　　蔡维藩《小儿痘疹方》
闻人规《痘疹疹论》　　张清川《痘疹便览》
汤衡《婴孩妙诀》　　　娄居中《恤幼集》
董大英《活幼悟神集》　谢天锡《疮疹证治》
黄良佐《麻痘秘法》　　吴洪《痘疹汇编》
崔岳《痘诊详辨》　　　张涣《小儿医方妙选》
鲁伯嗣《婴童百问》　　姚和众《童子秘诀》
王日新《小儿方》　　　魏桂岩《博爱心鉴》
窦梦麟《痘疮形证论治》费建中《救偏琐言》
徐杏泉《痘疹玉髓》　　翁仲仁《痘疹金镜录》
陆道元《金镜录补遗》　许宣治《橡村痘诀》
朱济川《痘疹传心录》　王损庵《痘疹证治准绳》
薛良武《保婴撮要》　　黄五芝《痘疹正传》
孙一奎《痘疹心印》　　秦景明《痘疹折衷》
冯楚瞻《痘疹锦囊全集》徐仲光《痘疹仁端录》
沈惠民《活幼心书》　　李梴《小儿保生方》
喜泰顺《疹痘秘书》　　许培元《痘疹笔议》
左忠《痘疹方》　　　　许学文《痘科约言》
邵慈庵《痘科秘法》　　夏卓溪《幼科铁镜》
郭铁崖《天花精言》　　陈奇生《痘科扼要》
程凤雏《慈幼筏》　　　朱玉堂《痘疹定论》
叶天士《幼科要略》　　陈飞霞《幼幼集成》
醉玄子《痘疹方》　　　王海旸《痘书》
曹畸庵《豆医蠡酌录》　强健《痘证宝筏》

右曾见者七十余家，其叶氏《幼科要略》所引未知名字，伍氏袁氏无从求考，他如管桎《保赤全书》，叶大椿《痘学真传》以及

《痘科正宗》之类，乃痘科中之杨墨也，姑无论矣。第思近时，治痧治疹，率多取法陈静岩《疫痧草》金保三《喉科枕秘》张筱衫《痧喉正义》等书之数家者，其于痘疹麻痧似是而非，首鼠两端，惑人主见。然竟有认麻痧为臭毒之痧，别喉痧为喉科之证，便用紫金锭、红灵丹、冰硼散等药，野狐谭禅，真堪捧腹，不容不表而斥之。

　　　　　　　　　　　　时光绪庚寅冬十月赤霆子凌德识

卷二　述古编（上）

钱氏《小儿药证直诀》

小儿脉法

气不和脉弦急，伤食脉沉缓，虚惊脉促急，（一作促结）风脉浮，寒脉沉细，脉乱不治。

寇氏《全幼心鉴》云：小儿一岁以前，看虎口食指寅卯辰三关，以验其病。（寅卯辰即风气命三关也）脉纹从寅关起不至卯关者易治，若连卯关者难治，若寅侵卯，卯侵过辰者，十不救一。

其脉纹见有五色，如因惊必青，泻痢必紫，当以类而推之。一岁后则可用一指转侧辨其三部脉弦急浮沉。四五岁后脉七八至而细数者为平，九至者伤，十至者困，六至五至者为虚，为寒，弦紧为风痫，弦急为客忤。

面部证

左腮为肝，右腮为肺，额上为心，鼻为脾，颏为肾，若色赤者热也，随证治之。

目部证

目内色赤者心实热，淡红者心虚热；青者肝实热，淡青者肝虚热；黄者脾实热，微黄者脾虚热；白而混者肺实热；目无精光者肾虚也。

五脏虚实寒热

心主惊，实则叫哭，发热饮水而搐；虚则卧而悸动不安。视其睡，口中气温，或合面睡，及上窜咬牙，皆心热也。心气实则喜仰卧。

肝主风，实则目直，大叫，呵欠，项急，烦闷。（一作顿）虚则咬牙多欠。肝热则手寻衣领，及乱捻物，壮热，饮水，喘闷，目赤，发搐。肝有风则目连札，（一作眨目动也）得心热则发搐，或筋脉牵系而直视。风甚则身反张，强直不搐，心不受热也，当补肾治肝。

脾主困，实则困睡，身热饮水；虚则吐泻生风，面白腹痛，口中气冷，不思饮食，或吐清水。呵欠多睡者，脾气虚而欲发惊也。

肺主喘，实则闷乱喘促，有饮水者，有不饮水者；虚则哽气长出气。肺热则手捣眉目鼻面。肺盛复感风寒，则胸满气急，喘嗽上气。肺藏怯则唇白闷乱，气粗喘促。哽气者难治，肺虚甚也。

肾主虚，无实也。惟疮疹肾实则变黑陷。若胎禀虚怯，神气不足，目无精光，面白颅解，此皆难育，虽育不寿，或更加色欲，变证百出，愈难救疗。或目畏明下窜者，盖骨重而身缩者，咬牙者，肾水虚而不能制心火也。

五脏疮疹证治

小儿在胎，食五脏血秽，伏于命门。若遇天行时热，或乳食所伤，或惊恐所触，则其毒当出。初起之候，面燥腮赤，目胞亦赤，呵欠顿闷，乍凉乍热，咳嗽嚏喷，手足梢冷，惊悸多睡。宜究其何藏所发，察其何因所起。令乳母亦须节饮食，慎风寒。五脏各有一证，肝藏水疱青色而小，肺藏脓疱色白而大，心藏斑色赤而小，脾藏疹小次斑，故色赤黄浅也。先发脓疱后发疹子者顺，先疹子后斑者顺，反此为逆。惟肾无候，但见骽冷耳冷是也。若寒水来侮，故黑陷而耳骽反热，为逆也。（疱同皰音泡）

如发潮热三日以上，出不甚多，而热不止者，未尽也。潮热随出，如早食潮热不已，为水疱之类也，一发便出尽者重，疮夹疹者半轻半重也。出稀者轻，里外微红者轻，外黑里赤者微重，外白里黑者大重也，疮端里黑点如针孔者势最剧也。青干紫陷，昏睡汗出，烦躁热渴，腹胀啼喘，二便不通者困也。有大热，利小便解热毒。若紫黑干陷，或寒战咬牙，或身黄肿紫者，急下之。复寒热不已，身冷出汗，耳骽反热者，死证也，此肾气大旺，脾虚不能制故也。下后身热气温饮水者可治，以脾土胜，肾寒去，而温热也。不黑者不可下，下则内虚归肾。大抵疮疹属阳，在春夏为顺，秋冬为逆，冬月肾旺盛，寒病多归肾，变黑。又当辨春脓疱，夏黑陷，秋斑子、冬疹子者，十活四五，黑者十难救一。

身热烦渴腹满而喘，便涩面赤闷乱大吐，此当利小便，不瘥者，下之。若能食而痂头焦起，或未焦而喘实者，亦可下之。若五七日痂不焦是内热也，宜导之，生犀汁解之。

斑疹作痒为脾虚而肝旺乘之，心火妄动，风热相搏也，当泻心肝补脾土。

疮黑而忽便脓血并痂皮者乃脾气实，肾邪退而病安也。泄泻而乳食不化者，脾虚不能制肾，故难治。

徐洄溪曰：此即近世痘疮之证，其病与斑疹同列，并无起胀成浆收靥等说。大抵宋时之疮形治法不过如此。近日愈变愈重，与斑疹绝不相类，治亦回别。因知天下之病，随时随地变化无穷，所以《内经》有五运六气、异法方宜等论，为医者苟不能知天运之转移，及五方之体性，终有偏执之处，不可以称上工也。

泻青圆方 治肝经实热，急惊搐搦，脉洪实。

当归（焙） 草龙胆（焙） 川芎藭 山栀子仁 川大黄 羌活 防风（焙）

上等分为末，炼蜜和圆，如芡实大，每服半圆或壹圆，煎竹叶汤同沙糖化下。

导赤散 治小儿心热，上窜咬牙，小肠实热，小便秘赤。

生地黄 生甘草 木通（各等分）

上为末，每服三钱，水一盏，入竹叶同煎至五分，食后温服。（一本不用甘草用黄芩。）

泻心汤 治小儿心气实，气涩不得通，喜仰卧。

黄连

上为末，每服五分，临卧温水化下。

泻黄散（又名泻脾散） 治脾胃实热弄舌。

藿香叶（七钱五分） 山栀子仁（一两） 石膏（五钱） 甘草（七钱五分） 防风（三两，焙）

上锉，用蜜酒微炒香，为细末，每服一二钱，水一盏至五分，温服清汁。

异功散 治脾胃虚弱，吐泻不思乳食。

人参 茯苓（去皮） 白术 陈皮 甘草（各等分）

上为细末，每服二三钱，水一盏，生姜大枣同煎至七分，食前温服。

附《颅囟经》 和平饮子 治小儿初生日，与：

人参 茯苓 甘草 升麻（各一分）

上水煎，时时与之，临时冷加白术，热加芒硝。

益黄散（又名补脾散） 治脾胃虚寒，呕吐泄泻，及治脾疳腹大身瘦。

陈皮（一两，去皮） 丁香（二钱），一方用木香 诃子（炮，去核） 青皮（去白） 炙甘草（各五钱）

上为末，三岁儿一钱半，水半盏，煎三分，食前服。

白术散 治脾胃久虚，呕吐泄泻，但欲饮水，乳食不进。

人参（二钱五分） 白茯苓 白术（炒） 藿香叶 葛根（各五钱） 木香（二钱） 甘草（一钱）

上咬咀，每服三钱，水煎，热甚烦渴去木香。

《本事方》**白术散** 治小儿呕吐，脉迟细有寒，

白术 人参（各二钱五分） 半夏曲（二钱） 茯苓 干姜 甘草（各一钱）

上为细末，每服二钱，水一盏，姜（三片），枣（一枚）擘去核，煎至七分，去渣温服，日二三服。

泻白散 治肺实热盛，咳嗽气急痰喘。

地骨皮 桑白皮（炒各一两） 炙甘草（一钱）

上锉散，入粳米一撮，水二小盏，煎七分，食前服。

阿胶散（又名补肺散） 治肺虚咳嗽，气粗喘促口渴。

阿胶（一两五钱，麸炒） 黍黏子（炒香） 甘草（炙，各二钱五分） 马兜铃（五钱，焙） 杏仁（七个，去皮尖炒） 糯米（一两，炒）

上为末，每服一二钱，水一盏，煎至六分，食后温服。

曾氏《活幼心书》**补肺散** 去黍黏子，加茯苓。

地黄圆（又名六味圆） 治肾怯失音，颐开不合，神不足，目中白睛多，面色㿠白等虚证。

熟地黄（八钱，酒洗） 山萸肉 山薯蓣（各四钱） 泽泻 牡丹皮 白茯苓（各三钱，去皮）

上为末，炼蜜圆如梧子大，空心，温水化下二十圆。

寇氏《全幼心鉴》去泽泻加人参、鹿茸名参茸地黄丸。治禀赋不足，肾气虚弱，骨髓枯竭，解颅语迟，齿生缓，行步多艰。

生犀角汁 治疮疹不快，吐血衄血。

生乌犀角（磨汁）

玉露散（又名甘露散） **治伤热吐泻，汗出口渴，脉浮洪大。**

寒水石 石膏（各半两） 生甘草（一钱）

上为细末，每服一匙，或半钱一钱，食后温汤调下。

甘桔汤 治小儿肺热。

桔梗（二两） 甘草（一两）

上为粗末，每服二钱，水一盏煎至七分，去滓，食后温服，加荆芥，防风名如圣汤。

董氏《斑诊备急方》加恶实麦门冬，亦名**如圣汤**。

阎氏孝忠附方

小儿耳冷骹冷，手足乍冷乍热，面赤，时嗽嚏惊悸，此疮疹欲发也。未能辨认，间服升麻葛根汤，消毒散，已发未发皆宜服；仍用胡荽酒，黄柏膏；暑月烦躁，食后与白虎汤，玉露散；热盛与紫雪；咽痛或生疮与甘桔汤，甘露饮子。余依钱氏说。

大人同。

升麻葛根汤 治伤寒温疫风热，壮热头痛肢体痛，疮疹已发未发并宜服之。

升麻　干葛　芍药　甘草（各半两，炙）

上为粗末，每服四钱，水一盏半，煎至一盏，量大小与之，温服无时。

《千金方》无甘草有黄芩，**名四物解肌汤**，治少小伤寒。

消毒散　治疮疹未出；或已出，未能匀遍，又治一切疮。凉膈去痰治咽痛。

牛蒡子（二两，炒）　甘草（半两）　荆芥穗（一两）

上为粗末，每服三钱，水一盏半，煎至一盏，温服不拘时。

《活人书》**鼠黏子汤**有防风，治证同。

黄柏膏　治疮疹已出，用此涂面，用胡荽酒。

黄柏（一两，去皮）　甘草（四两）　新绿豆（一两半）

上为细末，生油调，从耳前至眼轮，并厚涂之，日三两次。如早用疮不上面，纵有亦少。

胡荽酒　胡荽（细切四两，以好酒二盏，煎一二沸，入胡荽，再煎少时，用物合定放冷）上每吸一二口，微喷从顶至足匀遍，勿喷头面。病人左右常令有胡荽，即能辟去汗气，疮疹出快。

疮疹忌外人及秽触之物，虽不可受风冷，然亦不可拥遏，常令衣服得中，并虚凉处坐卧。

甘露饮子　治心胃热，咽痛口舌生疮，并疮疹已发未发并可服。又治热上攻牙龈肿，牙齿动摇。

生地黄（焙）　熟地黄（焙）　天门冬（去芯焙）　麦门冬（去芯焙）　枇杷叶（去毛）　黄芩（去芯）　石斛（去苗）　枳壳（去穰麸炒）　甘草（炙）　山茵陈叶

上各等分，为粗末，每服二钱，水一盏，煎八分，食后温服。牙齿动摇，牙龈肿热，含漱漯并服。《活人书》曰：胃中客热，口臭不思饮食，或饥烦不欲食，齿龈肿疼，脓血，舌口咽中有疮，赤眼，目睑重不欲开，疮疹已发未发并宜服此。《本事方》无麦冬犀角尖，治胃热口臭牙宣，赤眼口疮，一切疮疼。

白虎汤 解暑毒烦躁，身热，痰盛，头痛，口燥，大渴。

知母（一两半，焙）　甘草（半两，炒）　石膏（四两）　白粳米（八钱）

上为粗末，每服三钱，水一盏，煎至八分。食后温冷随意服，气虚人加人参同煎。

紫雪 治惊痫百病，烦热涎厥，及伤寒胃热发斑，一切热毒喉痹肿痛，又治疮疹毒气上攻咽喉，水浆不下。

黄金（十两）　寒水石　磁石　滑石　石膏（各四两八钱，并捣碎）

已上用水五升，煮至四升，去滓入下项药：

玄参（一两六钱，捣碎）　木香（捣碎）　羚羊角屑　犀角屑　沉香（各半两，捣碎）　升麻（一两六钱，捣碎）　丁香（一钱，捣碎）　甘草（八钱，炙锉。）

已上八味入前药汁中，再煮取一升五合，去滓入下项药：

硝石（三两一钱）芒硝亦得　朴硝（一斤，精者）

已上二味入前汁中，微火上煎，柳木篦搅不住手，候有七合，投在木盆中半日，欲凝入下项药：

朱砂（三钱，研飞）　麝香当门子[一钱一字（注），研]

已上二味入前药中搅匀，寒之二日。

上件成紫色霜雪，每服一字至五分，冷水调下，大小以意加减。咽喉危急病，捻少许，干咽立效。

又治大人脚气，毒遍内外，烦热不解，口中生疮，狂易叫走，瘴疫毒疠，卒死，温疟，五尸，五疰，大能解诸药毒。每服一钱至二钱，冷水调下，并食后服。

注：一字：古以唐"开元通宝"钱币抄取药末，将药末填满钱面四字中一字之量，即称一字。约合今之0.4克。

董氏《小儿斑疹备急方论》

（东平董汲及之论次）

序

世之人有得一奇方，可以十全愈疾者，恐恐然惟虑藏之不密，人或知之，而使其药之不神也，其亦陋矣。夫药之能愈病，如得人人而告之，使无夭横，各尽其天年以终，此亦仁术也。志友董及之，少举进士不第，急于养亲，一日尽弃其学而从事于医。然医亦非鄙术矣，古之人未尝不能之，如张仲景、葛洪、陶隐居、孙思邈，皆名于后世。但昧者为之，至于异贵贱，别贫富，自鄙其学，君子不贵也。及之则不然，凡人之疾苦如己有之，其往来病者之家，虽祁寒大暑未尝少惮，至于贫者或昏夜，自惠薪粲以周其乏者多矣。他日携《小儿斑疹方》一秩见过，求序于余。因为引其略，亦使见及之之所存，知世之有奇方，可以疗疾者，不足贵也。如此。

东平十柳居士孙准平甫序。

自序

夫上古之世，事质民淳，禀气全粹，邪不能干，纵有疾病，祝由而已，虽大人方论，尚或未备。下逮中古，始有巫妨氏者，著《小儿颅囟经》以卜寿夭，别死生，历世相援，于是小儿方论兴焉。然在襁褓之时，脏腑嫩弱，脉促未辨，痒不知处，痛亦难言，只能啼叫；至于变蒸惊风，客忤解颅，近世巢氏一一明之。然于斑疹欲出证候与伤风相类，而略无辨说，致多谬误。而复医者不致详慎，或乃虚者下之，实者益之，疹者汗之，风者温之，转生诸疾，遂致夭毙，嘘可叹也。今采摭经效秘方，详明证候，通为一卷，目之曰《斑疹备急方》，非敢谓有补于后世，意欲传诸好事者，庶几鞠育之义存焉。

东平董汲及之序。

总论

论曰：夫生民之道，自微而著，由小而大，此物理灼然，不待经史，证据可知。然小儿气禀微弱，故《小品方》云：人生六岁已上为小，六岁已下，经不全载，所以乳下婴儿有疾难治者，皆为无所依据。至如小儿斑疹一候，不惟脉理难辨，而治疗最比他病尤重。觉证与伤寒阴痫相近，通都辅郡，名医辈出，则犹能辨其一二。远地左邑，执病不精，失于详审，投药暴妄。加之小儿脏腑娇嫩，易为伤动，斑疹未出，往往疑为伤风，即以麻黄等药重发其汗，遂使表虚里实。若为阴痫治之，便用温惊药品，则热势愈盛。直至三四日证候已定，方得以斑疹药治之，则所失多矣。

大率世俗医者，斑疹欲出，多以热药发之，遂使胃中热极。其初作时即斑疹见于皮下，其已出者变黑色而内陷，既见不快，尤用热药，熏蒸其疾，斑疹得热则出愈难。转生热证，大小便不通，更以巴豆取积药下之，则使儿脏腑内虚，热又不除，邪气益深，变为喘满便血，或为疱痈，身体裂破，遂使百年之寿一旦为俗医所误者，可不痛哉。

大抵斑疹之候，始觉多咳嗽，身体温壮，面色与四肢俱赤，头痛腰疼，眼睛黄色，多睡中瘛疭，手足厥，耳尖及尻冷，小便赤，大便秘，三部脉洪数绝大不定是其候也。其乳下儿可兼令乳母服药。其证候未全或未明者，但可与升麻散解之。其已明者即可用大黄青黛等凉药下之，次即与白虎汤。如秋冬及春寒未用白虎汤之时，但加枣煎服，不必拘于常法。

仲景云：四月后天气大热，即可服白虎汤，特言其梗概耳，大率疹疱未出即可下。已出即不可下。出足即宜利大小便。其已出未快者可与紫草散，救生散，玳瑁散之类，其重者以牛李膏散之。或毒攻咽喉者，可少与紫雪及如圣汤，无不效也。其余热不解，身热烦渴及病疹儿母俱可与甘露饮。或便血者以牛黄散治之，兼宜常平肝脏，解其败热，虑热毒攻肝，即冲于目，内生障翳，不遇医治，瞳仁遂损，尤宜慎之。然已出未平，切忌见杂人，恐劳力之人，及狐臭熏触故也。

未愈不可当风，即成疮痂。如脓疱出可烧黑丑粪灰，随疮贴之，则速愈而无瘢也。及左右不可阙胡荽，盖能御汗气辟恶气故也。如儿能食物，可时与少葡萄，盖能利小便，及取如穗出快之义也。小儿斑疹本以胎中积热，及将养温厚，偶胃中热，故乘时而作。《外台方》云：胃烂即发斑。微者赤斑出，极者黑斑出。赤出五死一生，黑斑出十死一生。其腑热即为疹，盖热浅也。脏热即为疱，盖热深也。故《证色论》云：大者属阴，小者属阳。汲总角而来，以多病之故，因而业医。近年累出诸处治病。当壬申岁冬无大雪，天气盛温，逮春初，见小儿多病斑疹。医者颇如前说，如投以白虎汤之类，即窃笑云白虎汤本治大人。盖不知孙真人所论大人小儿为治不殊，但用药剂有多少为异耳。则是未知用药之法，故多失误。今博选诸家及亲经用有效者方，备录为书。

药方

升麻散 治疹疱未出，疑贰之间，身热与伤寒温疫相似，及疮子已出发热，并可服之方。

升麻 芍药 葛根（锉炒） 甘草（炙，各一两）。

上为细末，每二岁儿，服二钱，水一盏，煎至五分，去滓，温服不以时，日三夜一服。

白虎汤 治痘疱麸疹，斑疮赤黑出不快，及疹毒余热，并温热病，中暑气，烦躁热渴方。

石膏（四两） 知母（一两半，锉） 甘草（炙，三两） 人参（半两）

上为细末，每服二钱，水一盏，入粳米二十粒，同煎至七分，去滓，温服，不以时，小儿减半服。春冬秋寒有证亦服，但加枣煎，并乳母亦令服之。

紫草散（阎氏名四圣散） 治伏热在胃经，暴发痘疱疮疹，一切恶候，出不快，小便赤涩，心腹胀满方。

紫草（去苗，一两） 甘草（生用） 木通（去根节锉） 枳壳（去穰麸炒） 黄芪（炙锉，各半两）

上为细末，每服二钱，水一盏，煎至八分，去滓，温服无时。阎氏治疮疹出不快，及倒靥，四圣散即此方也。然既名四圣散，何以有五味，疑黄芪当注云：虚者加入。

附钱氏紫草散 发斑疹。

钓藤钩子 紫草茸（各等分）

上为细末，每服一匙，或五分、一钱，温酒调下，无时。

又附阎氏方蓝根散 治疮疹出不快及倒靥。

板蓝根（一两） 甘草（三钱，锉）

上为细末，每服半钱或一钱，取雄鸡冠血三两点，同温酒少许，食后同调下，二方无证勿服。

抱龙圆 治一切风热，中暑，惊悸，疮疹欲出，多睡，咳嗽，涎盛，面赤，手足冷，发温壮，睡中惊，搐搦不宁，脉洪数，头痛呕吐，小便赤黄方。

天南星（锉开，里白者生为末，腊月内取黄牛胆汁和为剂，却入胆内阴干，再为末，半斤） 天竺黄（二两，别研） 朱砂（二钱，研水飞） 雄黄（半两，研水飞） 麝香当门子（一钱，别研） 牛黄（一字，别研）

上同研极细末，甘草水和圆，芡实大，窨干，竹叶或薄荷汤化下一圆，不拘时候。一方不用牛黄。

救生散 治疮疹脓疱、恶候危困、陷下黑色方。

獖猪血（腊月内以新瓦罐子盛，挂于屋栋上，阴干取末一两） 马牙硝（一两，研） 硼砂（研） 朱砂（研水飞） 牛黄（研） 龙脑（研） 麝香（一钱，别研）

上研极细，每二岁儿取一钱，新汲水调下，大便下恶物，疮疱红色为度，不过再服，神验无比。

牛李膏（钱氏云：一名必胜膏）治疮疹痘疱恶候见于皮肤下不出，或出而不长，及黑紫内陷，服之即顺，救危急候。愚小年病此，危恶殆极，父母已不忍视，遇今太医丞钱公乙下此药得安，因恳求真法。然此方得于世甚久，惟于收时不知早晚，故无全效。今并收时载之，学者宜依此方。

牛李子（一名乌罡子，一名楮李子，一名牛诮子，一名鼠李子，一名禾镰子）好生道旁田畔，过秋结实成穗，垂叶间，味甘可食，色黑多汁。九月后采取，研细，绢滤汁不以多少，于银石器中熬成膏，可丸。每膏二两，好麝香半钱，细研和入。

上每二岁儿服一丸，如桐子大，浆水煎杏胶汤化下。如疮疱紫黑内陷者不过再服，当下恶血及鱼子相似；其已黑陷于皮下者，即红大而出，神验。

玳瑁散 治疮疹热毒内攻，紫黑色，出不快方。

生玳瑁甲（水磨浓汁一合，獭猪心一圆，从中取血一皂子大，同研），

上以紫草嫩茸，浓汁煎汤调，都作一服。

利毒圆 治疮疹欲出前，胃热发温壮，气粗腹满，大小便赤涩，睡中烦渴，口舌干，手足微冷，多睡，时嗽涩实，脉沉大滑数，便宜服之方。

大黄（半两） 黄芩（去芯） 青黛（各一钱） 腻粉（炒，一钱） 槟榔 生牵牛（取末，各一钱五分） 大青（一钱） 龙脑（研） 朱砂（研飞，各五分）

上杵研为细末，面糊为丸，如黄米大，每二岁儿服八丸，生姜蜜水下，不动再服，量儿大小、虚实加减。

如圣汤 治咽喉一切疼痛，及疮疹毒攻咽喉，肿痛有疮，不能下乳食方。

桔梗（锉） 甘草（生用） 牛蒡子（微炒，各一两） 麦门冬（去芯，半两）

上为细末，每二岁儿，服一钱，沸汤点，时时呷服，不以时。

甘露饮 解胃热及疮疹已发，余热温壮，龈齿宣肿牙痛，不能嚼物，饥而不欲食，烦热，身面黄，及病疮疱，乳母俱可服之方。

生干地黄（切焙） 熟干地黄（切焙） 天门冬（去芯） 麦门冬（去芯） 枇杷叶（去毛） 黄芩（去芯） 石斛（去根苗锉） 甘草（炙锉） 枳壳（去穰麸炒） 山茵陈叶（去土，各一两）

上为散，每服二钱，水一盏，煎至七分，去滓，温服不以时候，量力与服。

苏恭紫雪 治大人小儿一切热毒，胃热发斑，消痘疱麸疹，及伤寒热入胃发斑，并小儿惊痫涎厥，走马急疳，热疳，疳黄，疳瘦，

喉痹肿痛，及疮疹毒攻咽喉，水浆不下方。

黄金（百两） 寒水石（三斤） 石膏（三斤） 磁石（三斤） 滑石（三斤） 犀角屑（五两） 羚羊角屑（五两） 玄参（一斤） 沉香（五两） 青木香（五两） 丁子香（一两） 甘草（八两） 升麻（一升皆㕮咀）

上以水五斗，煮金至三斗，去金不用，入诸药，再煎至一斗，滤去滓，投硝石四升，芒硝亦可用，朴硝精者十斤，投汁中，微火煎，以柳木篦搅勿停手，候欲凝入木盆中，更下研朱砂真麝香各三两，急搅匀，候冷贮于密器中，勿令见风，每服一钱，温水化下，小儿半钱一字，咽喉危急病，捻少许，干咽之立效。

附：药味分两悉照《外台秘要》苏恭紫雪方更正。

徐洄溪曰：方中黄金百两，以飞金一万页代之尤炒。邪火毒火穿经入脏无药可治，此能消解，其效如神。

调肝散 败肝藏邪热，解散斑疹余毒，服之疮疹不入眼目方。

犀角屑（一分） 草龙胆（半钱） 黄芪（半两，锉炙） 大黄（一分，炒过） 桑白皮（一分，炙） 钓藤钩子（一分） 麻黄（一分，去根节） 石膏（别研） 栝蒌实（各半两，去瓤皮） 甘草（一分，炙）

上为散，每服二钱，水一盏，煎至五分，去滓，温服，量儿大小加减，不以时候。

护目膏 治疹痘出后，即须爱护面目，勿令沾染。欲用胡荽酒喷时，先以此药涂面上，然后方可以胡荽酒喷四肢。大人小儿有此，悉宜用之方。

黄柏（一两，去皮锉） 绿豆（一两半，拣净） 甘草（四两，生锉）

上为细末，以生油调为膏，从耳前眼眶并厚涂目三五遍。上涂面后，可用胡荽酒微喷，勿喷面也。早用此方涂面即面上不生疹痘，如用此方涂迟，纵出亦少。

胡荽酒 治斑痘麻疹，欲令速出，宜用此方。

胡荽（四两）

上细切，以酒二大盏煎令沸，沃胡荽，便以物合定，不令气出，候冷去滓，微微从顶已下喷背及两脚胸腹，令遍，勿喷头面。（仍将滓焙干，红绢袋子盛，缝合令乳母及儿佩带，余酒与乳母饮之）

牛黄散　治疮疹阳毒入胃，便血日夜无节度，腹痛啼哭方。

川郁金（一两）　西牛黄（一钱）

上研为末，每二岁儿服半钱，以浆水半盏，煎至三分，和滓温服，大小以此增减之。

蛇蜕散　治斑疹入眼，翳膜侵睛，成珠子方。

马屁勃（一两）　皂荚子（二十七个）　蛇蜕皮（全者一条）

上入小罐子内，盐泥固济，烧不得出烟，存性研为细末，温水（阎氏用温酒）调下一钱，食后服。

真珠散　治斑疱疮疹入眼疼痛，翳膜眼赤羞明方。

栝蒌根（一两）　蛇蜕皮（四钱一条，全炙）

上为末，用羊子肝一枚，批开去筋膜，掺入药二钱，用麻缕缠定，以米泔内煮熟，任意与吃。如少小未能吃羊肝，以熟羊肝研和为丸，如黄米大，以生米泔下十丸，乳头上与亦可，日三服。（儿小未能食肝，与乳母食之佳）

附阎氏方

蝉壳末

上用水煎羊子肝汤，调服一二钱。

凡痘疮才欲著痂，即用酥或面油不住润之，可揭即揭去。若不润及，迟揭疮痂，硬即隐成瘢痕，终身受累。（附）

凡小儿实热疏转后，如无虚证，不可妄温补。热必随生

后序

余平生刻意方药，察脉按证，虽有定法，而探源应变，自谓妙出意表。盖脉难以消息求证，不可言语取者，襁褓之婴，孩提之童。尤甚焉。故专一为业，垂四十年。因缘遭遇，供奉禁掖，累有薄效，误被恩宠。然小儿之疾，阴阳为痫最大，而医所覃思，经有备论；至于斑疹之候，蔑然危恶反惊搐，伤寒二痫大同，而用药甚异，投剂小差，悖谬难整，而医者恬不为虑。比得告归里中广川，及之出方一秩示予，予开卷而惊叹曰：是予平昔之所究心者，而子乃不言，传而得之。予深嘉及之少年，艺术之精，而又惬素所愿以授人者，于是辄书卷尾焉。

时元祐癸酉八年十月丙申日翰林医官太医丞赐紫金鱼袋钱乙题董氏《小儿斑疹备急方论》全

朱氏翼中《类证活人书》

此一卷论小儿疮疹。疮疹与伤寒相类，头疼身热，足冷脉数，疑似之间，只与升麻汤。缘升麻汤解肌兼治疮子，已发未发皆可服，但不可疏转，此为大戒。伤寒身热固不可下，疮疹发热在表尤不可转，世人不学乃云初觉以药利之，宣其毒也。误矣。又云疮豆已出不可疏转，出得已定或脓血太盛，却用疏利亦非也。

大抵疮疹首尾皆不可下。小儿身热，耳冷，尻冷、咳嗽辄用利药，即毒气入里杀人，但与化毒汤，紫草木通汤，鼠黏子汤；出得

太盛，即用犀角地黄汤解之；若疮痘出不快，烦躁不得眠者，水解散，麻黄黄芩汤，升麻黄芩汤，活血散主之；黑疮倒厌，猪尾膏，无比散，龙脑膏子无不验也。

若热毒攻咽喉痛，如圣汤；疮豆入眼，决明散，拨云散，蜜蒙花散，通圣散，蛤粉散主之。治疮疹法无出此矣。

升麻汤　治伤寒中风，头痛憎寒壮热，支体痛，发热畏寒，鼻干不得睡。兼治小儿大人疮疹已发未发，皆可服，兼治寒暄不时，人多疾疫，乍暖脱著，及暴热之次忽变阴寒，身体疼痛，头重如石者。

升麻　白芍药　甘草炙　干葛（各等分）

上锉如麻豆大，每服五钱，以水一盏半，煎至八分，去滓，温服。若太假寒，即热服，若热即温服。疮疹亦准此，服药已，身凉止药。小儿量度多少服，如老儿吃，去芍药加柴胡一两，人参半两，雪白芍药一分。

犀角地黄汤　治伤寒及温病应发汗而不发汗，内有瘀血者，及鼻衄吐血不尽，内有余，瘀血面黄，大便黑者，此方主消化瘀血，兼治疮疹出得太盛，以此解之。

芍药（三分）　生地黄（半斤）　牡丹皮（去芯，一两）　犀角（一两，屑，如无以升麻代之）

上锉如麻豆大，每服五钱匕，水一盏半，煎取一盏。有热如狂者，加黄芩二两；其人脉大来迟，腹不满自言满者，为无热，更不用黄芩也。

麻黄黄芩汤　治小儿伤寒无汗，头疼发热，恶寒，兼治天行热气，生豌豆疮，不快，益烦躁昏愦，或出尚身疼热者。

麻黄（去节，一两）　黄芩　赤芍药（各半两）　甘草（炙）　桂枝（去皮，各一分）

上捣罗为细末，每服二钱，滚水调下日三服。

升麻黄芩汤　治小儿伤风有汗，头疼发热恶寒，若时行疮痘出不快，烦躁不眠者，加木香（一钱五分）。

升麻　葛根　黄芩　芍药（各三钱）甘草（炙，一钱半）

上锉如麻豆大，每服二钱，以水一中盏，煎至六分，去滓，温服。

化毒汤　治小儿疮痘已出未出并皆服之。

紫草嫩者　升麻　甘草（炙，各半两）

上锉如麻豆大，以水二盏，糯米五十粒，煎至一盏，去滓，温服。

德按：刘氏《幼幼新书》加木通二钱五分，名曰　夺命散，此疮疹之祖方也。

紫草木通汤　治小儿疮疹。

紫草（去芦）　木通　人参　茯苓（去皮）　糯米（各等分）　甘草（半之）

上锉如麻豆大，每服四钱匕，以水一盏半，煎至一盏，去滓，温服。

鼠黏子汤　治疹痘欲出未能得透，皮肤热，气攻咽喉，眼赤心烦者。

鼠黏子（四两，炒香）甘草（一两）防风（半两）荆芥穗（二两）

上捣罗为末，每服二钱，沸汤点服，食后临卧，逐日三服，大利咽膈，化痰涎止嗽。若春冬间，常服免生疮疖，老幼皆宜服。

水解散　治天行头痛壮热一二日，兼治疱疮未出烦躁，或出尚身体发热。

大黄　黄芩　桂心　甘草（炙）芍药（各二两）麻黄（四两，去节汤泡焙）

上捣罗为末，患者以生熟汤浴讫，以暖水调下二钱，相次二服，得汗利便差。强实人服二方寸匕。此调风实之人，三伏中宜用。若去大黄，即春夏通用。

活血散　治疮子或出不快。

用白芍药末一钱酒调，如欲止痛用温熟水调下。

猪尾膏　治疮子倒厌黑陷。

用小猪儿尾尖刺血三两点，入生龙脑少许，同研，新汲水调下立效，惟实热证，方可用此。

无比散　治疮疹恶候不快，及黑疮子，应一切恶候。

牛黄　麝香　龙脑　腻粉（各一分，研细）　朱砂（一两，先研如粉）

上为极细粉，小儿一字，大人五分，水银少许，同小獖猪尾上血三两滴，新汲水少许，同调服，先安稳得睡，然后取转，下如烂鱼肠蒲桃穗之类涎臭恶物便安，小儿用奶乳汁滴尤妙。

龙脑膏子　治时疾发豌豆疮，及赤疮子未透，心烦狂躁，气喘妄语，或见鬼神，或已发而陷伏，皆宜速治，不尔毒入藏必死。

生龙脑（一钱）

上细研，旋滴猪心血和丸，芡实大，每服一丸。心烦狂躁者用紫草汤化下，若疮子陷伏者用温酒化下，少时心神便定得睡，疮疹发透，依常将息也。

附阎氏方　治伏热在心，昏瞀不省，或误服热药，搐热冒昧不知人，及疮疹倒厌黑陷。

生梅花脑子研半字或一字，取新杀猪心一个，取心中血同研作大圆，用新汲水少许化下，未省再服；如疮疹陷伏者，温酒化下。

如圣汤　治小儿疮疹，毒攻咽喉肿痛。

桔梗（一两）　牛蒡子（炒，一两）　生甘草（一两）　麦门冬（去芯，半两）

上为细末，每服二钱，沸汤点，细细呷服，入竹叶煎服尤妙。

决明散 治疹痘疮入眼。

石决明子（一分） 栝蒌根（半分） 赤芍药（一分） 甘草（一分，炙）

上捣罗为末，每服半钱，蜜水调下，日进三服。

拨云散 治疹痘疮入眼及生翳。

桑螵蛸（真者一两，炙令焦，细研）

上捣罗为细末，入麝香少许，令匀，每服二钱，生米泔调下，临卧服之。

密蒙花散 治疹痘疮并诸毒气入眼。

密蒙花（一钱半，净） 青葙子 决明子 车前子（各半钱）

上为细末，用羊肝一片，破开作三片，掺药令匀，却合作一片，以湿纸七重裹，塘灰火中煨熟，空心食。

通望散 治疹痘疮入眼及生翳。

白菊花（一两），如无以甘菊花代之 绿豆皮 谷精草（去根，各一两）

上捣罗为末，每服用一大钱，干柿一个，生粟米泔一盏，共一处，煎后，米泔尽，只将干柿去核吃之，不拘时候，一日可吃三枚，日浅者五七日可效，远者半月愈矣。

蛤粉散 治小儿疮子入眼。

谷精草 蛤粉（各等分）

上为末，每服一钱匕，猪肝二两许，批开掺药，卷了青竹叶，裹麻缕缠定，水一碗煮令熟，入收口瓷缸内，熏眼后，温取食，日作，不过十日退。

许白沙先生论小儿病脉

凡候小儿脉，当以大指按三部，一息六七至为平和。十至为发热，五至为内寒。（一作胀）脉紧为风痫，沉缓为伤食，促急为虚惊，弦急为气不和，沉细为冷，浮为风，大小不匀为恶候，为鬼祟，浮大数为风为热，伏结为物聚，单细为疳劳腹痛多喘呕。而脉洪者为有虫，沉（一作浮）而迟潮热者胃寒也，温之则愈。

予尝作歌以记之，歌曰：小儿脉紧风痫候，沉缓伤食多吐呕，弦急因知气不和，急促虚惊神不守，冷则沉细风则浮，牢实大便应秘久，腹痛之后紧而弦，脉乱不治安可救。变蒸之时脉必变，不治自然无过谬，单细疳劳洪有虫，大小不匀为恶候，脉沉（一作浮）而迟有潮热，此必胃寒来内寇，（内一作作）泻利浮大不可医，仔细斟量宜审究。

凡婴儿未可脉者，俗医多看虎口中纹颜色，与四肢冷热，验之亦有可取。予又以二歌记之。虎口色歌曰：紫热红伤寒，青惊白色疳，黑时因中恶，黄即困脾端。冷热证歌曰：鼻冷定知是疮疹，（一作痘症）耳冷应知风热证，通身皆热是伤寒，上热下冷伤食病。若能以色脉参伍，验之所得亦过半矣。

郭白云先生论痘疹三不宜

凡盛出之际宜解肌，以托其出，不宜汗，汗则气弱而陷；宜和里以纾其壅，不宜下，下则毒反入内；宜化毒以济其阴，不宜凉折，凉折则毒闭不出。此通弊也，学者不可不知。

王海藏先生论痘疹出不快

　　身后出不快者，足太阳经也，用荆芥甘草防风汤；身前出不快者，手阳明经也，用升麻葛根汤；四肢出不快者，足阳明经也，用防风芍药甘草汤。此皆解毒升发之剂也，不可不知。

卷三　述古编（下）

缪氏《广笔记幼科》

瘄疹论并治法

缪氏仲醇曰：瘄疹者，手太阴肺足阳明胃二经之火热发而为病者也。小儿居多，大人亦时有之。殆时气瘟疫之类欤。其证类多咳嗽，多嚏，眼中多泪，多泄泻，多痰，多热，多渴，多烦闷，甚则躁乱，咽痛，唇焦，神昏是其候也。治法当以清凉发散为主。药用辛寒甘寒苦寒以升发之，惟忌酸收，最宜辛散，误施温补，祸不旋踵。

辛散如荆芥穗、干葛、西河柳、石膏、麻黄、鼠黏子；清凉如玄参、栝蒌根、薄荷、竹叶、青黛；甘寒如麦门冬、生甘草、蔗浆；苦寒如黄芩、黄连、黄柏、贝母、连翘皆应用之药也。量证轻重，制剂大小，中病则已，毋太过焉。

瘄疹续论

瘄疹乃肺胃热邪所致，初发时必咳嗽，宜清热透毒，不得止嗽。疹后咳嗽，但用贝母、栝蒌根、甘草、麦门冬、苦桔梗、玄参、薄荷以清余热，消痰壅则自愈，慎勿用五味子等收敛之剂。若多喘，喘者热邪壅于肺故也，慎勿用定喘药，惟应大剂竹叶石膏汤加西河柳两许，玄参薄荷各二钱。

如冬天寒甚痧毒为寒气郁于内，不得透出者，加蜜酒炒麻黄一剂立止。凡热势甚者，可用白虎汤加西河柳，忌用升麻，服之必喘。若多泄泻，慎勿止泻，惟用黄连、升麻、干葛、甘草则泻自止。疹家不忌泻，泻则阳明之邪热得解，是亦表里分消之义也。

倘痧后泄泻及便脓血，皆由热邪内陷故也，大忌止涩，惟宜升散，仍用升麻、干葛、白芍、甘草、黄连、扁豆花，便脓血则加滑石末，必自愈。其或痧后生疮不已，余热未尽故也，宜用金银花、连翘、荆芥穗、玄参、甘草、黄连、木通浓煎饮之良。

痧疹不宜依证施治，惟当治本，本者手太阴足阳明二经之邪热也。解其邪热则诸证自退矣。

治痧疹发不出，喘嗽烦躁，闷乱狂越。

西河柳叶风干为细末，水调四钱，顿服立定，此神秘方也。

又方　仲醇立

蝉蜕（一钱）　鼠黏子（炒研，一钱五分）　荆芥穗（一钱）　玄参（二钱）　生甘草（一钱）　麦冬（一钱五分，去芯）　干葛（一钱五分）　薄荷叶（一钱）　知母（一钱）　西河柳（五钱）　竹叶（三十片）　甚者，加石膏（五钱）　冬米（一撮）

又方　加黄芩黄连黄柏等治之。

冬月痧疹因寒不得发透，喘渴闷乱，烦躁不定，用麻黄去节，汤泡过，以蜜酒拌炒，加一钱，或七八分于治痧药中，一服立透。药用干葛、麦冬、贝母、前胡、荆芥穗、玄参、西河柳、甘草、知母一服，而痧疹立透。

缪氏《本草经疏》

赤柽木（一名西河柳，又名观音柳，三眠柳）味甘，微咸，气温，无毒。近世有以治痧疹热毒不能出，用为发散之神药。经曰：少阴所至为疡疹，正刘守真所谓诸痛痒疮疡，皆属心火之旨也。盖热毒炽于肺胃，则发斑疹于肌肉间。以肺主皮毛，胃主肌肉也。此药正入肺胃心三经，三经毒解则邪透肌肤，而内热自消。此皆开发升散，甘咸微温之功用也。

主治：同石膏、知母、薄荷、荆芥穗、玄参、牛蒡子、麦冬、竹叶、连翘、黄芩、甘草之属，治斑疹发不出，或虽发不透，如热甚毒炽，舌生芒刺，大渴谵语，斑色紫黑者，加入三黄石膏汤内大效。

单用及兼各药并主痧疹首尾诸证。

汪氏双池曰：赤柽柳一名西河柳。枝叶似柏实，柳类也。生水泽旁，天将雨则木有云气上蒸，故又名雨师。性味甘辛咸寒，能泻肺热，散瘀血，挹润泽之气以上行而宣毒，去郁麻证，用之最良。

聂氏《活幼心法》

聂氏久吾曰：麻疹形如麻痘，疹形如豆，皆象其形而名之也。麻痘俱胎毒。而痘出五脏，脏属阴，阴主闭藏，其毒深而难散；麻出六腑，腑属阳，阳主发泄，其毒浅而易散。脏阴多虚寒，故痘可温补；腑阳多实热，故麻宜解散。然麻虽属腑，而其热毒之气上蒸于肺，肺主皮毛，实受其毒。是以发热之初虽似伤寒，而肺家见证独多，咳嗽、喷嚏、鼻流清涕、眼泡肿、眼泪汪汪、面肿腮赤，是也。

治之之法惟在宣发其毒，以尽出之于外。虽红肿之甚，状如漆疮，亦不足虑，以其既发于外，即可免乎内攻，不若痘家之必顾其收结也。此证若调治得法十可十全，而调治失宜则杀人易如反掌。盖麻疹有所大忌，病家犯其所忌则至于杀人，医家犯其所忌亦至于杀人也。其所忌不同，同忌闭塞，其毒不得发泄也。今先标四大忌于前，令人勿犯，然后制方于后。

忌荤腥生冷风寒

出麻疹时大忌食荤腥，食生冷，冒犯风寒，皆能使皮肤闭塞，毒气抑郁而内攻也。

忌骤用寒凉

初发热时最忌骤用寒凉以冰毒，使毒邪抑遏不得出，则成内攻之患。而昔人谓天气暄热宜用辛凉发之，如黄连解毒汤之类，不知天时暑热之气，岂寒凉之药所能解，今骤用寒凉恐不足以解外热，而适足以阻内热，使不得出也。

曾见有一宦家艰子息，得一男甫一岁，出麻发热，麻未见形而发搐，医误认为急惊，而用凉药攻之，遂令麻毒隐隐在皮下不出，后医以滋阴为主，而用四物等药亦不能救，烦闷声哑至旬日而死，此可以知凉药冰毒之害矣，今因天热而骤用寒凉岂理也哉。

忌多用辛热

初发热时最忌多用辛热，以助毒，如桂枝、麻黄、羌活之类，能使毒壅蔽而不得出，亦致内攻之患。而昔大谓天气大寒宜用辛热，如桂枝汤之类发之，不知天气大寒只宜置之燠室，谨避风寒可也，且天气虽寒而人身之热毒未必减也，而多用辛热岂理也哉。

忌误用补涩

麻出之时多有自利不止者，其毒亦因利而散，殊无妨害。如泄利过甚，则以加味四苓散与之，切忌用参、术、诃、蔻补涩之药，重则令腹胀喘满而不可救，轻则变为休息痢，缠绵不已也。戒之戒之。

加味四苓散

木猪苓　木通（各八分）泽泻　赤茯苓（各七分）车前子（略炒）川黄连　黄芩（俱干炒）牛蒡子（拣净炒香研碎，各五分）灯芯（一团。同煎，食前服，初发热欲出未出时宜用。）

宣毒发表汤

升麻　白粉葛（各八分）防风（去芦）桔梗（各五分）荆芥穗　薄荷　甘草（各三分）牛蒡子（炒香研细）连翘（去芯蒂研碎）前胡　枳壳（麸炒）木通　淡竹叶（各六分）

天气大热加黄芩（炒，八分）大寒加麻黄（八分炙），麻已出而红肿太甚宜用。

化毒清表汤

牛蒡子（炒香研碎）连翘　天花粉　地骨皮　川黄连　黄芩　山栀（炒）知母　干葛　元参（各八分）桔梗　前胡　木通（各六分）甘草　薄荷　防风（各三分）

口渴加麦冬（去芯，一钱）白石膏（煅研，三钱）大便涩加酒炒大黄（一钱二分），有毒气流注而成痢者宜用。

清热导滞汤

川连　条芩　白芍　炒枳壳　山楂肉（各一钱）厚朴（去皮姜汁炒）青皮　槟榔（各六分）当归　甘草　牛蒡子　连翘（各五分）

红多者加红花（三分）地榆炭（五分）秘涩甚者加酒炒大黄（一钱二分）

纸捻照法

用学书竹纸或烧钱草纸烘干作捻子，如小指大，蘸清油于灯

231

上，往来薰炽，令纸条无泡，不瀑咤，又饱蘸油略薰炽，令油无泡即点捻子，将患者房内窗门闭，令黑暗，看其左颧有何色点，右颧有何色点，中庭有何色点，观两颧，宜以捻子在两耳边及鼻边平照；观中庭，宜以捻子在两目角边平照，看其皮中，历历可指，是赤是紫是点是块晓然明白。若是麻疹则浮于皮外肉内无根，若是痘疮根在肉内极深。若以捻子当颧及中庭正照则黯而不见，捻子有灰即掐去，令光明朗。如此照之，病情在内者可以预见，若以天日之光观之亦不见矣。

麻疹避忌（附）

避秽气

妇女月经气，房帏淫液气，新产血污气，远行劳汗气，腋下狐骚气，疮毒脓腥气，酒醉口臭气，衣裤汗酸气，误烧毛骨气，吹灭灯烛气，牛油羊臊气，芸香燥烈气，烟火蚊烟气，硫黄火油气，煤炭焦烘气，煎焰油熬气，韭蒜熏辣气，沟而秽浊气，新屋油漆灰土气，空房潮湿霉蒸气。

守禁忌

睡中勿高声叫唤，禁生人往来，忌厉色呼喊，勿对梳头，勿对搔痒，勿使尼僧师巫凶服进房，勿对歌哭怒骂饮酒食肉，勿言语惊慌，勿翻床扫地，勿于卧榻前列便壶马桶，禁止哄闹锣鼓花爆鸡犬恶声。以上诸避忌，谨之则重可变轻，不谨则轻变重，重变危矣。

翁氏《痘疹金镜绿》（许宣治注释）

麻疹附余

翁氏仲仁曰：夫麻疹之与痘疮始似而终殊，原同而证异，痘疮发于五脏，麻疹出于六腑。然麻疹一证先动阳分而后归于阴经，故标属阴而本属阳。其热也，气与血分相搏，故血多虚耗。其治也先发散行气，而后滋阴补血。凡动气燥悍之药皆不可用也。（许注：所以要养阴）

发热之初，憎寒壮热，鼻流清涕，身体疼痛，呕吐泄泻，咳嗽气急，腮红眼倦，多是麻候，宜服升麻葛根汤。表之得汗，则皮肤通畅，腠理开豁，而麻疹易出也。于发散药中加葱白生姜，使孔窍中微汗润泽，免热闭发搐之证。

发热咳嗽之时，既明麻疹有出不快者，用麻黄汤，羌活汤，消毒饮，发散解毒之剂，外以芫荽酒糟蒸热擦之，自头上至足为齐，头面愈多者为佳。

凡看麻疹之法，多于耳后项上腰眼先见，其顶大而不长，其形小而匀净，既出之时，如色紫红，干燥暗晦乃火盛毒炽，宜用六一散解之，四物汤换生地加柴胡、黄芩、干葛、红花、牛蒡、连翘之类，滋阴凉血而热自除，所谓养阴退阳之义也。

如麻疹出后见风没早，未清爽者，宜消毒饮加发散之药，虽不复出亦寻愈矣。有麻出三日不没者，乃内有实热，宜四物汤加清利之药，则热自解而麻自消矣。麻后泻痢者乃积热移于大肠，宜四苓散加木通、芩、连、白芍药或香连丸之类。

麻后痰嗽不止，四物合二陈加栝蒌、桔梗、五味子，渴加麦

冬、枳壳，喘加苏子、桑皮。（火克金者不必降气）

麻后牙疳红肿者，清胃汤合甘桔汤加牛蒡、荆芥、元参，（便闭者急下之）胃烂者不治之证也。（德按：清胃汤用升麻、当归、黄连、丹皮、生地）

孕妇出麻，以四物汤加白术、条芩、艾叶、砂仁，以安胎清热为主，则胎不动而麻自愈矣。（麻证多热，砂仁艾叶恐非所宜）麻疹正出之时不进饮食者，但得麻色淡红润泽亦无害也，乃热毒未解内蕴实热，故不食耳，麻退不食者，用四物汤加神曲砂仁，一二帖自然能食矣。（麻退不食，肺胃有热者多，温燥之剂未可概施）

凡出麻证之时大忌荤腥生冷，宜避风寒水湿，苟有不谨，最为深患，戒之慎之。

麻疹辩疑赋

麻虽胎毒多带时行气候，暄热传染而成其发也，与痘相类，其变也比痘匪轻。先起于阳，后归于阴，毒盛于脾，热流于心，脏腑之伤，肺则尤甚，始终之变，肾则无证。初则发热，有类伤寒。眼胞因倦而难起，鼻流清涕而不干。咳嗽少食，烦渴难安。斜目视之隐隐皮肤之下，以手摸之磊磊肌肉之间。其形若疥，其色若丹。出见三日，渐没为安；随出随没，喘急防端。根窠若肿兮疹而兼瘾，皮肤加赤兮疹尤夹斑，似锦而明兮不药而愈，如煤而黑兮百无一痊。麻疹既出，调理甚难，坐卧欲暖，饮食宜淡，咳唾涎沫，不禁酸咸；忽生喘急，肺受风寒，心脾火灼，口舌生疮，肺胃蕴热，津液常干；有此变证，治法不同，微汗毒解，热势少凶，二便清调，气行无壅。腠理拂郁兮即当发散，肠胃秘结兮急与疏通。鼻衄者不必忧治，邪从衄解；自利者不必遽止，毒以利松。麻后多利兮热毒移于大肠，咳嗽喉痛兮痰气滞于心胸。口渴心烦法在生津养液，饮食减少治宜调胃和中。余证无常，临时变通。此则麻之大旨，妙用存乎一心。

麻疹轻重不治要诀

或热或退五六日而后出者轻。淡红滋润头面匀净而多者轻。发透三日而渐没者轻。

头面不出者重，红紫暗燥者重，咽喉肿痛不食者重，冒风没早者重，移热大肠变痢者重。黑暗干枯一出即没者不治，鼻扇口张目无神者不治，鼻青粪黑者不治，气喘心前吸者不治，麻后牙疳臭烂者不治。许氏橡村曰：麻之为患与痘并重，然一时出者，其形证大略相似，故治者严于痘而略于麻。不知痘之境宽虽极险恶犹可从容图治，麻之境促变生顷刻多有不及救者，故不可不预为之防也。预防之法在病家坐卧欲暖，饮食宜淡，二语尽之。

在医家慎发表三字尽之矣。所谓慎发表者，其一，体实之儿，火毒盛甚，发之太过，热拥于上多有气粗喘闭者，医家见其喘闭，复以表药继之，热不能降，甚致焚烁而死。抑思古人立方，升麻葛根汤之用芍药所以和阴也，麻黄石膏汤发中有降也。其一，体虚之儿出每迟滞，小经发散，元气已浮，医者谓出未透更重发之，麻虽出，而真阳之气尽，拔无阴以摄致，有顷成喘脱者，予用六味地黄汤加人参纳气归元，曾救一二。

尝语同道：凡见体弱之儿，及囟开面白目无神者，失母欠乳者，大病瘥后、或疟痢后者，出虽迟缓，即当照顾元气，万不可过行发表，至于大概出见及轻重不治等证，守此数条，真屡试屡中之言，除虚实二者外皆当字字遵之，虽千状万变总不离此。

朱氏《痘疹传心录》（《六醴斋医书》）

疹（一名痧子，又名麻子，又名瘄子）

朱氏济川曰：夫疹亦胎毒也，比痘稍轻，然中有脏腑之分，发因时气之击。（春温夏热秋凉冬寒，此四时之正气也，冬宜寒而反温，则阳气发泄太早，至春必发疹也，故经曰：冬居温暖，春必痘疹，又曰：少阳客胜则丹疹外发）证分虚实之异，治有补泻之殊。然其证之发也，类于伤寒，寒热头疼，目泪汪汪，鼻流清涕，呕吐泄泻，喘嗽喷嚏，谵妄溺涩，饮食不进，烦躁闷乱，睡卧不宁，此因阳火攻击，以致毒乘于脾，热留于心，而干于肺，盖肺主皮毛，脾主肌肉，疹之出赖二脏以行其毒，惟利于发得透彻，则毒尽出皮肤，内热自清，则无患矣。

所以疹之出必咳嚏衄血呕吐泄泻也。若其初发自头面先见，而至足为齐。头面淡红愈多为佳，其形若芥子细密，其色若桃花红活，隐见二三番，三四日渐没，人事安宁，饮食如常，二便清调，此其顺也。若亢热喘急，发不能出，或一出即没，或冒风没早，或虽出而紫黑无神，或淡白干枯，或身肢虽见，而头面不出，及加喘胀胸高，肩息，狂言谵语，或口鼻出血，搦手摇头，寻衣摸床，饮食不进，哕恶便秘，口出尸气，皆不治，若喘嗽烦闷，睡卧不安，二便坚闭，饮食不进，疹虽出而紫滞，乃毒火炽盛，治宜清解为主。

若疹虽透而色淡白，干咳不续，减食便溏，精神疲倦，乃中气不足，宜固中气而兼清肺为主。一有正气不足，不能逐邪外出，致毒伏于内，喘胀而死，俗名闷疹也。间有风寒外袭，闭其腠理，或饮食停滞而气道窒塞，以致疹不易出，治宜疏利为主。

论曰：微汗而邪无蓄，便清而毒无壅。且如肠胃结而疏利弗缓，腠理窒而发散毋迟，衄血而邪从衄解，利下而毒以利松，咽喉肿而降火为急，烦渴不已解毒为先。饮食减常须救胃，语言谵妄必清心。时令冷兮投辛热，时令凉兮用辛温，时令既温辛凉无阻，时方炎热辛寒可施。故曰：必先岁气，毋伐天和。

然而为治之要先宜解散为主，解散则皮肤通畅腠理开豁，则毒尽透解，则无余邪之为后患。若不知解散，或药误温寒，或坐视犯禁，使邪不尽泄，留蓄于中，变证百出。或烦躁闷乱，泻利失血，目赤口疳，不食便秘，喉痛声哑，喘嗽痰涎，疔痈疮肿等证见矣。古人曰：治别虚实，法宜变通。所谓活泼泼地是神术也。

今人以疹为轻，不能调护，乃为风寒外束，及为生冷内伤，郁遏毒气，而不得外达。欲出不出或一出即没，反毒内攻噬脐何及。医者亦以为易治，孟浪用药而不知禁，往往误人，不为己咎也，可痛可惜。

疹之出有中腑之正疹，有风寒发疹，有厉毒发疹，有内伤发疹不可不辩。然中腑之正疹者辛凉而发之，风寒发疹者辛温而汗之，厉毒发疹者辛寒而清之，内伤发疹者苦平而利之也。

凡疹之出虽先以发散为贵，若表实不易透，或风寒壅遏者发解可也；若表虚自汗，疹毒易出而妄投之，岂免虚虚之祸乎，临疹当辨虚实不同一治。

凡出疹首尾，慎不可用燥悍之药者，盖疹从肺始，肺属金而西兑，胜燥之方性勇悍而少柔，喜清润而畏燥烈，故曰疹要清凉，投清凉则升，用燥烈则呃。倘不得已而用麻黄、桑皮等性燥之药，必须蜜炒，再加性润之药佐之，以折其悍气则可矣。若误用之则金愈燥烈，譬犹滔天之焰复添以油，岂有不毙之理哉。

钱氏论疹要清凉，以辛凉之药发之当矣。而昧者遂以清凉作寒凉看，始出便用芩连栀膏等以凉其邪热，眼见圜阓之中疹儿殒殁相继者多矣。盖曰：疹者亦秽液之气也，伏藏于人身之中，初无形臭，必待风寒时气，鼓击而出，则汗解之宜也。辛散之宜也。其可以苦者坚之乎。寒者束之乎。

经曰：邪气盛则实。邪既盛矣，非汗散由何而解，若以苦而坚其肌皮，以寒而束其毫腠，则欲出未出之疹邪，使之从何地而宣泄乎。乃致反戈内攻，喘胀闷乱而死者多矣。间有受毒之轻，感邪之浅，或邪毒出于大半，其暴烈之势稍衰者，亦从而侵蚀于喉舌而为疳，或留连于肠胃而为滞，延绵日久使儿悴弱而毙者亦多矣。

凡用寒凉但可施于君相之令、炎夏之时，疹尽出之后亦当中病即止。若寒水之司严寒之令，疹未尽出而投之，则火为寒郁岂能发越乎。

附治验

一小儿身热喘嗽，呕吐不食，余谓疹症也。皆由风寒封闭腠理，故伏而不出。以麻黄葛根汤表之，得汗则皮肤通畅，疹透而症悉平矣。亦有表之无汗不透，或虽透即没，反加喘胀不治。

一儿身热咳嗽，疹出隐隐，医以疹药发之不见不没。余谓瘾疹也，由客受风寒郁而不散，非若中腑之正疹也，以芎苏散治之愈。

一女出疹，药用寒凉。又食生梨一二，疹即隐没，喘急胸满，面青肢冷，眼合，声呕，昏晕。余谓毒为寒郁，反毒内攻而然也。以麻黄汤加葛根紫苏甘草桔梗生姜服之，外以被覆得汗而苏，疹复出。喘甚于前，余谓骤用麻黄燥烈之药，致毒火盛而肺气热也，宜清润之，以甘草、桔梗、牛蒡、前胡、杏仁、元参、知母、天花粉、黄芩、麦门冬治之，喘息而愈。

一儿身热，喘急腹胀。医云：内伤外感，治之不效。召余，视其胸背隐隐赤色，乃疹症也。以麻黄葛根汤表之，疹虽见头面，不出即没而死。

一儿身热喘胀，人事不苏，口鼻出血，面色青白，干枯，余谓闷疹，不治。

一儿身热，疹出吐泻。余谓初出疹而吐泻者，乃阳火得泄，吉兆也。以升麻葛根汤表之，疹尽透而愈，亦有兼伤食吐利者，前方加消化之药。

一儿身热，头疼骨痛（伤寒症）咳嗽气急，（疹症也）哕恶不食，余谓伤寒而兼疹。发以百解散十神解毒汤治之，症平疹透愈。亦有症类如前医缓治之疹，虽透而色紫黑喘胀闷乱不治。

一儿疹半出，壮热喘胀，烦躁闷乱。余谓疹不尽透，邪毒内攻而然也。以麻黄、甘草、桔梗、干葛、荆芥、前胡、枳壳、牛蒡治之。疹尽出，二三番渐没而愈。

一儿疹不易透，喘胀昏愦。余谓客冒风寒致毒郁而不易出。以桂枝汤加麻黄、葛根、前胡服之。又以防风煎汤一盆，置病人床下熏之，厚衾，汗出，疹毒尽透而愈。或以芫荽防风汤浴洗头面手足，为妙。又以苎麻蘸芫荽酒遍身戛之愈妙。

一儿汗出疹透喘急不止。余谓邪气壅盛。以炒黑麻黄、杏仁、甘草、石膏治愈。

一儿疹出色紫，便秘溺赤，烦躁闷乱。余谓疹毒亢盛。以大柴胡汤利行三次，前症悉平愈。

一儿疹出弥盛，形如锦纹，而间有头粒，色赤，壮热烦躁，舌胎，便秘，全谓斑疹并行。以调胃承气汤利之，又白虎汤合葛根汤治之愈。

一儿疹出紫色，喘嗽，哕泻不食。余谓疹毒亢盛。以解毒饮挑痧法愈。

一儿疹尽出，客冒风寒，没早，喘胀，不治。亦有急用麻黄桂枝汤而疹复见愈。

一儿元月发疹身肢隐见不振，而头面不出，面色青白，喘胀闷乱，右寸脉微。余谓正气虚不能逐邪上升于头面。宜补益而助升发为主，以麻黄桂枝汤加人参二钱水煎服，又以芫荽防风煎汤浴洗头面手足，疹透症平而愈。

一儿疹出色紫，便秘溺赤，烦躁闷乱。余谓疹毒亢盛。以大柴胡汤愈。

一儿疹正出，而恣食停滞，腹饱便秘，壮热谵语。余谓食壅而毒不化。以大黄、枳实、厚朴、栝蒌仁、甘草、黄连利之。而尚喘嗽，壮热，脉迟肢冷。以附子理中汤又归芍六君子汤治之愈。

一儿疹虽出而喘胀便秘，壮热谵语。余谓毒壅不尽出。以黄连、枳实、栝蒌仁、桑白皮、地骨皮、知母、石膏、人中黄治之愈。

一儿出疹误与酸醋闻之，声哑不清，竟尔终身痼疾。

君相司天之岁，时行发疹。凡治以清凉发解之剂无有不愈。若以燥悍药发之多有坏乱也。经曰：必先岁气，毋伐天和。正此谓也。

德按：每逢甲庚戊壬辰戌巳亥之年，少阳客气所胜，多见时行发疹，治宜宣毒发表为先。

一儿疹不易出，余以二仁膏服之疹即尽出而愈。

一儿疹出腹饱便秘。余谓内伤发疹。以承气汤下之愈。

一儿疹出紫色没早，喘急不嗽，通关嚏不，口张肩耸，胸高如龟，舌干唇燥，摇头搦手，面枯青白。余谓邪火炽盛而肺窍窒塞不通，不治也。故曰：喘而咳嗽者可疗，喘而不嗽者难医。

一儿疹虽出而咽喉呛水，舌胎唇燥。余谓毒留心胃。以黄连解毒汤加连翘、牛蒡治之愈。

一儿疹出身热，咳嗽不止。余谓余毒乘金。以清金化毒汤愈。

一儿出疹，汗出喘甚。余谓，仲景曰：喘而大热者，内热甚也。以麻黄杏仁石膏治之愈。

一儿夏月出疹不易透，无汗而喘，以麻黄汤加知母、石膏、黄芩治之愈。

一儿夏月出疹，身热头疼，喘嗽无汗。余谓风寒壅闭腠理。以升麻葛根汤加羌活、白芷、荆芥、桔梗、前胡、知母治之出疹尽透，而但身热，以香薷饮而合化斑汤愈。

一儿夏月出疹热甚烦渴。余谓疹兼暑毒。以香薷饮合葛根汤治之愈。

一儿痘后出疹。众谓痘后正气未复，以补兼升发之剂，喘急而为闷疹不治。

一男子身热喘嗽，医以退热止嗽之剂，身凉喘甚，咽痛。余谓疹症，药误寒凉，毒为寒郁，而疹不出也。以麻黄桂枝汤加干葛治之冷汗微出，疹透而愈。

一儿疹邪不尽，身热喘嗽声暗。余以甘桔牛蒡汤加苏子、前胡、桑皮、杏仁、连翘治之愈。又一儿症亦如前，余以甘桔牛蒡汤加杏仁、知母、元参、前胡、天花粉、麦门冬、淡竹叶治之愈。

一儿疹后身热，余以凉膈散治之愈。

一儿疹后干咳不续。余谓医过发散，致肺气虚耗。以小异功散加门冬、五味子、贝母、桔梗治之愈。

一儿疹后干咳，便溏，减食。余谓中气亏耗。宜温补之，以六君子汤治之愈。

一儿疹后身热不已，午后尤甚。余谓疹出之后，阴分曾受煎熬，血必亏耗，乃血虚症也。治当滋阴清火，此养阴退阳之义也。

一儿疹后咽喉肿痛。余谓余毒不解。以甘桔汤加牛蒡、射干、元参、连翘、知母治之，又葛蓬散吹之而愈。

一儿疹后身热，烦渴不已。余谓虚烦。以竹叶石膏汤去半夏加干葛、花粉治愈。

一儿疹后痰嗽口疳，身热腹饱。余谓补益太早。以清胃汤加腹皮、枳壳治愈。

一儿疹后衄血不止，余以茅花煎浓汁服之愈，或用白茅根亦可。

一儿疹后壮热，咳嗽痰血。余谓毒留肺胃。以黄连、黄芩、山栀、知母、花粉、元参、人中黄愈。

一儿疹后壮热烦渴，利下鲜血不止。以白头翁汤治之愈。

一儿疹后利下脓血，里急后重。余谓毒入大肠。先以三黄丸利之，次黄连芍药汤治之愈。

一儿疹后滞下不止，饮食少进，脉缓肢冷。余谓脾胃气虚。用理中汤又归芍六君子汤治之愈。亦有不应药者，或噤口而死，或飧泄而死。

一儿疹后壮热羸瘦，烦躁闷瞀。余谓邪不尽解，而乘心肝。治以清解之剂愈。亦有不应药者，渐至皮毛枯槁，成为疳瘵，津液干涸而卒。

一儿疹后壮热干咳，烦渴便秘。余谓疹邪不解。以三黄汤利之，又以知母、门冬、前胡、元参、黄连、当归、天花粉、淡竹叶治之。热虽退而咳渴不止。余谓肺气受伤而津液不足。以参、芩、门冬、五味、贝母、陈皮、甘草、桔梗、花粉、知母治之渐愈。

一儿症亦如前但热不退，渐至肌肉消瘦，面色枯白，哕恶泄利。余谓疹后疳劳，不治。延至六旬而殁。

一儿疹后干咳便溏，身热羸瘦，皮毛枯悴。余谓疹后疳瘵之症。以小异功散加贝母、黄连、青蒿、地骨皮、龙胆草、芍药治之渐愈。亦有不应药渐为慢脾风而死。

一子新婚出疹后痰嗽不已，众谓余毒不尽，用清解药而痰愈炽。余谓阴亏而火炎无制，故午后潮热而咳甚也。治宜壮水为主，以六味地黄丸料加麦冬、知母治之愈。又一妇出疹症亦如前，余以前方加当归治之愈。

一儿疹后两目赤肿，壮热烦渴。余谓毒不尽解，乘于肝胃。以清胃解毒汤治之愈。每有延绵失治，或瞽或瞎。

一儿疹后疮痍遍体，壮热躁烦。余谓疹毒不尽。先以葛根汤加荆防发之，又犀角地黄汤治之愈。

一儿疹后走马牙疳，龈溃穿鼻，诸药不效。（德按：或恐梅花疳毒）余以黄牯牛粪，后尖瓦上煅存性，煅人中白黄柏为末，等分和匀吹之，溃窍渐长，龈齿俱生而愈。

一儿疹邪不尽发为疔毒。余谓痧疔也。治同痘疔。又一儿疹毒不解发为肿痈。余谓痧痈也。治同痘痈。

一儿疹后干咳不已。余谓疹时过于解散，肺气虚耗，宜补脾肺为主，不信，只以清火止嗽药，其背渐驼，腿足细小，终身痼疾。亦有嗽久而胸高肿满，状如龟胸。启云先生曰：疹后久嗽则金衰，金衰不能生肾水，肾主骨髓，肾无生气则骨枯而髓减，风寒乘虚而入于髓，其邪凝滞故腰脊不举而为斯疾也。治法先以防风散其邪，又八味地黄丸，加人参、杜仲、牛膝、当归、石斛、何首乌、米仁、菟丝子、萆薢、鹿茸蜜丸，又以驱风壮筋活血膏贴其凸处，又灸肺俞穴。（第三椎骨下各开一寸半）膈俞穴（第七椎骨下各开一寸半）一儿患此，余诊右脉缓弱，谓脾肺不足，先以人参、白术、茯苓、陈皮、甘草、贝母、当归、芍药、米仁、石斛水煎服，脾土稍固，又以前方法治之，腿足渐而生肉，背驼稍愈，但不能脱然如故。

盖疹后当避风寒，节饮食，以保脾土为上，若有虚实为之补泻，不可因循苟且以致变坏也。其鸡肉、荤腥、咸酸、辛辣宜过七七期方渐与食。故曰鸡肉早飧，岂免脾泄之患；咸酸不禁，难免哮喘之疴。一或不慎终身痼疾，为父母者当加谨焉。

附妇人出疹治验

凡孕妇出疹，恐热毒内蒸而胎受伤，当以清热安胎而兼解散之剂，使胎无虞而疹易解也。故曰疹与痘不同，痘宜内实，若胎落而母亡；疹宜内虚，故胎去而母存。虽云胎去而母存，孰若子母两全之为妙。业是者当识此。

一孕妇出疹，热甚而触动其胎，胎堕而去血过多，疹虽没而燥热烦喘，昏愦闷绝。余谓血脱也。当益其气，以理中汤而苏，又以人参一两、当归五钱、阿胶、炮姜、荆芥、艾叶，又随症调理愈。

一孕妇出疹，热极烦闷。医以清热安胎之剂，而热甚。余谓《心鉴》曰：凡孕妇发疹，热极不退者，内实故也。必下其胎，坠胎下疹，即随热内解，母命可存。否则热甚喘胀，子母难全。不从余治，果如而毙。

一孕妇疹出热盛，小腹痛而漏血。余谓热盛触动其胎。以升麻葛根汤加荆芥、紫苏、条芩、当归、川芎、阿胶、白术、陈皮、砂仁治之，血止愈。亦有不同前治，胎堕而子母俱亡，或子亡母存。

一产妇疹不易出，热甚而去血不已。余谓产后气血不足，不能拘毒尽外解。以麻黄葛根汤加当归、阿胶、荆芥、白芷、人参治之，血止疹尽透，调理而愈。

一娠妇疹不易出，热极闷乱，喘胀。余谓疹热危剧，必不能两全，宜下其胎，胎去而母存矣。以表散而兼堕胎药，其胎堕下疹透热退而愈。

一妊妇疹出热盛，堕胎而难产。余以鱼胶三寸烧灰存性，麝香一分，共研末，好酒调下即产。若难之甚，横生逆产，用鱼胶一尺制如前法，虽其胎立下但不能活矣。

一妇人疹后咳嗽，夜热早凉，面白少神，肌瘦唇赤。咸谓气血不足，用八珍汤不效。余审其疹后房劳不慎，用六味地黄汤合生脉散，又独处百日愈。

又一妇疹后房劳不慎，渐为虚怯枯涸告毙。

发斑

斑者，斑如锦纹，红色而无头粒也。乃热毒郁遏，煎熬阴血，血得热而不解，浮于肌肉为斑，足阳明主之。《活人书》曰：伤寒下之太早，热气乘虚入胃，故发斑；下之太迟，热留胃中，亦发斑；阳症用热药过多，胃热焦烂亦发斑。有内伤胃气极虚，火游行于外亦发斑也。

斑色红活者顺，赤斑者热毒盛也，青斑黑斑者逆也。治法清解为上，不可表汗，若汗之重，令开泄，更增斑烂也。《病机》曰：斑疹固有阴阳轻重，皆从火化。急则治标，缓则治本。阳症可清热化斑，阴候宜调中温胃。

附治验

一儿发斑，余以荆防败毒散治之愈。又发斑咽痛，加牛蒡、连翘、元参愈。

一儿发斑，赤色烦躁，便秘溺涩。余谓热毒壅盛。以黑奴丸微

245

利之愈。

一儿发斑，身热，口舌干燥。余以化斑汤加小柴胡、黄连治之愈。

一儿发斑赤色，腹胀痛便秘。余谓内伤发斑。以调胃承气汤下之。身冷，脉沉，肢厥。以附子理中汤六君子汤量而用之。

一儿夏月发斑。余谓暑毒发斑。以化斑汤合香薷饮治之愈。

一儿发斑，呕吐利下，目赤口疮。余以黄连橘皮汤治之愈。

一儿发斑、狂烦、面赤、咽痛。余以栀子仁汤治之愈。

一儿夏月发斑咽痛。余谓毒壅咽喉。以升麻、元参、甘桔、牛蒡治之愈。

一儿夏月发斑疹，热盛狂烦。余谓温毒发斑。以五瘟丹治之愈，或用黄连陈皮汤治之愈。

一儿发斑身热，头疼咳嗽。余谓风热发斑。以芎苏散又葛根汤治之愈。

一儿发斑赤色。余谓胎毒发斑。以犀角解毒汤治之，又砭出紫血愈。亦有毒气内攻喘胀而卒。

一儿发斑丹色。余谓胎毒而发。以磁锋刺血。以犀角大青汤治之，渐退解愈。

一儿痘后发斑紫色，身热便秘。余审病原顺候。医妄用温补药致毒蓄而使然也。以四顺清凉饮利下，又解毒化斑之剂而愈。

水痘

盖水痘由红点而水疱，有红盘，水疱而脓疱结疕，但其形异斜，非正疮痘也。然小儿肌肉嫩薄，尤多此症。皆由伤风寒热，邪郁于肌表，不能作汗而解，发为水痘也。当审其稀密轻重而治之。初起时宜升发之，为水疱宜解散之，脓成宜敛之。亦有夹疹而出，或有夹正痘而出者；不可不辨。

附治验

一儿水痘不易生长，壮热烦躁。以百解散得微汗愈。

一儿出水痘，不作浆而疤结干枯，身热烦躁。余谓倒陷也。皆由风寒壅窒腠理，失于解散故也。以葛根汤加荆、防、翘、蝉、木通治之，肿退遍身红点，余谓余毒发疹，用荆防解毒汤愈。

一儿夏月出水痘，稠密间多黑陷，烦渴，便秘，壮热。余谓热毒太甚，以三黄丸利之，又香薷饮合黄连解毒汤治之愈。

一儿水痘结疔于上龈，溃齿穿鼻。余谓痘时失于解散，毒乘阳明。以清胃汤合解毒汤愈。

一儿水痘失于解散，痘或脓疮不敛。余以绵茧散敷之，又收敛解毒之剂愈。

又有风块游走遍体，或赤，或白，或痒，或痛，由风热淫毒蕴于气血，相搏而生也，用升麻葛根汤加荆、防、薄荷治之。

秦氏《痘疹折衷》

痧疹总论

秦氏景明曰：夫疹发热之初，多似伤寒，惟疹子即痧麻，则咳嗽喷嚏，鼻流清涕，眼胞浮肿，其泪汪汪，面浮腮赤，恶心干呕为异耳。但见此候便要谨避风寒，戒荤腥厚味，用药以表散之，俾皮肤通畅，腠理开豁，疹毒易出也。痘疹之发虽曰胎毒，未有不由天行厉气而发者，故一时传染彼此皆出。用药发散必先明其岁气，如时令温暖以辛凉之药发之，防风解毒汤。暄热以辛寒之药发之，黄连解毒汤。严寒以辛温之药发之，桂枝解毒汤。时寒时暖以辛平之药发之，升麻解毒汤。用升麻参术乃权宜之法，须因时用药不可误作伤寒，妄施汗下反伐天和也。

此言大有精细，又须看其虚实，如大便闭结，烦热，甚而发不出者，以酒大黄利之；吐泻不止，以参术之类补之。经曰：毋实实，毋虚虚，损不足，补有余。夭人性命也。出之太迟发表为贵，出之太甚解毒为先。母伐天和，尝观岁气。寒风凛凛，毒气郁而不行。炎日蒸蒸，邪气乘而作厉。或施温补勿助其邪，或用寒凉休犯其胃。制其过但取其平，诛其暴必欲其已。远寒远热阴阳之胜负不齐，责实责虚人禀之强弱或异。

大抵麻疹以发散为主，用药发散而疹随见则毒尽解矣。若发不出再加药发之，如加味麻黄散，外以芫荽酒糟蒸热擦之，用姜汁和酒浆搽抹亦验。自头至足为齐。若出而头面愈多者为佳，若迟延日久而不能出，反加腹胀气喘昏眩闷乱烦躁而死矣。

看麻出法多于耳后、顶上、腰骶先见，其顶尖而不长，其形小而匀净者，吉也。若色红者，兼火化也，证轻，化斑汤主之，人参白虎汤主之。如色白者血不足也，养荣汤主之。如紫赤干燥晦暗乃火盛毒炽，六一散主之，四物汤去生地加柴胡、黄芩、干葛、红花、牛蒡子、连翘之类，滋阴凉血而毒自除，所谓养阴退阳之义也，此证五死一生，如大青汤、元参化毒汤亦可选用。若黑煤伏隐者则火毒尤甚，此证十死一生不可不明察之，而乌得混为施治也。

痧疹发热证治

痧疹虽云秽液之气，必因风寒时气攻击则出，汗解之宜也，辛散之宜也。其可以苦者坚之乎，寒者束之乎。经曰：邪气盛则热，邪既盛矣，非汗解何由而除。又曰：发表不远热，表既实，非辛散何由而解。若表虚自汗疹毒易出，而妄投发表之药，不免蹈虚虚之戒；若表实无汗大宜表散，则皮肤通畅麻疹易出矣。若犹未出亦不可再汗，恐致亡阳之变，只宜常以葱白汤饮之，临证审明虚实而治之。

时行出疹发热，以火照之遍身，如涂朱之状，此将出之兆。形细密，与痘细密者相似，但疹子出而易没，非若痘之以渐长大也。形鲜红与伤寒发斑相似，但疹之粒有小头，非若斑之皮红成片如蚁蚤之迹也。发热之时遍身汗出者，毒从汗解，玄府开疹易出也。有鼻中血出者，毒从衄解，俱不可遽止。若汗出太多，血出不止，此又火甚逼迫太过，致液妄流，血妄行，急以当归六黄汤加浮小麦以止汗，茅花汤加元参、百草霜以止衄，迟则汗出多而元气虚，血出多而精神散，转为不治之证矣。

渴喜饮水，纯是火邪肺焦胃干心火亢故也。初发热渴者，升麻葛根汤加天花粉；已出而渴者，加天花粉、麦门冬。渴甚，白虎汤合黄连解毒汤主之。然疹发之时未有不口渴者，但当以绿豆、灯芯炒陈米汤饮之，白虎汤佐之。若恣饮冷水必生水蓄之证，其有口不渴，渴不欲饮者，脾胃虚濡，有痰湿也。

身热，脉浮，头疼，骨痛，咳嗽，气急，哕恶不食者乃伤寒而兼出疹也。以十神解毒汤或败毒散主之。如夏月宜升麻葛根汤加羌活、荆芥、白芷、桔梗、前胡、知母、枳壳治之。若得汗而疹透，但身热者，香薷饮合化斑汤疗之。

疹子不出证治

发热时未出见，咳嗽百十声不已，喘急面浮眼胞肿，时卧时起，火毒内蒸肺叶焦枯，宜人参白虎汤，或去参，加牛蒡子、薄荷叶治之。

发热六七日明是疹子却不见出，此皮肤厚腠理密，或风寒封闭，或曾吐利乃伏也。急用托里发表以麻黄葛根汤加蝉蜕，或麻黄散主之，外用胡荽酒敷之。如一向大便秘者，毒甚于里，伏而不出，以桂枝大黄汤主之，外用猪胆导之，再不出者死证也。

客冒风寒致毒郁而不出，喘胀昏愦者，用葛根汤加紫苏、柴胡、川芎、桔梗、前胡、荆芥、防风、蝉蜕，或麻黄桂枝亦可暂用，或败毒散去人参加荆芥、防风主之。又以防风煎汤浴头洗面手足，又以苎麻蘸芫荽酒戛之，或以绢帛蘸热酒搭之俱妙。

疹已出而反没者，乃风寒所迫而然也，若不早治，毒内攻而死矣。急用消毒饮合升麻汤热服，使疹复出方可无虞。

疹出不透，壮热喘胀，烦躁闷乱，毒内攻也。宜竹叶石膏汤或甘草、桔梗、干葛、荆芥、前胡、枳壳、牛蒡治之，使疹出尽为妙。头面少者多加川芎，烦渴者黄连解毒汤，呕泄者黄连、陈皮、木通、泽泻、山栀、连翘、甘草、竹茹、生姜等治之。

疹子出见证治

红影初出皮肤切戒风寒生冷，一或犯之则肌肤闭塞毒气壅滞，遂变为浑身青紫，毒反内攻，烦躁腹痛，气喘闷乱，痒塌诸证作矣。欲出不出，危亡立至。父母医者其可忽诸。

初出吐泻者乃阳火得泄此吉兆也。宜升麻葛根汤主之，亦有兼伤食吐利者加消食药。又云疹子吐泻者不须治，止要消毒散热。

疹初起烦躁谵语者，宜升麻葛根汤调辰砂益元散治之。

疹色红焰或微紫或太甚，并宜大青汤主之。黑者死证也，急用烧人屎研细酒调服。（白马屎、黄牛屎、白狗屎、猫屎、猪屎、皆可用，猫屎尤捷）须臾若黑变红色可治，人中黄火煅代之亦可，若出不透莫如发散解毒，仍用升麻葛根汤加牛蒡、荆、防、蝉蜕、连翘一二进服以清凉继之，庶毒邪不为寒郁，后来亦易调理矣。疹子既出热甚不解，此毒邪壅遏，宜大青汤解其表。便闭以黄连解毒汤合白虎汤解其里。大便不通四顺饮主之。

疹出身热咳嗽不止，乃余毒乘肺金也，以清金化毒汤主之。若更有痰宜橘红、贝母、桔梗、甘草、芩、连、栝蒌仁、连翘、知母、麦冬、牛蒡、灯芯之类。咽喉肿痛加元参，喘者加石膏、竹叶、紫菀、兜铃、苏子，虽喘而壮热者，亦宜竹叶石膏汤起剂而合前诸药，或加杏仁、川朴，但不必用紫菀、兜铃、苏子耳。石膏止可用一二帖不宜多服。石膏大寒性沉主降，小儿每服一二钱，大人倍之，寒月煨用，夏月生用，杨氏《直指》曰：赤疹遇清凉而后化，白疹得温暖而方消。

疹出咳嗽口干心烦者，毒在心肺发未尽也。泻白散加花粉、连翘、元参、黄连以泻心火或黄连杏仁汤。

夏月出疹热甚烦渴是疹兼暑毒也。宜香薷饮合葛根汤，元气虚弱者禁用香薷辛温。

疹既出而发热吐利滞下者，乃火邪内迫，上行则吐，下行则利，甚至毒盛则里急后重而为滞下。吐者宜竹叶石膏汤去半夏主之，利者升麻泽泻汤。邪在中焦则吐利并作宜黄芩汤加陈皮、黄连、竹茹。而里急后重者黄连解毒汤合天水散主之，或黄芩芍药汤加黄连、生地、木通、当归、枳壳等治之，或少加大黄以微利之。

疹出时自利不止，或泻粪水频数者，最为恶候。但看疹若遍身稠太甚或紫或红者，则又不妨。盖毒在大肠非泻则郁遏不解，惟用平胃散加葛根、连翘以解之，疹子发透自然泻止；若已收而泻不止者，疹尤未尽，加连翘、黄连、牛蒡、木通、泽泻以分利之。若用诃子肉果、罂杰壳等药，即变腹胀痞满喘急闷乱不治之证矣。

疹出后热不退，连绵三四日不收者，乃毒火太盛外发未尽，内有余邪，以大青汤或化斑解毒、三味消毒饮加元参、桔梗、石膏治之。

疹出时咽喉作痛不能饮食者，此毒火拂郁上蒸咽喉也，宜甘桔汤加元参、牛蒡、连翘、知母、门冬、花粉、竹叶，或射干鼠黏子汤徐徐咽服，勿作喉疳同论，妄用针刺。

疹出浑身如锦纹者，化斑汤主之。色淡者血不足也，养血益荣汤主之。若黑斑者，十死一生，急用大青汤主之。

形如锦纹而间有头粒赤者，壮热烦躁，舌胎或焦黄或燥黑，大便秘结，乃斑疹并行也。宜调胃承气汤利之，继用白虎汤治之。

疹出而手足发疱者，脾热也，宜消毒饮多加白芍药，少加防风即愈。

疹子之轻者，常以六时为度，如子后为阳午后收，午后为阴子后收，乃阳生阴成，阴生阳化之理也，故渐出渐收者其热亦轻。

疹子出后证治

疹子收后身虽不见羸瘦，但时发壮热，烦躁不宁，搐掣惊悸，神昏志乱，此阴火衰耗致余毒入肝而传于心也，宜养血安神，四物汤加麦冬、枣仁、竹叶、灯芯、甘草、石菖蒲、龙胆草、茯神、黄连为治，或以前药为末用，蒸饼，猪心血为丸，服之亦可。

疹后发热不除忽作搐者，不可与急惊风同论，用导赤散加麦冬，送安神丸。小便清长者治之易，短少者治之难。

疹后咽痛呛水，舌胎唇燥者，乃流毒心胃也，宜黄连解毒汤加连翘、牛蒡治之，疹后痢下脓血，里急后重者，毒入大肠也，先用三黄丸利之，次用黄连芍药汤治之。

疹出时曾作泻痢，未经清解，疹退后变为休息痢，不问红白里急后重，昼夜无度，余毒在大肠也，须分虚实治之。实者三黄丸利之，虚者香连丸和之，后用黄芩汤养血行气为治。

疹后滞下不止，饮食不进，脉缓肢冷乃脾胃气虚也，先用理中汤，次用芎归六君子汤治之。

疹后壮热烦渴，利下鲜红，宜白头翁汤或芩、连、柏叶、槐花、枳壳、荆芥炭之类治之。

疹后余热未尽，热甚而失血者，宜用犀角地黄汤或四物汤加茵陈、木通、犀角之类以利小便，俾热得下行而愈。

疹后浑身发热昼夜不退，此毒未尽解，邪火郁于肌肉之间，久则毛发焦干，皮肤枯槁，肌肉羸瘦，为骨蒸劳瘵之证，急服芦荟肥儿丸加龙胆草、当归、连翘等治之。迟则变为睡则露睛，口鼻气冷，手足厥逆，瘛疭，为慢脾不治之证，用清热除疳丸亦可。

疹后余热未尽，日夜烦燥，谵语狂乱，灯芯汤下辰砂益元散，或辰砂五苓散（去桂术）加芩、连、地骨皮治之。

疹后耳痛红肿成脓，用煅枯矾、夜明砂、胭脂边各一钱、麝香二分同研，先用绵裹杖子揾净，以药少许掺之，若日久不愈，宜服犀角饮解之。

疹后身热烦渴不已，乃虚烦也，宜竹叶石膏汤去半夏加干葛、天花粉、麦冬治之。

疹后壮热喘嗽痰血者，乃毒留于肺胃也，宜黄芩、山栀、知母、贝母、天花粉、元参、人中黄治之。

疹后而复拂拂烦热，频作呕吐者，此毒尚未尽，留连于肺胃之间，宜化斑汤主之；大便闭者，稍加大黄微利之。

疹后便溏干嗽，身热羸瘦，皮枯憔悴者，乃疳瘵之证，宜四君子汤加陈皮、贝母、黄连、地骨皮、青蒿子、龙胆草、白芍药治之。如浑身壮热，未至羸瘦皮枯憔悴，但搐掣烦躁，此热在心肝，以当归养血汤、黄连安神丸间服可也。

疹后微微嗽者用清肺饮加消毒饮主之。

疹后干嗽不已，因过于解散，以致肺气虚耗，宜补脾肺为主，用四君子汤加陈皮、贝母、归身、白芍、米仁、石斛治之。有用清火止嗽药，背渐驼肥骸足细小者，有咳久而胸高肿满状如龟背者，乃疹后久嗽则金衰，金衰则不能生水制木，木火刑金，盖肾主骨髓，肾无生气则骨枯而髓减，风寒乘虚而入于髓内，其邪凝滞故腰脊不举而有斯疾。治法先以防风散驱其邪，后以八味地黄丸加人参、杜仲、牛膝、当归、霍石斛、何首乌、米仁、野黑豆、菟丝子、枸杞子、巴戟肉、萆薢、桑寄生、鹿茸蜜丸，又以驱风壮筋活血膏贴其突处，又以艾灸肺俞穴（第三椎骨下各开一寸半）膈俞穴（第七椎骨下各开一寸半）。

疹后嗽甚气喘，连声不住，甚至饮食汤水俱呛出，或咳血，此热毒乘肺而然也。宜服门冬清肺饮加连翘主之；若胸高如龟背，肩耸而喘，血从口鼻而出，摇头摆颈，面色或青或白或红，而色枯黯者，不可治，然亦有肺气虚为毒所遏而发喘连声不已，但无咳嗽，血出呛食等证，宜清肺饮倍加人参治之。此又不可拘肺热之一端，而纯用清肺解毒之药也。

疹后痰嗽不已，午后发热者乃阴亏而火炎无制也。治宜壮水为主，以六味地黄丸加门冬、知母治之。

疹后两目赤肿，壮热烦渴者，毒乘肺胃也。宜清胃解毒汤治之。

疹后痰嗽口疳，身热腹饱者，宜清胃汤加大腹皮、枳壳治之。

疹后声哑不出，或嗽或喘，身热不退，日久不愈，乃热毒克制肺金。宜清金降火汤加竹沥、姜汁主之。

疹后热毒未尽，发疔发痈，肢节疼痛者，以羌活散微汗微下。

疹后热毒未尽，壮热烦躁，疮疥遍体，先以葛根汤加荆芥发之，次用犀角地黄汤。

疹色变黑，牙根黑烂，肉腐血出，臭息冲人者，用天生白马蹄放热瓦上炙过，存性，研细擦患处，或三妙疳方，马鸣散主之。有齿溃鼻穿诸药不效者，急以牡牛粪后尖瓦上煅，同人中白俱煅存性，和川柏末研细吹之，则溃窍渐涨，齿龈俱生。若面颊浮肿，环口青黑，唇崩鼻坏，穿颊破腮者死。如唇口多疮，其声嘎哑者曰狐惑，以化匿丸主之。若更烦躁失声者死，外以文蛤散雄黄散搭之，内用人中黄、使君子、龙胆草、川黄连、五灵脂侵蒸饼为丸，滚水服以清胃火，然或有得生者，不多见也。

孕妇出疹当以四物汤加冬术、条芩、苏梗、艾叶安胎清热为主，使胎无虞，而疹易出没也；如胎气上冲急用苦葶苈、艾叶煎汤磨槟榔汁服之，更宜多服上药为妙。

孕妇瘀疹热毒蒸胎，胎多受伤，而母实无恙也。盖疹与痘不同，痘宜内实，故胎落而母亡，疹宜内虚，故胎去而母存，孰若子母俱全之为愈也。

疹子不治证

干紫黑煤青黯，面目胸腹稠密，咽喉攒缠，发不出而喘，没早而喘，循衣摸床，谵语撮空，厥逆瘛疭，神昏志丧，喘急不嗽，通关不嚏，口张肩耸，胸高突起，舌干唇燥，搦手摇头，目无液泪，乃火邪炽盛，余毒内攻，肺窍不通也。

身热喘胀，人事不省，口鼻出血，面色青白干枯者，乃闷疹也，不治。

疹后饮食动止如常，乃卒心腹绞痛，遍身汗出如水者，此因元气虚弱，失于调养，外虽无病，内实虚损，偶为寒邪所袭，谓之中恶，朝发夕死，夕发朝死。

疹后须避风寒，切戒水湿，如或不谨，遂致终身咳嗽疮疥，无有愈期。

疹后大忌猪羊鸡鱼虾蟹之类，恐惹终身恶累，若食莱菔则终身有心糟之患，诸如此类随处留神，必先叮嘱告戒。

疹子轻重不治证

或热或退而后出者，轻。

淡红滋润，头面匀净而多者，轻。

发透三日而渐没者，轻。

头面不出者，重。

红紫干燥者，重。

冒风没早者，重。

热移大肠变痢者，重。

目睛无神者，不治。

黑暗干枯一出即没者，不治。

气喘，心前吸者，不治。

鼻煽口张，撮唇弄舌者，不治。

鼻准青，粪色黑者，不治。

痘疮色白为胃烂，不治。

喉肿色黑为内陷，不治。

疹之一证比痘尤甚，若调理失宜祸不旋踵。痘由胎毒外邪感触而发，其形势多少轻重吉凶自可豫断；疹虽由感受邪气而发，然轻者可重，重者可轻，皆在于调养得宜。故必避风寒，节饮食，斯为至要。若误食鸡鱼，则终身皮肤如鸡皮之状，凡遇天行出疹之时，又复重出。若误食猪肉，则每岁出疹之时，必然痢下脓血。若误食咸酸，令人咳不止。误食五辛令人生惊悸。所以通禁必待四十九日之后方可食肉，才无禁忌。苟或不慎，邪内伏，轻变重，重者死，业医者当嘱病家谨守，慎之，戒之。

德按：秦氏《痘疹折衷》余藏写本所引汤药不全，令录数方于后。

羌活散

羌活　防风　白芷　荆芥穗　川芎　地骨皮　甘草　连翘　柴胡　牛蒡子　大腹皮。

芦荟肥儿丸

三棱　莪术　青皮(俱醋炒)　陈神曲　黄连　胡黄连　使君肉　芦荟　槟榔　香附　陈皮　麦芽　芜荑　南木香　有癖块加阿魏　干漆

化䘌丸

芜荑　芦荟　青黛　川芎　白芷梢　胡黄连　虾蟆灰

开豁腠理汤

升麻　葛根　羌活　荆芥　防风　前胡　柴苏　牛蒡子　陈皮　甘草　桔梗　枳壳

上十二味水煎服。

张氏《痘疹诠》

麻疹述原

景岳子曰：痘之与疹原非一种。虽痘之变态多证，而疹之收敛稍易。然疹之甚者，其势凶危亦不减于痘。最为可畏盖疹毒痘毒本无异也。第古人重痘而忽疹，多不详及，使后人无所宗法，余实怅之。自得罗田万氏之刻，见其理透法精，鄙念斯慰。今悉从其训，备述于此，虽其中稍有裁订，亦不过正其疑似，详其未详耳。使此后患疹者幸获迷津之指南，亦以见万氏之功为不少矣。

名义

疹者痘之末疾，惟二经受证，脾与肺也。内应于手足太阴，外合于皮毛肌肉，是皆天地间沴戾（音同疠）不正气，故曰疹也。然其名目有异，在苏松曰痧子，在浙江曰瘄子，（音同错）又曰瘼子，在江右湖广广东安徽曰麻子，在山陕曰籽疮，曰糠疮，曰赤疮，在北直曰疹子，（音同轸）名虽不同其证则一。但疹在痘前者，痘后必复出疹，惟痘后出疹者，方为正疹结局。

疹逆顺

万氏曰：疹以春夏为顺，秋冬为逆。以其出于脾肺二经，一遇风寒，势必难出，且多变证，故于秋冬为不宜耳。夫天行不正之气，致为人之痏疹。然古人于痘、疹二字始终归重于痘，并不分别。疹为何物，岂可以二证归于一证耶。想当时重痘不重疹，故尔略之，致使后人不得心法，因而害事者往往有之。今以吾家四代传流，以及今日心得之法开载于后，用此应治，定不瘥矣。敢有毫厘隐秘，天其鉴之。

疹脉

凡出疹，自热起至收完，但看右手一指脉洪大有力，虽有别证亦不为害。此定存亡之要法也。

景岳曰：按此即阳证得阳脉之义，若细软无力则阳证得阴脉矣。元气既弱安能胜此邪毒，是即安危之基也。故凡诊得阴脉者，即当辨识为阴证，而速救元神，宜用伤寒温补托法，参酌治之。若执以麻疹为阳毒，而概用清寒则必不免矣。

疹证

疹虽非痘之比，然亦胎毒蕴于脾肺，故发于皮毛肌肉之间。但一时传染，大小相似，则未有不由天行疠气而发者，此其源。虽内发而证多属表，故其内为胎毒则与痘证同。外有表邪则与伤寒类。其为毒也，总由君相二火燔灼太阴而脾肺受之。故其为证则有咳嗽喷嚏，面肿腮赤，目胞浮肿，眼泪汪汪，鼻流清涕，呵欠闷顿，乍凉乍热，手足稍冷，夜卧惊悸，或恶心呕哕，或以手捏面目唇鼻者，是即出疹之候。便宜用解毒散邪等药透达，不使留停于中，庶无他患。但凡是疹证，必其面赤，中指冷而多嗽，又必大热五六日而后见红点遍身，此其所以与痘、与伤寒有异也。

痘欲尽发而不留，疹欲尽出则无病，邪气郁遏则留而不去，正气损伤则困而不伸。毒归五脏变有四证：归脾则泄泻不止，归心则烦热不退而发惊，归肺则咳嗽血出，归肾则牙龈烂而疳蚀。

程氏曰：麻疹初出类伤风寒，头疼咳嗽热甚，目赤颊红，一二日内即出者轻，必须解表，忌见风寒，荤腥厚味，如犯之恐生痰涎，变为惊搐，必致危矣。如初起吐泻交作者顺，干呕霍乱者逆，欲出不出者危亡立至。

景岳曰：痘疹之属有四种：曰痘，曰疹，曰麻，曰斑也。痘则陆续渐出，自小而大，或稀或密，部位颗粒有辨也。疹则一齐发出，大者如苏子，次者如芥子，小者如蚕子，而成粒成片者是也。麻则最细，而碎如蚊迹，模糊者是也。斑则无粒，惟成片红紫如云如锦者是也。大都疹与麻斑同类，即发斑伤寒之属。而痘则本非其类也。

盖痘毒本于肝肾，出自中下二焦，是以始终不妨于食，而全赖水谷为主所以能食则吉，不能食则凶，故治痘者不可不顾脾胃。麻疹之毒则由表邪不解，而内犯太阴阳明，病在上中二焦，所以多不能食，故治麻疹者但宜解散火邪，邪散则自能食矣。是痘疹之治，当各有所重者如此。

疹期

出疹之候，初热一日至次日鸡鸣时，其热即止，止存五心微热，渐见咳嗽，鼻流清涕，或腹中作痛，饮食渐减，到申酉之间，其热复来，如此者四日。用手满按发际处甚热，其面上热少减二三分，咳嗽连声，面燥腮赤，眼中多泪，喷嚏频发，或忽然鼻中出血，至五日其热不分昼夜，六日早时其疹出于两颊下细细红点，至午时两手背并腰下及浑身密密俱有红点，七日普遍掀发，其鼻中清涕不流，喷嚏亦不行，七日晚两颊颜色渐淡，此验出疹之要法。

凡疹热六日而出一定之规也，若医者无识，用药太早耗散元气，及至出时变害多矣。或嗽而变喘，或出一二日即隐，或作大泻，或合目而喘，此医者用药不当之害也。吾家治法定不在五日内用药，必待见疹方用徐徐升表，然用药亦有次第，凡一剂必作十余次饮之，况疹在皮肤之间，若作一次服，则药性催之太急，每至谵语烦躁，故当慎之。

景岳曰：按此万氏之法，谓医家用药太早恐致耗散元气，故必待见点而后施治，及作一次服恐药性催之太急，皆惟恐无益而反以致害。此固其心得之法也。然以愚见，则医有高下，药有宜否，但使见有确真，发无不当，则于未出之前，或解或补，必有得预防之力，以潜消其毒者；既出之后亦必有善调之方，而不致催急者，此在善与不善或不嫌早与不早也。尝见庸流之误治者，多是诚不服药，为中医也。此万氏之说，所以不可不遵。

凡疹热五六日必出矣。医者用药见不能散，父母见药不效，医者见热嗽不能除，或以别证治之，病家又或更医，此世之所以误者多矣。

麻疹初热

麻疹发热之初与伤寒相似，惟疹子则面颊赤，咳嗽喷嚏，鼻流清涕，目中有泪，呵欠善睡，或吐泻，或手捣眉目面赤为异耳，但见此候即是疹子，便宜谨避风寒，戒荤腥厚味。古法用升麻葛根汤以表散毒邪，余制透邪煎代之更佳，或柴归饮亦妙。但使皮肤通畅腠理开豁，则疹毒易出。不可作伤寒，妄加汗下也。妄汗则增热，而为衄血咳血，为口疮咽痛，为目赤肿，为烦躁干渴，为大小便不

261

通。妄下则里虚，为滑泄，为滞下。经曰：必先岁气，母伐天和，言不可妄汗妄下也。

凡疹初热疑似之间，切不可轻易用药，总有他证，必待五日腮下见疹，方可用升表之剂。嗽多，连打喷嚏，鼻流清涕，或流鼻血，饮食减少，好饮凉水，只宜调理饮食，戒荤腥面食。

疹子初发热时未见出现，咳嗽百十余声不已，上气喘急而目胞肿，时卧时起，此火毒内蒸，肺叶焦举，宜甘桔汤合白虎汤加牛蒡子、薄荷主之。如疹出之时咳嗽口干心烦者，此毒在心肺，发未尽也，泻白散加天花粉、连翘元参、黄连主之。

疹子欲出未出之时，宜早为发散，以散其毒则无余患，若不预解使之尽出，多致毒蓄于中，或为壮热，久枯瘁，或成惊痫，或为泻痢，或为咳血喘促，或作疳蚀而死，此虽一时戾气之染，然未有不由于人事之未尽也。

疹出没

疹子出没常以六时为准，假如子后出午后即收，午后出子后即收，乃阳生阴成，阴生阳成，造化自然之数也。凡此旋出旋收者轻，若一出连绵三四日不收者，乃阳毒太甚，宜大青汤或用荆芥、牛蒡子、甘草、元参、石膏、桔梗主之；若逡巡不出者，乃风寒外束，皮肤闭密也，宜荆防败毒散主之。

疹已出而复没者，乃风寒所逼而然。若不早治毒必内攻以致痒塌而死。急用升麻汤加荆芥、牛蒡子、甘草热服，则疹必复出而安矣。

发热六七日以后，明是疹子却不见出，此必皮肤坚厚腠理闭密，或为风寒所袭，或曾有吐泻，皆能伏也。急用托里散表之剂，如麻黄汤去杏仁加蝉蜕、升麻，外用胡荽酒之类，如一向未更衣者，必毒甚于内，伏而不出，《局方》凉膈散加牛蒡子主之。

疹子只怕不能得出，若出尽则毒便解，故治疹者于发热之时，当察时令寒暄酌而治之。如时证大寒以桂枝葛根汤或麻黄汤发之，时证大热以升麻葛根汤或合人参白虎汤发之，不寒不热以荆防败毒散发之。如尽一剂不出再作本汤服之，外用胡荽酒，又以苎麻蘸酒遍身戛之，务令疏出。如三四作更不出，加腹中胀痛，气喘昏闷则死证也。

景岳曰：按此万氏之法极得因时制宜之善，已尽发表之义矣。然发表之义亦最不易，即如营卫不足而疹有不能出者，其证甚多，若徒知发之，而不知滋之，则营卫有弱者，非惟不能发，而且恐穷其源矣。此其或在脾胃，或在血气，必得其神。庶乎有济如伤寒三表之法，实亦有关于此。

疹毒出尽则邪气解散，正气自然和平。如发热烦闷，或呕吐，或泄泻，此毒邪壅遏尚未出尽也。烦热者黄连解毒汤，呕泄者柴胡橘皮汤并外用胡荽酒及苎麻戛法如前，待疹子出尽，则烦热自去，呕吐自止矣。

疹有既收而余毒未尽，至三日之外又复发出，或至五六次不已者，此因发热之时，不避风寒，致令邪气郁于肌肉之间，留连不散，虽曾解散终属未畅耳，若兼杂证亦当随证治之。

疹形色

凡看麻疹初出之法，多于耳后项上腰骶，先见其顶尖而不长，其形小而匀净者吉也。若色见通红则疹发于心，红者火之正色也。若疹色淡白者心血不足也，养血化斑汤主之，或四物汤加防风。色大红焰或微紫者，血热也，或出太甚者，并宜大青汤主之，或四物去川芎加柴胡、黄芩、干葛、红花、牛蒡子、连翘凉血滋阴而热自除，所谓养阴退阳之义，亦五死一生之证也。若黑色者，则热毒尤甚，而十死一生之证，此尤不可不明察之，而混为施治也。

凡疹初出色赤者，毒盛之势也，但大便调，咳嗽多，右手一指脉轻重取皆有力，虽势重无碍，但当随证调理。若嗽少右手一指脉无力，虽三日后收，其浑身疹疮变为紫色，壅结于皮肤之间，若用解利之药，其色渐转红色，嗽多流涕，颇思饮食者生。若投二三剂难变者，难疗也。

疹涕

凡疹出至二三日，必两鼻孔俱干，待收完看，毒气轻者，清涕即来就思饮食，此不必服药。若清涕来迟不思饮食者，须要清肺解毒，必俟清涕出方可不用药。

疹吉凶

或热或退五六日而后出者，轻。

透发三日而渐没者，轻。

淡红滋润头面匀净而多者，轻。

头面不出者，重。

红紫黯燥者，重。

咽喉肿痛不食者，重。

冒风没早者，重。

移热大肠变痢者，重。

黑黯干枯一出即没者，不治。

鼻扇口张目无神者，不治。

鼻青粪黑者，不治。

气喘心前吸者，不治。

总论治法

疹喜清凉而恶湿，痘喜温暖而恶凉，此固其大法也。然亦当有得其宜者，如疹子初出亦须和暖则易出，所以发苗之初只要发出得尽，则疹毒便解。非若痘之苗而秀，秀而实，而后毒解也。痘疮成熟之时，若太温热则反溃烂不收，是痘之后亦喜清凉也。故治痘疹者无过热，无过寒，必温凉适宜，使阴阳和平，是为得之。

痘宜内实可用补剂，疹忌内实只惟解散。惟初热发表时略相似耳，既出之后痘宜补气，以生血，疹宜养阴，以制阳，何也？盖疹热甚则阴分受其熬煎，而血多虚耗，阴金被克，故治以清火滋阴为主，而不可少动其气，若燥悍之剂，首尾皆深忌也。世知痘证所系之重，而不知疹之杀人尤烈，方书多忽而不备，良可太息也夫。

斑疹之毒皆由于火，《内经》曰：赫曦之纪，其病疮疡。故或遇二火司天，或司运之岁，肺金受制，感而发者居多。轻者如蚊迹之状，或垒肿于皮肤间，名曰瘾疹。重者如珠点红晕，或片片如锦纹，名曰斑疹。大抵色赤者吉，色黑者凶，其证似伤寒发热，凡三四日而出，七八日而靥也。凡此之类皆属邪热，治之之法惟辛凉解利而已。即若吐泻亦断不可用温补也，如豆蔻、干姜之类切勿轻用，而初发之时尤不可大汗，只宜升麻、葛根透邪煎之属微表之耳，故用宜斟酌，有不可一概取必也。

标出不红，现而发热转甚，或头痛，身痛烦躁者，升麻汤或透邪煎。

色赤稠密，身痛烦躁者，升麻汤加紫草、连翘。

寒热并作，头痛背强者，升麻汤加羌活、防风、连翘。

头项面肿，升麻汤加牛蒡子、荆芥；若脉强火盛热渴者，宜清降其火，以白虎汤加减用之。

自汗烦渴，气壅脉数者，化斑汤。

身热烦渴泄泻者，柴苓汤或四苓散，如夏月用益元散。

热甚，小便赤涩，谵语惊恐者，导赤散、四苓散加辰砂，夏月益元散加辰砂。

咳嗽甚者，二母散、麦门冬汤、清肺汤。

喘者小柴胡汤去人参加五味子。（德按：痧疹初出究非虚喘，五味子切不可加）

热甚鼻衄，或便血、溺血热甚者，黄连解毒汤；血甚者，犀角地黄汤。

伤寒呕吐，六君子汤加藿香、干葛，或减去人参；热甚呕吐者，解毒汤；小便不利而呕吐者，四苓散；一二日不通者，导赤散。

大便秘结，发热身痛者，大柴胡汤；腹胀气喘者前胡枳壳汤。

咽喉不利甘桔汤，兼风热咳嗽者，加防风。

寒热往来似疟小柴胡汤，如兼咳嗽去人参。

靥后身热不除者，升麻汤；或去升麻加黄芩、黄连各用酒炒。

下利赤白腹痛者，黄芩芍药汤，或加枳壳；身热腹痛者，解毒汤。

余毒未尽，变生痈疽疮疖者，升麻汤加荆芥、防风、牛蒡子、连翘。

景岳曰：按以上万氏治疹诸条皆极详明，然其中惟泻痢、气喘二证则最多疑似。盖二证之由疹毒，因当如其治矣。然有不因疹毒者，如俗医但见是疹无不概用寒凉，不知有可凉者，有不可凉者，其有脾气本弱而过用寒药，或以误食生冷致伤脾胃，而为泄泻者亦多有之，此一证也。虽曰由疹而发，而实非疹毒之病矣，但察其别无热证热脉，而兼之色白气馁者，便须速救脾肾，急从温补。若执谓疹毒不可温则无不危矣，此医之当知本也。

又如气喘一证，大有虚实，盖十喘九虚。若察其本非火证，又非外邪，而或以大泻，或以大汗而致喘者，此皆气脱之后也。凡此二者皆不可不加细察，而或者以气促作气喘，则万万大误矣。又痘疮总论中有因人因证之辨，与此麻疹实同一理，所当参阅，故不可以麻疹之邪悉认为实火，而不知虚火之为害也。

徐氏东皋曰：痘难疹易之说此俗谈耳，其有胃气原弱所感入深，又或因泻痢而发有不快，或发之未透，而随现随隐，久之邪气渐入于胃，必泄泻不已，出而复出，加之喘促，则必危矣。凡若此者又岂可以易言哉，所以但有出疹，若见虚弱急当先补脾胃，其有欲出不出，急当托里发表以助之，且首尾俱不可泻，（言用下也）一如痘证同也。

疹禁忌

凡疹出发表之后，红影现于肌肤，切戒风寒生冷，如一犯之，则腠理闭密，毒气壅滞，遂变浑身青紫，而毒反内攻，烦躁腹痛气喘闷乱诸证作矣，欲出不出，危亡立至，医家病家皆不可不慎。

疹疮之证，全在调治，禁忌如鸡鱼炙煿盐醋五辛之类，直过七七之后方可食之，惟宜清淡。不可纵口恣食，致生他疾也，若误食鸡鱼则终身皮肤粟起如鸡皮鱼靥之状，或遇天行出疹之时又令重出，误食猪羊肉则每岁凡遇出疹之月多有下利发瘀乖疮，误食盐醋致令咳嗽，则每岁出疹之月必多咳嗽，误食五辛之物则不时多生惊热目赤口臭，此痘疹之家皆所当慎也。

痘疹非热不出，凡疹子欲出必遍身发热，或烦躁，或头眩，或身体拘急，及既出则身便凉，诸证悉解，此一层疹子随即收者极轻者也，如疹子既出而热甚不减，此毒盛者也，宜大青汤解其毒。便涩者宜黄连解毒汤合白虎汤或大连翘饮解其里。大便不通者，《局方》凉膈散加牛蒡子主之。

疹喘嗽

凡疹证多嗽，此顿出顿入之势也。但有疹毒须假嗽多而散，故疹后旬日之内尚宜有嗽，切不可见嗽多而治嗽也，宜慎之。

疹证属肺与脾胃，肺受火邪则嗽多，嗽多则顿出头面并及四支。大肠受火邪，则上连脾胃而为泄泻，若早泻则嗽必减而变为喘，盖喘嗽二者皆属于肺。然嗽实喘虚，（德按：亦有因毒邪外闭肺胀而喘者）得嗽者出，得喘者入，入则合眼多痰，胸满腹胀，色白而毒不尽出，证则危矣。此疹之宜嗽不宜喘，而最不宜于泄泻也。

疹吐泻

凡疹子初起发热吐利，纯是热证，不可作寒论，此乃火邪内逼，上焦则多吐，下焦则多利，中焦则吐利并作。自利者宜黄芩汤，吐利者宜黄芩汤加半夏、生姜，自利里急后重宜黄连解毒汤合益元散。

凡疹出一二日或三四日忽然大泻嗽多者，用升表之药加以分利治之，若泻而兼喘，复见闷乱摇头者，凶。

麻疹现后大便下脓血，或因泄泻而变成脓血者，或径自利者，但看疹疮出多而色红又多嗽者，只宜表疹，俟其收后方宜解毒，兼治其利。

疹之初起最忌泄泻，然亦有始终泄泻而不妨者，禀之强弱异也，若因泻而嗽减变为喘者，则危矣，详前喘嗽条。

身热烦渴泄泻者，柴苓汤四苓散，如热甚或夏月益元散。

疹后作利，亦有看手，咬指甲，撕口唇皮，及咬人等证，当以解毒分利药治之，若所下稠涎红白相兼者，务要用解毒之药。若昼夜有二三十次渐减至二三次，或渐多嗽，右手一指脉渐起，清涕复来者，方可望生。若利变煤尘色，或成屋漏色，或如青菜色，肛门如直筒，喘促音哑，食饮不进，午后腮红，皆不治之证。

景岳曰：自古方书凡发挥未尽，及用治未当者，间亦有之。而惟于泄泻一证，则尤其为最。何也？盖古人泄泻为热者什九，故多用河间黄芩芍药汤为主治，而不知凡属泄泻最多脾肾虚寒也。即如出疹一证，虽有由疹毒而泻者，然果系实热多不作泻，但致泻者，率由脾胃之弱。

若但知清火解毒，则脾土日败，而渐成屋漏菜青色及气促绝食不治之证矣。病而至此岂犹热耶，总属误耳。（德按：马元仪曰暴病则多实，久病则多虚，滑脱者多寒，涩滞者多热，参之脉证百无一失）故凡治泄泻者，即虽是疹，亦必察其有无热邪，故无热证热脉，即当于痘疮泄泻条中求法治之。庶最危者，犹可望其生也，如余于诸法之外，而独言其要者有如此。

疹饮食

凡出疹者多有五六日不饮食，此胃为邪气所侵，亦为邪气所养，故不食亦不妨，切不可着意治之，只宜治疹，疹疮出尽，毒气渐解，即思饮食。尤不可与面食，虽用粥饮，每次只可少与，候神气清爽，身全不热，渐渐加添，但宜少而频也。凡出疹之先，平昔过用面食者，正出时吃面食者，或胃气渐开即思面食而用早者，因动胃火，以致清涕不来，身体作热，两眼看手，咬指抠鼻，撕口唇皮，及撕眼睫毛者，此皆疹后食复之病也，当清肺解毒加消导之剂治之。

疹饮水

凡患疹之人，不拘大小，自起至收，必皆喜饮凉水，（可与花露代）此不必禁，但宜少不宜多，宜频不宜顿，则毒气随之渐解。

疹渴

凡疹子渴喜饮水，纯是火邪，肺焦胃干，心火内亢故也。初发热发渴者，升麻葛根汤加天花粉、麦门冬，渴甚者人参白虎汤合黄连解毒汤主之。

疹汗衄

凡疹子发热，或自汗，或鼻衄者，不须止之，此亦散越之义。汗者毒从汗散，衄者毒从衄解，但不可太过，如汗太多人参白虎汤或合黄连解毒汤，衄太多者元参地黄汤。

疹躁妄狂乱

凡疹有初热而见烦扰谵妄狂乱者，宜升麻葛根汤调辰砂益元散主之。

疹收之后余热未尽，日夜烦躁，谵语狂乱者，辰砂益元散用灯芯汤调下，或四苓散加灯芯、黄连、黄芩、调水飞辰砂五分主之。

疹咽痛

痘疹咽痛亦是常候，乃火毒上熏而然也。切勿以喉痹同论，妄用针刺，盖此非喉痹痛肿，原无恶血可去也。痘疹喉痛，只是咽干作痛宜甘桔汤加牛蒡子，或射干鼠黏子汤细细咽之，更以玉钥匙吹之。（德按：咽喉肿痛若果烂喉痧毒外闭内陷者，大忌冰片牛黄凉遏）

疹唇口疮

凡出疹之先，或有胃火，及出疹之后，余毒不散，此热毒收于牙龈上下，故并唇口生疮，遇有此证，每日用温米泔水洗十余次，（或用生甘草汤漱口）急用解毒之药治之，若或失治多变走马疳也。

疹腹痛

凡疹初热一日至五六日之间，多有腹痛之证，此大肠之火郁于脾窍之中，故作腹痛。俱不可认作伤食，用消导之药，或以手揉，俱能致害。但解疹毒，毒散则腹痛自止，最宜慎之。

疹后诸证

凡疹后余毒未尽，随当解之。若停留日久不解，则必致喘嗽，或喉中痰响，或为四支冷痹，或目无光彩面色青白，或鼻孔如烟筒，或嗽声不出，若右手一指脉轻取散乱，重按全无，则成难治之证矣。

疹子收后身有微热者，此虚热也，不须治之，待血气和畅，其热自退。若热势太甚，或日久不减，宜用柴胡麦门冬散，甚则黄连解毒汤或合人参白虎汤。

疹后热不退而发枯毛竖，肉消骨立，渐渐羸瘦，为骨蒸劳瘵之证者，宜万氏柴胡四物汤主之，或芦荟肥儿丸加当归、连翘治之。迟则变证为睡则露睛，口鼻气冷，手足厥逆，遂成慢脾风，瘈疭不治之证矣。

疹后热不除，忽作搐者，不可以急惊风同论，宜导赤散加人参、麦门冬送七味安神丸。小便清者可治，短少者难治。如见多痰或用抱龙丸，或以四物汤加麦门冬、枣仁、淡竹叶、甘草、龙胆草、黄连、茯苓、辰砂、石菖蒲之类治之，或以此药为末用，蒸饼，猪心血为丸服亦可。

疹退后多有咳嗽之证，若微嗽不已者，此余毒未尽也，用清肺饮加生甘草、牛蒡子主之。若嗽甚气逆发而不已者，此肺中伏火，金虚叶焦也，宜清肺饮或清肺汤合人参白虎汤、六一散之类主之。若身热顿嗽，甚至饮食俱呛出，或咳出血，皆热毒乘肺而然，宜多用门冬清肺汤或加连翘或清金降火汤主之。若咳甚而面浮目肿，胸高喘急，血出口鼻，面色青赤，昏躁摇头者，死证也。

又有肺气本虚，为毒所逼而发喘不已，但无嗽血呛食等证者，宜用清肺饮倍加人参治之。不可拘于肺热之说，而纯用清肺解毒之药也。

疹后余热未尽，或热甚而失血者，四物汤加茵陈、木通以利小便，热气下行则愈，若血在上者去川芎。

疹后余毒入胃，久而不散，以致牙龈黑烂，肉腐血出，臭气冲人者名为走马疳，用马鸣散主之。甚者急用人中白、芦荟、使君子、龙胆草、黄连、五灵脂浸蒸饼为丸，滚水服之，以清胃火。若面颊浮肿，环口青黑，齿脱唇崩，鼻坏者，死证也。疹退之后，饮食如常，动止如故，乃卒然心腹绞痛，遍身汗出如雨者，此因元气虚弱，失于调养，外虽无病，内实亏损，偶然为恶气所中，谓之中恶，此朝发夕死之证。

附麻疹

痘之外有疹，疹之外又有麻疹。麻疹者亦疹之类，即斑疹也。但正疹则热至五六日而后一齐涌出，出皆粒粒成疮，非若麻疹之皮红成片也。且麻疹之出则不拘三四日，以火照之，遍身如涂朱之状，此将出之兆，出则细碎皮红成片，如蚊蚤僭肤之迹者，即麻疹也。（德按：此言麻疹乃时行疫疠之疹，非正出之疹也）亦或有六日始出，出而又没，没而又出，不过一周时许，世俗谓一日三出，三日九出后，方齐出透彻。然亦有不拘者，只三日间，从面至胸背手足，虽随出随没，然只要出透，以遍身红润者为美。重者遍身膨胀，眼亦封闭，色有赤白微黄不同，只要红活，最嫌黑陷，及面目胸腹稠密，缠缳咽喉者，为逆，发不出而喘者，即死。所谓麻者以遍身细碎如麻，无有空处故也。然又有遍身但红而绝无斑点者，是又谓之丹疹，亦其类也。故痘家有夹斑夹疹夹丹等证，总皆热毒所致，俱当详辨也。

麻初起呵欠发热恶寒，咳嗽喷嚏流涕，宜升麻葛根汤加苏叶、葱白以解肌，切忌大汗。若潮热甚者加芩连地骨皮。谵语者调辰砂益元散。咳嗽加黄连杏仁麦门冬石膏。咳甚热甚者用凉膈散加桔梗、地骨皮。泄泻者宜四苓散。便红合犀角地黄汤（德按：凡麻疹初起大忌犀角羚羊，可与葛根芩连汤加扁豆花、山茶花之类）吐血衄血用犀角地黄汤加山栀。小便赤加木通。（德按：若大便秘者，可与三黄泻心汤加生地、栀、丹之类）寒热似疟小柴胡汤。

麻疹已出，烦躁作渴者，解毒汤合白虎汤。喘而便闭者，前胡枳壳汤加五味子。（德按：五味子太敛，可与杏朴苏子桑白皮之类）便秘甚者，小承气汤。谵语溺闭者，导赤散。小便如泔者，四苓散加车前子、木通。谵语如狂者，解毒汤调辰砂益元散。大小便血者，犀角地黄汤合解毒汤。吐血衄血解毒汤加炒山栀童便。泄泻解毒汤或四苓散。喘兼泄泻溺赤涩者，柴苓汤。烦热大渴作泻者，白虎汤加苍术、猪苓。热盛干呕者，解毒汤。伤食呕吐，四君子汤。夏月因热作呕，四苓散加人参。

麻证初起，及已出已没一切杂证俱与痘疹大同，但始终药宜清凉。虽曰麻喜清凉，痘喜温暖，不易常道。然虚则补，实则泻，寒则温，热则凉，方是医家玄妙。故治麻亦有血虚而用四物汤，气虚而用四君子汤，伤冷则温中理中之药，皆当因证而用也。

麻疹收后余毒内攻，凡寻衣摸床，谵言妄语，神昏志乱者死。如热轻而余未除，必先见诸气色，若有所见须预防之。始终以升麻葛根汤为主，或四味消毒饮，或六味消毒饮，解毒汤，随证选用，仍忌鱼腥葱蒜等物。

水痘

凡出水痘先十数点，一日后其顶尖上有水泡，二日三日又出渐多，四日浑身作痒，疮头皆破，微加壮热即收矣，但有此痘须忌发物，七八日乃痊。

水痘亦有类伤寒之状，身热二三日而出者，或咳嗽面赤，眼光如水，或喷嚏，或流涕，但与正痘不同，易出亦易靥，治以清热解毒为主。

周氏《慎斋遗书》

周氏慎斋曰：麻初出于阴而传于阳，人之一身，惟火甚速，肺金居上，畏火者也。脾土居中，畏木者也。火炎上则肺有亏矣，火宜发之。疏通血脉，滋润皮毛，而肺无伤则左肾足，木得其润泽，肝血润则脾血藏，脾阴又何伤乎。脾通血脉，胃主四肢，胃气上升，肺津乃降，滋生元气，万物生长。心之神化，脾得其真，火化从何起。盖火是邪，邪从虚起，有余易去，不足难扶。未出之先，肺先受邪，当发其表，邪从汗散。假如求汗不至，或汗多，疹或隐或见凶。皆是元气不足，脾虚不统故也。当补脾阴之不足，血药之中少加参桂亦无害也。庸医未见其理，谓麻宜清凉，痘宜温补，痘有先清后补之别，则麻无有温之之意。求汗不至，不可再攻，攻则化而为火，肺热无救，一也。

未出或已出，自汗吐下，真气已伤，脾肺先受害也。麻以二藏为主，切宜斟酌，再无汗吐下也。胃喜湿热而上升，清气下陷，小便赤而渴者，葛根、前胡、桔梗、甘草、牛蒡、连翘、木通之类；

或饮食所伤，腹痛泄泻，小便清而不渴，属寒，五苓加神曲、山楂、砂仁之类。或吐下无汗，不可再攻，宜缓候待养，得神至自和，不可不察。元气虚弱，照依常例行之，医死而不悔者多矣。自经汗吐下者十余日不退，久病无阳，宜阳生阴长，四物加参可也。热甚加沙参，不可过用寒凉，过用则脾气绝，二也。

出作二次而不齐者，已出者，宜养芽不使枯槁，用芎、归、赤芍、木通，未出者，宜表，苏葛加前胡、桔梗、牛蒡，喉痛加元参，或血经妄行宜犀角地黄汤或升麻葛根汤加沉香、栀子、连翘之属，切莫忘阴而攻表以成阴血动，三也。

麻不宜发绽，绽者凶。亦不宜隐，隐而不现无神者毙。出未至足，便作出尽，不行消毒，纯用寒凉，使阴血凝滞而阴不发越热，传于血室，或吐或下或热郁于内，变成疳劳，或一月二月而安，或传而至死，四也。

已出三四日而下没者，内有热也，四物加芩、连、栀子、木通，七八日后有热内虚而邪盛不散，当扶正以却邪，宜养阴以滋脾肺，使无克胜，黄芩、白芍、灯芯、人参、沙参、天冬、麦冬、当归、山药、莲子，烦加竹叶、枣仁，看轻重加减治之，不养阴而误滋阴，五也。

痰涎涌甚谵语发渴属里，宜救阴宜白虎汤，若用消毒饮疏散正气，肺绝而亡，六也。

大便闭经血燥，宜用芎归汤加红花、麻仁，因血虚不能养肝，胃气不能上升故也。而反用柴胡泻肝血致肾绝，七也。

出一二日满口细疮，全无空地，火郁宜发之，消毒散加甘草、桔梗、牛蒡、连翘，如反纯用寒凉逼毒内攻，八也。

靥后口内黑点疮者，凶，恐胃烂不治，或一月半月余热不退，发渴属虚，宜生脉散兼四物汤调养气血不致干涸，但久病无阳莫依常例，治之致脾虚不食，或四五六日口舌硬疮，变成疳疾，或致胃烂，宜消毒，甘桔加元参、沙参、炮姜，如反用白虎损伤胃气，九也。

麻后痢只因脾虚不醒宜用芎归，白痢煨生姜，赤痢香连丸，切莫大下，泻痢不愈，宜大补气血，若大下则泄尽元气，黄胀而死，十也。

发表一节冬用麻黄、羌活、白芷、并消毒饮。春夏用苏葛汤加连翘、甘草、桔梗。喉痛加牛蒡。四季前胡、贝母不可缺。升麻恐升其毒凑咽，不可轻用；若患泄泻则气下陷宜用之。呕用陈皮、贝母、姜汁、竹茹。前后咳嗽乃风寒所感，宜表中祛邪，过于清者，绝胃家生发之气，过于补者动胃火，二者皆非疹之正治，惟补阳中之阴，随证施治，莫偏于寒莫偏于热，则元气足，易起易发，若元气衰则毒郁于表，表热而火土涸，真阴绝，而不救矣。

吴氏《温疫论》

吴氏又可曰：疫邪留血分，里气壅闭，非下不能发斑，斑出则毒邪从外解矣。如下后斑渐出，更不可大下。设有下证，宜少与承气缓缓下之。若复大下则元气下振，斑毒内陷则危，宜托里举斑汤。

吴氏举斑汤

白芍药（一钱）　当归（一钱）　升麻（五分）　柴胡（七分）　白芷（七分）　穿山甲（二钱，炙）　生姜（一片）上七味水煎温服。

如下后斑毒隐伏，反见循衣摸床，直视撮空，脉渐微者危。本方加人参三钱得补，发出者生，补不及者死。

妊娠时疫设用三承气，须随施治不可过虑，慎勿惑于参术安胎之说，病家见用承气先自惊疑，更加左右有粗知医者，从旁嘈杂必致掣肘，遂令子母皆大不祥。若应下之证，反用补剂安胎，热毒愈炽，胎愈不安，耗气搏血，胞胎何赖。是以古人有悬钟之喻，梁腐而钟未有不落者，惟用承气逐去其邪，火毒消散，淡熇顿为清凉，气回而胎自固。当此证候大黄反为安胎圣药，历治历当，母子俱安。若见腹疼腰痛，此将欲坠之候，服药亦无及矣，须预言之。

费氏《救偏琐言》

怀娠出疹治验

费氏建中曰：一友朱良老，其阃怀娠六月，出疹于隆冬，躁乱不宁，燔热如火。道中一友以宽气养血安胎为主，佐以甘桔、牛蒡、蝉蜕、荆芥疏肌透发。三朝疹非不透，热终如火，烦渴不已，嗽而增喘，彻夜无眠，至五日不惟不寐，并不能就枕，不惟喘急，并不能出声，面如土色，目睛直视，手指厥冷，渴想西瓜，六脉绝无，影响其娠，追下小腹，痛楚难禁，身无安放，立刻可毙，举家但顾，得母无恙足矣。余殆无药，惜其未得一对病之剂，觉有不忍，为热肠所迫，以大黄五钱，石膏一两，滑石、生地各七钱，炒黑麻黄三分，佐以赤芍、丹皮、牛蒡、荆芥、地丁、木通、甘桔，以芦笋煎汤代水，二剂后诸证稍缓。遍觅一大西瓜，陆续以济其渴，又二剂其疹又透，诸证减半，而娠不追下矣。前方减麻黄仍以二剂，面颜顿转，喘定而得伏枕，热渴亦杀大半，娠即安然，但咳嗽不止，前方去大黄、赤芍、丹皮减石膏、滑石及半，加元参、花粉、黄芩、金银花二剂，热渴俱平，胃气大开。遽垂毙重证，幸而复生，尚须调理，见安和而遂弗药。

越数日后娠复不安，但不追下，饮食减半，复有余热，口内生疳，以消斑快毒汤减蝉蜕、丹皮、赤芍加金银花、天花粉、佐以消疳散吹之全愈。是证所用汤剂据常格，胎前所大忌者，而得既保其母，并安其娠，见有病病受，不第无损于胎，正见所以安之之妙。疹与痘虽异，其所异者惟气虚痘耳，若烈毒之证原同一轨，令是证但留其母犹畏大黄等味，利畏害并存，尚费踌躇，竟尔子母俱全，凡志医者可不深思，而潜玩也耶。

消斑快毒汤 治痘有夹疹夹斑，肤红如醉者此汤主之。

连翘 元参 生地 牛蒡子 木通 蝉蜕 丹皮 荆芥穗 黄连 甘草 地丁 赤芍 极热者加大黄 加灯芯（二十茎）

消疳解毒散 治痘疹后牙疳。

薄荷（五分） 儿茶（一钱） 冰片（一分） 人中白（三钱煅） 天花粉（一钱） 生甘草（五分） 飞青黛（一钱） 黄连（五分） 西牛黄（一分） 珠子粉（二分） 雨前茶（五分） 硼砂（一钱）

研极细，以无声为度，先以浓茶拭净方吹。

卷四　征今编（上）

许氏橡村《痘疹诀》

麻疹要略

许氏宣治曰：麻之一证比痘稍轻。《金镜录》辨疑一赋，及轻重不治数条大略已可见矣。尤有未尽其变者，在时气之暄寒与儿质之厚薄耳。然痘出之境界宽，虽极险犹可从容图治；麻之境窄，又多出于严寒之令，变生仓卒，多有不及措手者。予故复录数条，以补前贤之未备，使后学知所通变焉。

或问痘毒出于脏，麻毒出于腑，胃，腑也，何以痘多胃热发斑之证；肺，脏也，何以麻多肺闭喘促之证。予曰：痘毒出于藏，而赴于胃，是由脏而之腑。胃主肌肉故也，麻毒出于府而甚于肺，是由腑而之脏，肺主皮毛故也。然而痘之出五脏之毒而胃总受之，麻之出六腑之毒而肺总受之，《麻疹辨疑赋》所谓先起于阳者出于六腑也，后归于阴者肺受之也。

凡病起于阳者从阴化，起于阴者从阳化，理所必然。

麻之出必先咳嗽，不嗽而出非麻也。出而喷嚏者吉，肺气通也。

麻多出于严寒之令，冬月伏阳在内，冬至阳生，故麻出也。俗云庵麻朗痘，因乎时也。亦有春夏而出者，是由冬季传染而至于夏也，夏令之出，其亢已甚，何可更庵，但须避风耳。

盛夏之令火旺金伤，葆肺为上，轻轻一散，即宜葆肺，石膏、梨汁二味为最妙。夏月无麻黄证，其有不出者，是正气为热所伤不能升举，疏托中宜兼益气，是予得心之处也。

其有富贵之家麻毒本甚，更加郁遏太过，火甚金伤，致生喘促者有之。经所谓壮火食气者是也，急宜泻火以保肺金，不得再行表散。

亦有贫寒之子，破屋当风，衣不蔽膝，麻毒正出，外受寒邪，急生喘促者，急宜温散，使表气宣通，麻毒得解，方保性命，否则谓之麻闭，顷成不救。

寒邪外闭，火甚伤金二证，皆见喘促，医者当知诊视。寒邪外闭者，面色青，四支冷，麻点隐隐于皮肤之内，鼻扇而声细，微有恶寒之象，宜麻黄、杏仁、苏叶、防风、胡荽等味，急进一服，暖覆片时，喘定面赤麻渐出者生，若面色如银者不可治也。火甚伤金者，壮热面赤，烦躁口渴，四支热，喘息粗，而脉洪大，心烦呕吐，或吐出长虫，急宜白虎加黄连，虽严寒之令勿避也。

前二证一经说明不难分辨，复有火毒本甚，外感寒邪，外虽寒而中实热，又宜表里双解，古人所以有麻黄石膏汤之用，予以其法全活甚多。又有火毒本甚，父母只知郁遏，医家只知交炽，火极似水，反生厥逆之象者有之。书所谓热深厥亦深是也，急宜白虎汤加黄连，若作寒治殆矣。

养阴退阳古人妙着，后世只知表散，而不知养阴升之。又升阴阳之火齐起，有一发无制而成喘脱者，要知升麻葛根汤之用芍药，发中有收也，麻黄石膏汤升麻石膏汤一升一降也，小儿纯阳之体，有升无降其可恃乎。

肺属金而主气，又为娇嫩之脏，畏火实甚。六腑之火，齐举而攻之不喘奚。俟石膏一味为麻证之至宝，色白属金，味甘微辛，升中有降，降中有升，虽为清胃之药，实保肺之灵丹也。

刑金之火由胃而来，石膏本清胃之药，而清肺是与之去路也。

养阴退阳书用四物汤。予少时常习用之，多不获效。以归芎辛温之性为不合也，因制生地、丹皮、麦冬、赤芍、为麻疮四物汤，节节应手。古方不必尽泥，师其意可也。

治麻大概有三法，一升散，一降火，一养阴，善用者升散之中即寓清凉之意，养阴之剂不离生发之极。

麻点隐隐未透，发热咳嗽，有涕泪，宜升散。两颊不透，宜升散。发热四支冷，面不赤唇不燥，宜升散。喘促鼻扇辨得是表邪，宜升散。泄泻日五六行宜升散。

麻疹已出壮热不退宜降火。呕吐烦渴吐出长虫宜降火。不食宜降火。热盛烁金而喘宜降火。鼻衄宜降火。小便不利宜降火，喉痛腮肿牙痛口疮宜降火。牙疳臭烂宜降火。

麻疹三四日后大热不退宜养阴。紫点不收宜养阴。脉来数大宜养阴。夜热心烦齘齿宜养阴。音哑不清宜养阴。目赤羞明宜养阴。身痒便燥宜养阴。

宜升散而不升散，重则顷成喘闭，轻则余毒缠绵。宜降火而不降火，则肺胃受伤，或音哑烦渴，或牙疳口疮。宜养阴，而不养阴则午后潮热，肌肤瘦削，渐成麻疳之证。

大人出麻十中二三多有房室经产之患，大概轻轻一散，即宜养阴，麻黄、升麻、羌活等味俱当慎用。

书云：痘宜内实，故胎落母亡。麻宜内虚，故胎落母存。予尝治一妇出痘孕三月，五六分担（德按：担者，一石之谓言痘效如担之重也）腰腹痛，恶已行，时方四朝，证多实火，方用生地、丹皮、当归、白芍、黄连、黄芩、山栀、升麻、紫草、桔梗、甘草共十一味，一服热退恶止，次日喉咙痛甚，除白芍加牛蒡、连翘，日令服稀粥间服鱼汤浸蒸饼渐次成脓，胎固母安。痘出胎落者一生未见，孕妇出麻或三四个月或八九个月所见不一，小产大产母皆无恙，麻宜内虚信矣。

麻后潮热最可嫌，发在午后，天明退凉，退时脉平静，发时脉数大，唇红舌赤而无苔，龄牙揉鼻人渐瘦，多不治。间有能食者，大剂养阴可救一二。麻后音哑者多总由火甚伤金，宜甘桔、牛蒡、山栀之属，虽迟半月愈无妨。麻后口疮治法同牙疳，鼻烂与痘后同治。

往年麻证多不损目，迩来有损目者，其来甚速，二三日翳膜遮透即不能治。缘儿本有肝热，更加郁遏，或病家不知是火，饮以芫荽酒，遂令热毒攻目，速宜清凉之剂，养阴退阳，不必再行疏散。如鸡肝羊肝猪肝等味，麻后所大忌者，万不可误。

麻后余义

麻出总要表透，表一透里热虽甚，清之可愈。表未透，毒陷于中，门户一关。发表不可，养阴又不可，多致因循而死。

表透者非皮毛之表，要从脏腑透出，没得从容，才是表透。亦有火毒甚，外见繁红，没后犹作牙疳肺痈者，或鼻衄下利者，脏腑之热未透出也。

麻痘之毒由腑脏而出，虽已到表而根蒂在里。解字从表，化字从里，表虽解而里不化，其为后患实多。

解表之药从阳分从气分其效速而易见，化毒之药从阴分从血分其效缓而难成。《金镜录》养阴退阳四字治麻之要诀也。

麻后咯吐脓血腥臭有肺痈者，有胃脘痈者，皆肺胃遗热为患，亦牙疳口疮之类，循经而出则为牙疳，着于脏腑则为痈也。当辨其在肺在胃而施治。予用甘桔、牛蒡、银花、稆豆、枳壳、赤芍数味，在肺加山栀子、贝母、桑皮，在胃加生地、花粉、木通之类以佐之，身无大热者可治。

问牙疳肺痈之证可治而愈者，何也？毒已化而出也。毒化而脏腑不败者可治，脏腑腐败不能治也。

丙辰岁夏令麻证大行因时论治

痘毒出于五脏，麻毒出于六腑。府属阳，冬至阳生，麻毒出焉。故其传染多在严寒之令，古称庵麻朗痘，因乎时也。予治麻证五十年所见率多类此，间有延及春深至夏亦无不止，迩来夏令出麻，令岁盛暑不断，时势何其异也。时势既异，医者即当随时变通以定治法。庸工不察执守成方，愚夫愚妇更加庵遏，火盛金伤，致成麻喘，殊可悲。为定新方数条，以救时弊，明理者当取则焉。

第一方

升麻　蝉蜕　荆芥　防风　前胡　桔梗　牛蒡子　甘草　加芫荽少许一服。

一服麻出，去升麻加赤芍、连翘，烦加炒栀子，呕加石膏，嗽加杏仁、枳壳。夏月表气先开用表药，只宜轻不宜重，荆、防、蝉即是表药。一服出未透者，再用升麻加葛根以透之，麻黄夏月禁用人所共知，羌活亦不得浪用，葛根亦不得再用，面部一透即宜转手。

第二方

荆芥　防风　桔梗　甘草　牛蒡子　连翘　杏仁　炒栀子　木通

此三朝方也。面部已透，即荆防亦宜减去，平守一日，待其缓收最稳。热甚烦渴加石膏、竹叶。壮热不退加枯芩、麦冬。若泻减杏仁木通加赤芩。

第三方

生地　麦冬　丹皮　栀仁　连翘　桔梗　甘草　烦渴加竹叶、石膏　热甚加枯芩、知母。

此四五朝方也。养阴退阳治麻大法，况暑月乎。生地须用二等，原枝洗去土，咀断用。麦冬捡大而白者，此二味为养阴退阳之要药。丹皮佐之以退热，甘桔以升肺之清气，黄芩以泻肺之浊气，石膏胃家正药，色白属金西方之象，又为清肺之药，麻出火甚熏灼肺胃，石膏一物兼清二经至当不易，在乎用者之见机耳。

有麻出四五朝绵密红紫不收者，热甚不退者，此发散太过，火势尽发，急宜养阴退阳。

天寒出麻，寒邪在表，热蕴于中，所见不过数证。急者为呕为喘为衄，缓者为口疮为下利，甚者为牙疳，此外更无他变。夏令出麻，火毒燔灼，暑邪交炽变证之奇多，有见所未见者。有双目红肿如桃李，流出血水，急泻肝火，命虽保而目全损者。有两颔红肿如痄腮，数日而溃，流出脓血碗许，内服清胃解毒药，外贴洪少岗膏药而愈者。有通身发泡，皮塌痛楚，用松花粉扑之而愈者。有手足曲池发肿，如痘毒之鬼肿者。有面部胸背发紫疔数十，其晕大如棋子，中黑而陷，发热不食，用凉血解毒不应，七日而死者。种种变怪，无非火毒燔灼，尤有热甚不死之证，无非热伤阴液，热伤正气，俗流不知益气养阴，只知托散，喘汗而脱者，比比皆是。此等证病家延予至急，进参麦汤所救不少。治麻至老不意逢此一度，若不因时制宜，复位治法，何以示后而知应变，执成方者盖审诸。

麻证中药引惟芫荽一物为最妙，辛香之中更含生气，合之升麻、葛根、荆、防、蝉蜕能升阳透表，面部一出即宜减去，若辛散太过反能助火。

许氏《怡堂散记》

风痰（七条）

风痰一证，乳儿最多，四时皆有。大概冬春之交宜温散，荆、防、甘桔、橘、半、生姜、杏仁、苏子之类。夏令宜清散，杏仁、牛蒡、栀子之类。秋令宜清润，枳壳、栝蒌之类。冬令严寒有用麻黄汤而解者。肺为娇嫩之脏，总宜疏解不得妄投丸散。

德按：徐洄溪曰，嗽药中多用桔梗，桔梗升提，甘桔汤中用之，以载甘草上行，治少阴之喉痛。与治嗽，宜清降之法，非宜服之，往往令人气逆痰升，不得着枕。愚窃以谓小儿不知咯痰，尤当慎用。

肺虽喜润，胃中湿痰宜燥。小儿乳腻生痰，外证有鼻水多涕泪，二陈为治痰总剂，合之前胡、桔梗、荆、防、苏子、枳壳、麦芽、杏仁之类，或加生姜、葱白，结者散之，保赤之善也。

肺喜润，润之中亦有分辨，如杏仁、苏子温而润者也，宜于冬春。杏仁牛蒡散而润者也，宜于夏。杏仁、栝蒌则清而润者矣，宜于秋燥。能知此等界限，则用药不杂。

栝蒌一味能发呕，易滑泄，乳儿无用栝蒌之理。谷食之儿燥火伤肺，嗽久不止，乃可用之。

半夏毒轻，姜汁制而陈者性平，故可入君子汤。南星毒烈实非良药，制以牛胆之苦寒，病久胶结或可少投，时行感冒无可用之理。竹沥、姜汁之润下，海石之咸能软坚，尤非风痰可轻试者。

书云蚕与马并属午火，在卦为离，主心，又云蚕食而不饮，性燥，得湿则腐，得风则僵，故能宣风化痰，辛温之药也，风寒闭结者宜之，痰热结聚非所宜也。肺为贮痰之器，只有开提一法，为解化之用。世俗之化痰丸，徒伤胃气耳。至若王隐君之礞石滚痰丸为治顽痰怪证而设，于小儿有何干涉。

风痰乳滞小儿轻，病不从疏解而事丸散，杀儿实多，目睹心伤，为之苦口。

论广东蜡丸及人家制送丸散之误

药之治病务在临时变通，非调补之有赖于丸也。以时行之风痰壅闭，理当随时用药，自制丸散尚不可服，而何有于蜡丸。蜡丸制于广东，不离麝桂，挟利者货之。四方愚夫愚妇误服而受害者，不可知凡几。医家执而从误是诚何心。孔子云：未达不敢尝。予尝语送药之家必系以方，使服者坦然无疑。若送药无方，昧者求之，有识之士其肯服乎。

德按：《素问·异法方宜篇》言西方人生病，其治宜毒药。可见外国药水丸散半多辛烈有毒，其味酸涩其性收引，倘中国人外感风寒暑湿切勿以身轻试，然信奉西法者终难与之言辩也。

怡堂散记续编

麻证续言

麻之出不离肺胃两家，前集已言之详矣。喘闭者肺证也，烦渴者胃证也。冬月喘闭知治者多麻黄杏仁为救急之药，治之速，麻出喘定而解者有之。夏令出麻，麻黄与时不合，庸工不识，一见喘闭执而用之，故随药而死。麻多火证，火甚克金，夏令金亏，天人皆病，麻黄万不能受。冬月之喘闭有面青唇暗者，有四支冷者，故可用麻黄。夏月肺气已亏，表气已开，断无寒证，亦有四支冷者，是阳气亏不能四达，只可荆、防、甘桔从轻用药，亏甚者加人参，火甚喘者升麻石膏汤救之，喘渐定者可治。

胃热烦渴者必多汗，纯是里热，即荆、防、葛根不可轻使，升麻石膏汤是对证之药，合之甘桔则肺胃二家之热解矣。

喘闭证在一二朝见，汗渴证在五六朝见，肺不容邪其变也速，胃能容受其变也迟。

麻痘是先天之病，热从内生，必伤阴液，毒解之后，热久不退，总以养阴为主。胃气不败，缓缓收功，肌瘦不食者，不可为矣。

肺主皮毛，麻虽出于六腑，必从皮毛而解，故不离乎肺。解之不透，久咳潮热，累成麻疳者有之，此疳字非疳积之疳，潮热肌瘦有似乎疳，宜润肺，辛燥药用不得。

胃为受毒之壑，遣热甚多，莫急于牙疳。牙疳是失清之证，须大剂清里。便闭者下之，使热毒内泄，与痘后同治。予前集有勒马饮，甚者加大黄，急清之稍迟，不但齿落腮穿，有唇鼻蚀烂者，涂药不过帮扶而已。

麻证表一透无变证，表未透而生变。在严寒盛暑之月，不过一个时辰便走，未透表之麻证须要早回。

（附）足阳明胃脉，循鼻外，上入齿中，挟口环唇，循颊车，上耳前，主上牙根；手阳明大肠脉，上颈贯颊，入下齿中，侠口交人中，主下牙根。牙疳阳明经病，煎剂宜经药为响导，予制勒马饮。

勒马饮

生地黄（五钱）　石膏（三钱）　绵茵陈　鲜竹叶　江枳壳　人中黄（各六分）　黄连　犀角（各五分）　升麻（三分）　金汁（五匙）

此方重用清胃之药，加升麻、竹叶、茵陈引入阳明之经，人中黄、金汁大解胃中热毒。清而不能达经，与不能解毒，均非法之善也。

凡见牙疳，一日龈黑，二日齿动，三日齿落，其来最速，故谓之走马。

牙疳在门牙者唇肿。在坐牙者腮肿。洗去臭秽，吹以敷药，肿消而牙不落者易愈。若牙落而肿不消者不可治也。

又有误服辛燥药而成者，治法稍松。但与清解之剂，如竹叶石膏汤加甘草、稆黑豆、山栀木、通之类。

牙疳单见无兼证者可治。若身发大热，饮食不思者不可治也。

陈氏《幼幼集成》

万氏痘麻

麻疹骨髓赋

麻虽胎毒，多带时行，气候寒暄，非令男女，传染而成。其发也与痘相似，其变也比痘匪轻。愚夫愚妇每视为泛常，若死若生总归于天命。不知毒起于胃，热流于心，始终之变，肾则无证，脏腑之伤，肺则尤甚。闭户问涂，何若出门寻径；扬汤止沸，不如去火抽薪。

初时发热，俨以伤目出泪而不止，鼻流涕而不干，咳嗽太急，烦躁难安，以火照之隐隐皮肤之下，以手抹之亭亭肌肉之间。其形如疥，其色若丹，随出随没，乍隐乍现。根窠若肿兮麻而兼瘾，皮肤加赤兮麻以夹斑。似锦而明兮十有九吉，如煤而黯兮百无一痊。

麻毒最重治法不同，微汗常润热势越而不容，清便自调毒气行而无壅。腠理怫郁兮即当发散，肠胃秘结兮急与疏通。苟忽大而若细恐变吉而为凶。故衄血不必忧，邪从衄解；利血不必止，毒以利松。所喜者身上清凉，可畏者咽中肿痛，渴饮不休法在生津养液，常餐若减调宜清胃和中。

又如出之太迟发表为贵，出之过甚解毒堪宜。母伐天和，常观岁气。寒威凛凛毒气郁而不行，火势炎炎热邪乘之作戾，设施温补勿助其邪，若用寒凉休犯其胃。制其亢但得其平，诛其暴无伤其正。远寒远热阴阳之胜负不齐，责实责虚人禀之强弱或异。

麻疹既出将息尤难，坐卧欲暖饮食宜淡。风寒若袭兮为肿为热，咸酸不禁兮为嗽为喘。异气纵因外感，变象仍究内端。喉肿音哑，毒疗深陷，气促鼻扇，风寒闭关。便多脓血兮仓廪有热，咳多涎沫兮华盖有痰。胸闷烦冤麻未出透，身凉气爽终保无虞。苟不详于临证，何以望其来苏。

陈氏飞霞删润万氏原本

麻疹证治

痘麻皆胎毒所为，毒者火也。痘为少阳相火，阳道常饶，故痘大而掀肿。麻乃少阴君火，阴道常乏，故麻小而碎密。心火旺则肺受之，故治麻当以肺为主，凡咳嗽者火炎于肺也，鼻流清涕者以火铄金而液自流也，目中泪出乃肺热移于肝也，凡手搯眉目鼻面者肺热证也。

春温夏热秋燥冬寒此四时之主气也，冬应寒而反温，阳先暴泄，火令早行，人感其气，至于来春，必生疮疹，未出痘麻者，必感而发，虽曰胎毒，未有不由天行戾气，故一时传染大小相似，但见麻疹之出，宜服天代宣化丸以预解之，可使毒彻不为已甚也。

重订天代宣化丸（即韩飞霞五瘟丹有香附、紫苏、大黄煎汤为丸，辰砂雄黄为衣，外贴金箔）。预解时行疫疠、传染相似，并治痘疹毒邪毒火。

生甘草（甲己属土之年为君） 黄芩（乙庚属金之年为君） 黄柏（丙辛属水之年为君） 山栀（丁壬属木之年为君） 黄连（戊癸属火之年为君） 连翘（佐） 山豆根（佐） 牛蒡子（佐）

前五味视年岁之所属者以为君，其余四味以为臣。为君者分两倍之，为臣者减半之。为佐者如臣又减半。于冬至日修合为末，取腊雪水煮升麻汤打糊为丸，龙眼核大，用飞辰砂为衣，每服一丸，竹叶煎汤下。

麻初发热与伤寒相似，但麻疹则面颊赤，咳嗽，喷嚏，鼻流清涕，目中泪出，呵欠喜睡，或吐泻，或手掐眉目鼻面，宜升麻葛根汤。不可作伤寒，妄用汗下也。汗之则增其热，为衄血，为咳血，为口疮咽痛，为目赤痛，为烦躁，为大小便不通。下之则虚其里，为滑泄，为滞下。经曰：必先岁气，母伐天和，此之谓也。

麻喜清凉，痘喜温暖，此法人皆知之。然麻疹初发亦宜和暖则易出，所以发苗之初，只要发出得尽，则毒便解矣。若痘必苗而秀，秀而实，毒斯解也；然成实之时，若太温热，则反溃烂不收，是痘后亦宜清凉也。故治痘麻无过热，无过寒，温凉得宜，阴阳自和，是为得之。

麻疹只怕不能得出，若出得尽，毒便解矣。凡麻疹发热之时当审时令寒暄以药发之，如时令大寒以桂枝葛根汤发之，大热以升麻葛根汤合人参白虎汤发之，不寒不热荆防败毒散发之，如兼疫疠时行以人参败毒散发之，外以胡荽酒用苎麻蘸酒遍身戛之，务令呕出。若发而不出，反加腹中胀痛气上喘促昏闷谵妄者死证也。

桂枝葛根汤 治严寒时令麻毒难出，以此发之。

柳阳桂 粉干葛 赤芍药 绿升麻 北防风 炙甘草

生姜 淡豆豉（一钱）为引，水煎服。

升麻葛根合人参白虎汤 治炎天暑月，毒为热隔，以此凉解之。

绿升麻 粉干葛 白芍药 炙甘草 净知母 熟石膏 上拣参

白米一撮，水煎服。

荆防败毒散 治天时不寒不热，以此平解之。

上拣参 北柴胡 正川芎 苦桔梗 荆芥穗 白云苓 陈枳壳 信前胡 川羌活 川独活 北防风 炙甘草。

薄荷（五片）为引，水煎热服。

人参败毒散 时逢疫疠流行，适值麻疹以此凉解之。

官拣参 川羌活 川独活 信前胡 北柴胡 川芎胡 白云苓 陈枳壳 芽桔梗 炙甘草

生姜（三片）水煎服。

胡荽酒 治麻疹不出以此发之。

胡荽四两，切碎，先以好酒二杯，壶内煎滚，方入胡荽在内，盖定勿煎，勿令泄气，以苎麻蘸酒遍身戛之，使麻易出，真神法也。

发热六七日以后，明是麻证却不见出，此皮肤坚厚腠理闭塞，又或为风寒袭之，会有吐泻乃伏也，急用发表之剂，麻黄汤去杏仁加蝉蜕、升麻，外以胡荽酒散麻刮之。如一向未更衣者，毒甚于里，伏而不出，凉膈散加牛蒡子发而解之。再不出者死证也。

麻黄汤 治麻疹六七日应出不出，或风寒闭塞。

净麻黄　熟石膏　净蝉蜕　绿升麻　炙甘草。

葱白（三寸）为引，水煎服。

凉膈散 治麻毒深重，里气不通，而应出不出。

锦大黄　白芒消　净连翘　黑栀仁　南薄荷　淡竹叶　甘草梢

水煎去渣，加生蜜三匙和服。

麻疹初发热时未见出现，咳嗽百十声不已，上气喘急，面浮目胞肿，时卧时起，此火毒内蒸，肺叶焦举，宜甘桔汤加石膏、知母、牛蒡子主之。

甘桔汤加石膏知母牛蒡子 治麻疹胃火炎肺金，咳嗽面浮，应出不出。

生甘草　芽桔梗　熟石膏　净知母　牛蒡子

生薄荷叶（五片）为引，水煎服。

麻疹发热自汗或鼻血出不须止之，亦发散之义，故汗者毒从汗散，衄者毒从衄解。但不可太过，如汗太多，人参白虎汤合黄连解毒汤清之，衄太甚，元参地黄汤凉之。

人参白虎合黄连解毒汤 治麻疹自汗太过，恐防卫弱，以此止之。

官拣参　净知母　熟石膏　生甘草　正雅连　川黄柏　片黄芩　黑栀仁

白米（一撮）为引，水煎热服

元参地黄汤 治麻疹衄血太过，恐防伤阴。

润元参　怀生地　粉丹皮　黑栀仁　绿升麻　杭白芍　生蒲黄　生甘草

白茅根（一握，去芯梗）为引水煎热服。

麻疹发热吐泻，纯是热证，不可作寒论。及火邪内迫，毒在上焦则吐，毒在下焦则泻，毒在中焦则吐泻并作。单泻黄芩汤，吐而兼泻黄芩加半夏汤，自利里急后重黄连解毒汤合天水散。

黄芩汤　治麻疹发热自利。

枯黄芩　白芍药　炙甘草

大红枣（一枚）为引，水煎热服。

黄芩加半夏汤　治麻疹发热自利呕吐。

即前黄芩汤加半夏生姜。

黄连解毒合天水散　治麻疹自利里急后重。

正雅连　川黄柏　枯黄芩　黑栀仁　飞滑石　炙甘草

净水浓煎，空心滚热服。

麻痘咽痛本为常候，乃火毒熏蒸而痛也。切勿与喉痹同论，妄用针刺。盖喉痹之证，内作痛肿故宜以针决去恶血。麻痘只是咽干作痛，宜甘桔汤或鼠黏子汤细细咽之自愈。

甘桔汤　治麻疹咽喉疼痛，饮食艰难

生甘草（君）芽桔梗（臣）牛蒡子（使）

灯芯（十茎）为引，水煎服。

鼠黏子汤　治证同前，稍重者用此。

鼠黏子（即牛蒡子炒）绿升麻　鲜射干　生甘草

灯芯为引水煎热服

德按：麻疹咽痛出自肺胃，非少阴少阳喉痹证也。禁用凉遏，吹药尤忌冰片、牛黄。即使烂喉，滴水不能下咽，不得已可用《三因方》玉宵无忧散，《端效方》四神散以治之。

玉屑无忧散　治缠喉风，咽喉肿痛，语声不出，咽物有碍，或风涎壅滞，口舌生疮，大人酒症，小儿奶癣，或误吞骨屑，哽塞不下或子舌胀，重舌，木舌，肿胀闭塞，水浆不下。

净硼沙（一两五钱，煅）过寒水石（五钱）净盆消（三钱）飞青黛（三钱）苏薄荷叶（五钱）蒲黄末（五钱）川黄连（二钱）贯众末（生晒，

二钱）元参（二钱）白云苓（二钱）滑石（二钱，飞）荆芥穗（二钱）山豆根（二钱）带壳缩砂仁（二钱）生甘草（二钱）

上十五味为细末，每服半钱，干掺舌上，以清水咽下此药，除三尸，祛八邪，辟瘟疫，疗烦渴。

元人施丸端效方。

四神散（大名王国祥传）

川大黄　寒水石　牛蒡子（炒，各一两）净芒消（五钱）

上四味为细末，治热病肿毒，一切危恶疫疬。若肿甚，新汲水调涂。咽喉肿塞，水药不下，用生蜜为丸，时时含化咽津妙。

德按：若治烂喉丹疹可加硼砂、飞青黛各五钱尤效。

麻疹渴喜饮水，纯是火邪，肺焦胃干，心火内亢故也。初发热作渴，升麻葛根汤加天花粉、麦门冬。渴甚人参白虎汤合黄连解毒汤。

三方俱见前。

痘疹贵三四次出谓出匀，麻疹贵一齐涌出谓出尽。麻疹只要发出得透便轻减，以火照之遍身如涂朱之状，此将出之兆。出形细密与痘疹密者相似，但麻疹粒粒成疮，非若斑之皮红成片如蚊咬之迹也。

痘麻之色不可同论，太抵痘怕太红，皮嫩易破，必生瘙痒。麻喜通红，麻发于心，红者火之正色。若麻色淡白，心血不足，宜养血化斑汤主之。色太红艳、或微紫、或出太甚，并宜大青汤。黑者死证也。

养血化斑汤　治麻疹色淡白，心血不足。

官拣参　当归身　怀生地　鲜红花　净蝉蜕

生姜大枣引，水煎服。

大青汤　治麻疹色太红、或微紫、或出太甚。

　　鲜大青　润元参　怀山药　熟石膏　净知母　川木通　地骨皮　荆芥穗　生甘草

　　淡竹叶（十二片）为引，水煎热服。

　　麻疹出没常以六时为准，假如子后出午时即收，午后出子时即收，乃阳生阴成，阴生阳成，造化自然之数。凡此旋收者轻。若一出连绵三四日不收，乃阳毒太甚，大青汤解之。逡巡不出，乃风寒外束，皮肤闭密，宜荆防败毒散。

　　二方见前。

　　麻疹欲出则遍身发热，或烦躁，或头眩，或身拘急，及既出则身即清凉，诸病悉解，此一层麻疹随收矣。如麻既出，热甚不减，此毒壅遏，宜大青汤以解其表；小便涩，大连翘汤以解其里；大便秘凉膈散加牛蒡子。

　　大青汤（方见前）

　　大连翘汤　治麻疹既出，热盛不减，小便短涩。

　　净连翘　北防风　瞿麦穗　荆芥尾　淮木通　车前子　当归尾　北柴胡　净蝉蜕　赤芍药　枯黄芩　飞滑石　黑栀仁　紫草茸

　　灯芯（十茎）为引水煎热服。

　　凉膈散（方见前）加牛蒡子。

　　凡麻疹只要出得尽，则毒邪解散，正气和平。如怫郁发热，烦闷不宁，如蛇在灰，加蚓在尘之状，或呕吐，或泄泻，此毒邪壅遏尚未出尽，烦热，黄连解毒汤。呕泻，柴胡橘皮汤二者并外用胡荽酒以苎麻蘸酒戛之。（方法见前）待麻出尽，则烦热自除，呕泻自止矣。

　　黄连解毒汤　治麻疹出后，仍发热烦躁，麻出未尽也。

　　川雅连　川黄柏　枯黄芩　黑栀仁

　　净水煎滚热服。

柴胡橘皮汤　治麻疹热邪未尽，麻未出完而兼呕吐泄泻。

官拣参　软柴胡　法半夏　枯黄芩　白云苓　广陈皮

鲜竹茹（一团）　生姜（一片）为引，水煎服。

麻疹欲出未出之时，即当早为发散，以解其毒，庶无余患。若不预解使之尽出，以致毒蓄于中，麻后必为壮热，日久枯瘁，或成搐搦，或为痢疾，或咳血喘促，或作疳䘌而死。此虽一时疫戾之染，未有不由人事之未尽。

麻疹收后身有微热，此虚热也，不须施治，待气血和畅，自然清凉。若热太甚，或日久不减，以柴胡麦冬汤清之。如发枯毛竖，肉消骨立，渐渐羸瘦，柴胡四物汤主之。

柴胡麦冬汤　治麻疹收后大热不退，毒未出尽也。

官拣参　软柴胡　北沙参　拣麦冬　润元参　草龙胆　炙甘草

灯芯（一束）为引，水煎热服。

柴胡四物汤　治麻疹收后，发热不退，毛悴色夭。

官拣参　北柴胡　枯黄芩　当归身　正川芎　怀生地　杭白芍　地骨皮　拣麦冬　净知母　淡竹叶

霜桑叶（五片）为引，水煎服。

麻后热不除，忽作搐搦，不可误为惊风，而用风药。宜导赤散加人参麦冬煎汤送安神丸。（德按：用万氏牛黄清心丸较稳）

小便清者，可治。短少者，不可治。

导赤散　治麻后热不除而作搐。

怀生地　淮木通　麦门冬　生甘草

淡竹叶（十片）为引，水煎送安神丸。

安神丸　治麻后余热未除，神昏谵妄。

真吐黄（五分）　真雅连（酒炒，三钱）　当归身（二钱五分）　镜辰砂（水飞，二钱）　黑山栀（二钱五分）

上为细末，取雄猪心血研和为丸，如绿豆大，朱砂为衣，每服五丸，灯芯汤下。

凡麻后牙龈黑烂，肉腐血出，臭息冲人，曰：走马疳，马鸣散主之。若面颊浮肿，环口青黧，颊漏齿脱，唇崩鼻坏者，死证也。

马鸣散　治麻后牙龈溃烂，臭气冲人。

马鸣蜕（即蚕眠蜕皮也，火煅过存性二钱半）　人中白（即尿甏垢，刮取火煅如盐五钱）　五倍子（二钱）　白明矾（二钱）　将矾打成块，装入五倍子内，火煅，以矾枯为度。

共为极细末，以米泔水漱口，然后敷药

麻后泄痢，日久不已，曰：休息痢，不可妄用涩剂以图霸功。宜黄芩汤合六一散，煎送香连丸。若呕吐不能食，谓之禁口，更加肠滑不止，或下鲜血，或如烟尘水者，死证也。

黄芩汤合天水散　治麻后患痢日久不愈，仍宜清解，禁口痢可加广陈皮、石莲肉。

枯黄芩　杭白芍　飞滑石　粉甘草（生炙并用）

大枣为引，水煎熟去滓，送香连丸。

香连丸　治下利赤白里急后重。

真雅连（一两，以吴茱萸五钱同炒，去茱萸不用）　南木香（五钱锉细末）

共为细末，醋打神曲糊丸，如芥子大，每服一钱。

麻疹收后微咳，此肺气未平，不须调治。若咳转甚，喘气上逆，发则连不已，此肺中伏火，宜人参清膈散主之。若身热门冬清肺汤主之。若咳久不止，面浮目胞肿，胸高而喘息则耸肩，血自口鼻中出，面色或青，或赤，鼻扇昏闷，摇头摆手者，死证也。

人参清膈散　治麻后咳嗽日久，连绵不已。

官拣参　北柴胡　当归身　杭白芍　净知母　鲜桑叶　漂白术　白云苓　炙黄芪　地骨皮　枯黄芩　飞滑石　熟石膏　生甘草

生姜（一片）为引，水煎服

门冬清肺汤 治麻后咳喘不已，身热烦冤。

天门冬 麦门冬 净知母 鲜桑叶 怀生地 枯黄芩 地骨皮 信前胡 北沙参 炙甘草

上十味水煎服。

麻后通禁鸡鱼炙煿盐醋之类，须过七七之后方可食之，惟宜食淡，不可纵口，以贻后患也。

曾见痘麻收后，动止出入饮食如常，忽然心胸绞痛而死者。究是元气怯弱，疫疠之毒乘之，正不能胜，邪伏于中，外若无病，内已亏损，故一中即死，谓之：中恶。良由病后失调，自召其祸。

凡小儿初生未满月者，遍身红点，俗呼：奶麻疹是也。此胎中受热，故生下即发现于皮肤，不可作时行麻毒论治，妄用汤剂。盖脏腑娇嫩不能胜药石也，但宜溯源解毒汤与奶母服之。

溯源解毒汤 治乳子出胎后，遍身奶麻疹。

正川芎 大当归 杭白芍 怀生地 上拣参 北沙参 陈广皮 生甘草 净连翘 金银花 正川连 淮木通

水煎乳母服之，不可令儿服。

夏氏《幼科铁镜》

麻证

夏氏禹铸曰：痘出于脏，麻出于腑，麻乃大肠主之，毒气蒸肺，故发咳嗽，先辈书未尝齿及。麻证盖以其轻，而忽之也，却不知表证虽轻，毒侵肺腑，亦多与鬼为邻。予经历甚众，费手居多，因不惜笔力详着于篇，以杜婴儿麻证之患流行。

麻证其候烧热，必发咳嗽，声必稍哑，面皮微有肿样，两腮颜色微红，此吉兆也。如出发不快，及不透发，或红点见面，偶挟风邪而隐，或医人不知，误用寒凉，隐而不见，腹内作痛。治之神，莫神于天保采薇汤，圣，莫圣于天保采薇汤，只须一服即得发出，或有不尽发透者，再加一服，从未有不效者，真神剂也。如肺脏先虚，又加大肠毒气攻肺，面皮像浇薄的式样，惨白浮浮，光光溜溜，便是肺气已绝，必死之兆，药之无济。

天保采薇汤

羌活　前胡　柴胡　赤芍　川芎　苍术　升麻　葛根　独活　厚朴　枳壳　桔梗　陈皮　半夏　白茯苓　广藿香　生甘草
烦热加黄芩。

朱氏《痘疹定论》

麻疹

朱氏玉堂曰：凡疹初未见标之时，先必身热，头疼咳嗽，或作吐作泻，或鼻塞，鼻流清涕，喷嚏，眼胞肿，腮赤，烦躁不宁，细看两耳根下，颈项连耳之间，以及背脊之下至腰间，必有三五红点，此乃疹之报标。若无红点之证佐，当以别证论，此屡试屡验者也。如果有红点与前证相同，宜用宣毒发表汤加芫荽作引，以托之出外，不必拘泥。吐泻疹出，而吐泻自止。盖热蒸胃则吐，热冲大肠则泻，此乃疹之常候，不必忧其吐泻之不止也。昔人云疹出六腑，或因有此证而云然也。

凡出疹见标之后，形似麻粒，大粒而尖，稀疏磊落，再后成片红色滋润者顺，若神清气爽者更顺。若初出一时涌出不分颗粒，深紫色者险，黑色者逆，不可视为泛常，不可用药失序，不可过用攻表，不可骤用寒凉，调治之法避风忌荤，兼忌秽恶，惟在用药宣发其毒，以尽出之于外。虽红肿之甚，状如漆疮，亦不足虑，以其出之于外，即可免夫内攻，此证若调治得法，用药合宜，百不失一，若调治失宜，则杀人易如反掌，可不慎哉。

初发热时必当发表，见标之后发表而兼清凉，通身上下，通红总成一片，手足之末上下相同，无有空处此为出透，可用清凉解毒之剂，不必兼用发表之药，一解即愈。

又有一种疹，初出眼胞肿，白夹赤色，声哑唇肿掀翻，鼻干，鼻扇气喘，口燥烦渴，腰疼腹胀，人事昏沉，口鼻出血，烦乱狂叫，二便出血，此系毒气郁遏于内名曰：闭证，最为难治，用宣毒发表汤内加酒炒黄芩七分，麻黄五分，若能托疹标出外，渐次出现或可望生，若不出现则无救矣。

但凡疹证鼻出血者毒重，口出血者毒尤重，二便出血者毒更重，且危矣。初起手足心如火热者毒重，初起脚冷如冰者毒更重。

若初见疹标尚未出透，失于清解，误用芩热之剂以致毒蕴于胃，口鼻出气腥臭，必生牙疳，宜用化毒清表汤加石膏二钱；若已出透速收速散，身热不退，余毒流注大肠里急后重，红白相兼已成痢证，宜用清热导滞汤。

若其人素禀虚弱，当出疹之际过于发散，出透之后过用寒凉解毒，以致虚弱之极，骨瘦神疲，面无红色，且不能多食，食多即吐，急用香砂六君子汤去半夏加麦冬以补之。种种坏证不可不慎。

上海强氏按云：若非脾胃虚弱，少食吐食，而但本原虚损，朝凉暮热，咳嗽痰多，将成骨立者，俗名：痧劳，恐补脾碍肺，香砂惟恐不宜。

疹之出也，出三日而始尽。每日出二次，子时出者巳时散，午时出者亥时散，经三日而出，六次出透，稠密无缝，方为吉兆，昔人有云痘喜稀疏，疹宜稠密，虽如漆疮，通红一片，亦不足为虑。

若甫弥月及至半岁一岁之间，时值天气炎热，或出奶疹痧疹风瘾等疹，不在正疹之列，亦不由于胎毒而致，可以母须用药，（德按：可用葱白三寸泡汤服之）其疹自散，此类内因变蒸，外感风热而出，乃皮肤小恙，常见出一次，又出一次及有连出不已者，无关利害，倘要用药微用疏风清热之剂，一服即愈。

凡出疹发热三日见标者为顺，迟至五六日不见标者为逆，神气清爽者为顺，昏沉者为逆。病家知禁忌者逆可以变顺，不知禁忌者顺亦变逆，当于出疹之家明言之，防于未然，一体告戒。

出疹家有四大忌

一忌荤腥煎炒
疹初出时以至出净之日，俱忌食荤腥即素菜亦忌煎炒，恐荤腥煎炒能助胃火，昔人云：荤痘素疹。诚哉是言也。

二忌恣食生冷米粥
疹初出时以至出透之日，未免口渴烦躁，想饮冷水不妨少与饮些，以解其烦渴，然不可多饮，若土产荸荠甜秋梨甘蔗汁及柿饼有霜者亦不妨间与食之，虽生吃无妨，切不可与米饮粥汤，及糕饼糖饴面食枝圆蜜饯之类，食之恐助毒火。倘觉饥饿则用开水煮饭，滗小半钟调匀稀薄，温服少食，淡食为宜。

三忌风寒

当出疹之时必须谨避风寒，若不避忌，风寒外束，疹即收回，要其再出甚为难矣，慎之慎之。

四忌房帏厌秽

人家生儿产女当出疹之时，各宜小心加意，谨慎洁净内外，勿使秽污恶浊气息触犯出疹之人，一或犯之多致不救。

医疹家有三大忌

一忌骤用寒凉

当疹初出之时，虽有身热烦躁，口渴等证，即以宣毒发表汤少加酒炒黄芩三五分以清之，切不可遽投黄连、黄柏、栀子等大寒之药，恐冰其毒而内伏，疹不得外出矣，后虽设法宣表而疹终不得出，可不畏哉。

二忌误用辛热

疹初出时或有呕吐之证，（德按：王太仆曰：内格呕逆，食不得入是有火也。病呕而吐，食入反出是无火也）医家必用苍术二陈平胃，丁香、砂仁暖胃，或手足稍冷，必用桂枝、肉桂温其手足，殊不知作呕吐者火热蒸于胃也，今反以辛温之味攻之，是抱薪而救火也。至于手足稍作冷者，热极似寒之象，俟疹出透而手足自然温和。医不明此反以桂枝可达四支之末，肉桂可以温经回阳，误之又误，陷人性命可不惧哉。

三忌遽用补涩

疹初出时多有泻而不止者，其毒火亦因泻而减，此殊无妨。倘或泄泻过甚，则用加味四苓散一服立愈，切不可用参、术、诃、蔻补涩之剂以图速止。医家不思肺与大肠为表里，风邪热毒伤肺犯胃，火性急速下行，乃曰：吾于清解药中兼用些参术诃蔻，分两又少何碍于事，一服不见立效，且曰分两轻之故耳，于是多加分两再服，而疹忽变证矣，重则腹胀喘满而不可救，轻则变为休息痢，缠绵不已，终归夭命。不可慎哉。

若麻疹出净之后，泻黄红色，乃内有伏热，仍宜加味四苓散服之可也，且不可专用补涩。记之慎之。

加味四苓散

猪苓（七分） 赤苓（七分） 泽泻（八分） 木通（七分） 黄芩（五分，酒炒） 黄连（二分，酒炒） 牛蒡子（五分，炒香研细） 车前子（七分，炒）

灯芯（五十寸） 同煎服。

初发热，欲出未出时，宜用宣毒发表汤（今以半岁男女为式，看其年之小大，随证加减）。

宣毒发表汤

升麻（三分） 干葛（八分） 防风（五分） 桔梗（五分） 薄荷（三分） 前胡（六分） 连翘（六分，去芯） 枳壳（六分，麸炒） 荆芥穗（五分） 牛蒡子（六分，炒研） 木通（六分） 生甘草（三分，去皮） 淡竹叶（一钱），同煎服。

天气大热加酒炒黄芩五分，天气严寒加炒麻黄二分或三分。

麻疹已出而红肿太甚宜用化毒清表汤。

化毒清表汤

前胡（六分） 干葛（七分） 知母（七分） 连翘（七分，去芯） 元参（一钱） 桔梗（六分） 黄连（三分，酒炒） 黄芩（五分，酒炒） 薄荷（三分） 栀子（五分，炒黑） 木通（六分） 防风（三分，不用亦可） 牛蒡子（七分，炒研） 天花粉（八分） 地骨皮（八分） 生甘草（三分）

淡竹叶一钱，灯芯（五十寸） 为引，同煎服。

若口渴加麦门冬去芯一钱，石膏一钱五分，大便秘涩可加酒炒大黄七分。

疹已出透身热未全退，毒气流注而成痢者，宜用清热导滞汤。

清热导滞汤

黄连（五分，酒炒） 黄芩（七分，酒炒） 白芍（七分，酒炒） 枳壳（五分，麸炒） 青皮（五分） 山楂（一钱，去核炒） 槟榔（五分） 厚朴（五分，姜汁炒） 当归（五分） 陈皮（五分） 生甘草（三分） 连翘（八分，去芯） 牛蒡子（八分，炒研）（德按：倪涵初治痢方有木香二分，无连翘、牛蒡子）

淡竹叶一钱，灯芯（五十寸） 为引，同煎服。

若红多加红花三分酒炒，地榆五分，桃仁去皮尖炒五分，秘涩甚者，里急后重之极加酒炒大黄八分。

以上三方聂氏手定，但其中变化相时看证，或加减一二味药，又或斟酌分两，或稍加减一二分，投之即得应效。

内廷订方总以十三味，为式，只可少决不可多，如满十三味则将淡竹叶、煅石膏入于药引之内更觉妥当。予每看疹看其证候，相其时日，闻气听声，观形察色，然后参之以脉，始用宣毒发表汤表之，继以化毒清表汤清之，总遵此二方加减逐日变化，若麻疹未透则前葛、荆防为必用之药，既透则前葛荆防为可去之剂，气喘除升麻不用，便秘蒸大黄必需，疹色干焦生地、归尾要用，若还紫黑红花、紫草宜加，咳嗽气急清肺饮除肺热，口疮口臭败毒散清胃利咽，成方在此活法由人。麻疹已出透齐，用生犀角磨汁和服大能解毒。

凡疹后咳嗽气粗宜清肺饮。

清肺饮

桑白皮（五分，炙） 地骨皮（五分） 麦门冬（一钱，去芯） 柴胡（六分） 元参（八分） 桔梗（七分） 陈皮（三分） 黄芩（七分，酒炒） 石膏

（一钱，煅） 天花粉（八分） 生地黄（一钱） 木通（七分） 生甘草（三分）

灯芯、淡竹叶为引煎，再磨羚羊角汁和服。

如肺热甚去陈皮加丹皮五分，连翘（去芯）六分，牛蒡子（炒研）六分

凡疹后口臭口疮唇烂，兼之咽喉疼痛宜败毒散。

败毒散

生地黄（一钱五分） 丹皮（七分） 柴胡（七分） 桔梗（八分） 薄荷（五分） 连翘（八分，去芯） 牛蒡子（八分，炒研） 黄柏（五分，蜜水炒） 天花粉（八分） 黄芩（七分，酒炒） 元参（八分） 赤芍药（五分） 金银花（八分） 生甘草（三分，去皮）

煅石膏（一钱） 淡竹叶（一钱） 灯芯（五十寸） 为引同煎，再用生犀角磨汁和服，以上清肺饮败毒散二方，予每调出疹，因时设法，想理度情用之，辄有效验，敢以鄙见续于聂氏之后。

张氏《侣山堂类辨》

疹论（古名疹今名瘄）

张氏隐庵曰：痘乃先天之毒，疹属后天之邪。先天之止有水火，后天始备五行。产下发声吮乳肇自后天，是以发声之时，口中有毒即咽下而归于阳明。故瘄之毒气发于阳明，上达于肺，出于皮毛，肺主气而外合皮毛。是以痘毒走于血分，而气以化之为顺。瘄毒走于气分，而血以和之为顺。若走于血分而见云头紫赤斑者逆也，瘄乃气分之毒更速于痘，若停留于胃则烂牙龈，阻滞在肺则为鼻扇喘

急，发表疏里清热解毒，事在良医之临证妙用者也。

夫气为阳，血为阴，痘乃精血中毒。故应四时之生长收藏，以合地支之数。瘄乃气分之毒，是以一日三烹，三而三之，以应阳九之终。痘发于阴，故宜头面稀疏，不喜独见阳位，瘄发于阳，故喜大烹头面，不宜惟在心胸。此人之阴阳血气应天地自然之道也。治瘄主方。

葛根　荆芥　防风　杏仁　牛蒡子　甘草　桔梗　陈橘皮

上方用泉水煎服。再随四时之气而加减用之。如寒闭者宜麻黄，热闭者宜石膏，食闭者宜枳、朴、山楂，热甚者加黄芩、黄连，毒甚者加白花地丁、西河柳，渴者加知母，喘者倍杏仁。

盖痘疹有血气之分，而用药亦宜分别。肺主气而心主血，故清痘之热毒宜以连为君，而芩为佐；清瘄之热毒，以芩为君而连佐之。又如金银花花开黄白，藤名忍冬，能启阴气而解痘瘄之热毒，盖黄走血，而白走气也。若夫白花地丁又专于瘄证者也。此用药之大关目，学者引伸触类微妙无穷。

阎氏《胎产心法》

妊娠麻疹论

阎氏诚斋曰：妊娠出疹当以四物加减，而加条芩、艾叶以安胎清热为主，则胎不动而麻疹自出矣。然热毒蒸胎，胎多受伤，但胎虽伤而母实无恙也。盖疹与痘不同，痘宜内实，以痘当从外解，故胎落毒气乘虚而内攻其母亡；疹宜内虚，以疹当从内解，故胎落热毒随胎而下其母存。虽然与其胎去而母存，孰若子母两全之为愈也。且古之徒知清热以安胎，不思疹未出而即以清热为事，则疹难出而内热愈深。是欲保胎反足以伤胎也。宜轻扬表托则疹出而热自清，继以滋阴清解则于疹于胎两不相碍，不安胎而胎自安矣。如疹出不快宜白虎汤合用升麻葛根汤倍加元参、牛蒡子治之，胎气上冲急用苎根艾叶煎汤磨槟榔服之，再以四物汤进之，如又腹疼腰酸即知胎有必堕之机，如胎堕即以产法论治矣。

升麻葛根汤 此解表发散之方也，表热壮盛，邪实于表，经曰：轻可去实，故用升麻葛根以疏表，所以然者升麻能解疫毒，升阳于至阴之下，以助发生之气；葛根能解热毒，兼疏营卫，以导起发之机。二味之外又加甘草佐之，以和在表之气，芍药佐之以和在里之营，去其实邪，和其营卫，风寒自解，麻疹自出。

凡妇人方产之后或半月左右适逢出痘疹者，此无胎系累，惟气血尚虚，治宜大补营卫为主。若出多者，则加连翘、牛蒡之类，余即照常一例而治，不必多疑反生他误。

强氏《痘疹宝筏》

麻疹论

云间秦氏曰：麻疹乃时行不正气候，暄热非其时而有其气，传染而成者也。称之为胎毒误矣。《内经》曰：少阴所至为疡疹。夫少阴所至者乃君火有余，热令大行，戊子戊午之岁也。在人则心火主之，心火大过则制已所胜而烧烁肺金，肺主皮毛，故色红如锦见于皮肤之间，实心火侮而乘之之色也。

经又曰：疹属于脾。故《金镜录》谓毒盛于脾，热留于心。乃知心与脾肺俱受邪而发者。其欲出之时腮红眼赤，壮热憎寒，身体疼痛，呕吐泄泻，咳嗽烦渴，是其候也，其脉阳浮而数，阴实而大，宜服开豁腠理汤，升麻、葛根、荆芥、防风、前胡、羌活、紫苏、牛蒡、蝉蜕、桔梗、枳壳、甘草、陈皮等，使之易出。如头面愈多鲜明匀净，精神爽健，气息和平，此吉兆也。若紫黑干燥晦暗模糊，或未出透，身热烦闷，声哑喘急，隐隐难出，出而复隐，此危急之兆也，速将前方加炒麻黄、石膏、柽柳之类以发之。如不出透，或喘更甚，此为不治之证也。

若大便坚燥不可轻用下药或用猪胆蜜煎法导之，则自来矣。其或微泻者不必治之，正假此以发泄热毒也，若疹后泻痢不止此又热毒下陷之故，当以五苓散去桂加芩、连、芍药、木通之类，毒解热退则泻痢自止，不可用燥湿温补之剂。古人云可汗不可下，可表不可补是也。

其疹后壮热气促不止者，此余毒留连未尽也，须用泻热清金之剂，以竹叶石膏汤加芩、连、元参、桔梗、枳壳、牛蒡、花粉、蝉蜕之类。疹后咳嗽不止者二陈加栝蒌、桔梗、元参、黄芩、象贝治之，渴则花粉、知母，喘则葶苈、苏子、桑白皮、杏仁可也。若疹出过三日后而不没不化者，此内有实热也，加清利之药则自解矣，乃治麻疹之大概也。

凡初出之时，大忌米谷生冷荤腥面食风寒暑湿秽浊之气，苟有不慎最为深患，间有犯之而获愈者，此因内禀之气实外感之邪轻耳，不可执此以望侥幸也。

上海强氏健按：麻疹水痘皆时行传染，多肺家之候，必兼咳嗽喘息，须发得透化得清始无后患。大法以风热暑湿为治，药贵轻清不事辛温香燥，忌用发散风药，盖风药胜反动其火耳。

云间秦氏曰：夫痘已出而有稠密细小如麻子者，此夹疹也。《心鉴》云：痘毒之发被风闭塞腠理，热毒激动腑毒，故与痘并出，此亦无妨于痘也，盖疹出于六腑，痘出五脏，脏属于阴乃为积受之地其毒深，腑属于阳而为传道之所其毒浅。故痘之始终每于二旬为限，而疹之消散一晬而已，可不从其急而先治之乎，经曰：急者先治，治宜先散其疹，而后治其痘。疹不散则痘不起。若疹散痘起绽凸匀调红润其势吉。若疹散而痘稠密平塌灰白紫滞者其势亦险也。故曰痘夹疹者吉凶相半也。又有出痘之时或冒风寒不能自汗发而为疹，亦与外感发疹者同，先散其疹而后痘得起也。

上海强氏健按：疹有赤白二种，赤者属风热，白者属暑湿，无论四时皆因外感而发，麻出夹疹亦从时气所感，发热之初必先见呕恶咳嗽喷嚏，而皮肤隐隐如麻根散而有头粒者为疹。须先托透清解以化之，则痘易起不比斑之甚也。若壮热昏沉色赤而即发烦闷者，痘色虽善时气，毒深亦有凶候，未可信为夹疹之痘多吉也。前辈拘泥于痘属脏疹属腑，又云疹系先天之阳毒，又云斑属三焦无根之火，疹属心火诸说皆似是而实非也，又谓为脾胃游火，是与外感时气更相悖矣。究其实在皆外邪所中，传入于胃，热郁成斑，客于肺则结而为疹，俱在经之证，而诸说尽属穿凿之言明矣。

《内经》曰：风为阳邪，其伤在表，皮毛者肺之合也，皮毛先受邪气，邪气以从合也，故发疹必兼咳嚏等证；皮毛属表之表，故疹出没无时，喜温暖而恶寒冷，故覆盖宜谨也。因其生长于轻清之地，可一汗而化之，非脏腑之病而拖时日者比，只须升麻葛根汤加牛蒡、杏仁、蝉蜕、木通、甘草、桔梗、前胡、石膏、柽柳托化兼施，疹必退而痘自起。诸家证论各采其精者集之，独论疹一段未当，然不可缺，此但取秦氏所谓发痘时感冒一句斯为大旨，更加详辨以破疑团，使后人不堕迷津而当于用也，然又不可忍煞风寒在表擅投羌防、荆芥、枳壳、赤芍等药，发散破气，劫夺损血，反致风从火炽，疹不化而痘难起，无浆中变往往因之误事。

云间秦氏曰：夫斑者形似蚕班有点无头，又有形似云头，色赤成片而肤上浮起无头粒者，乃谓之丹，总乃血之形也。因谓火毒壅遏煎熬阴血，血热相搏与痘相夹而发，急用凉血解毒，轻而小者加以凉解可化。至如紫青黑者乃毒气壅结之甚，面肿唇裂十无一生。予曾间治而获效者，因诸色之斑虽现，而痘自起发，且能安睡进食，多服紫草、犀角、石膏及一切凉血解毒等方，此亦侥幸中之万一，不宜一概施治，反取谤于人也。

上海强氏健按：斑之由来多因侵染时气，邪毒壅于阳明，热搏其血乘发痘之际。必兼呕吐夹出也，非痘家应有之物。夫痘为先天正气之毒，斑乃后天时气之邪，感之轻者斑红点小而少，感之重者斑赤紫或蓝黑点大而多。轻者升麻葛根汤加石膏、豆豉、蝉蜕以托之，兼连翘、花粉以化之。重而紫赤者更加犀角、黄连、大青、紫草，若蓝黑则毒盛胃烂即倍用清凉亦无及矣，如止有两三点而痘色润，神气清尚可治疗。前辈未详时气之由，特表而出之。

盖痘之善恶虽具于先天，然因时气触之而发，故曰时痘。所谓时气者，一时之气递相传染也，一岁之中分四时，四时之内分六节，而六节之气相更变，则有善有恶，乃从寒暑晦明所致。人在气交之中，感其善气则痘虽重而无夹带，感其恶气则痘虽轻而杂斑疹。若痘本恶而又值恶令，则斑毒异色不但现于肢体且先见于唇舌，邪盛正惫不终朝而死矣，此时气之传变每以逐节更张。健常经历灼见最应沿村比户，一时遇此恶气无可措手，须从避之之法庶可免祸。世人未知其故，尽委于先天蕴毒而失察乎。

时痘之义将二字分究之各有吉凶之秘存焉。至于夹丹乃本儿平素胎毒或血热风湿相搏趁此兼发，是游行之火聚于皮毛，而无青黑之色与斑较为轻也，前方中加柽柳、芦根、茅根、浮萍、冬梨汁俱可化之，痘自起发矣。敢以告诸来者。

德按：经曰一阴一阳结，谓之喉痹。一阴心主之脉，一阳三焦之脉，皆循喉咙，气热内结故为喉痹。究属肾水不足，君火相火为病耳。设或素本阴亏劳倦体质，外感风邪，恶寒咽痛，脉不浮大洪数，身无烦热，咳嗽，口不渴，大便结，法当养阴清热。倘若春夏潮热适值天时疫疠，误认痧疹隐伏，疑似烂喉丹痧，辄用麻黄、豆豉、升、柴、羌、葛、荆、防大力之类升提发表，火趁风威焰烈莫遏，劫夺津液而变证逢起矣，所以《医门法律》申明风温不可发汗，湿温不可发汗之条，大凡风热相搏发为风温，热湿交合发为湿温，六淫化火莫疾乎风，治之复发其汗，如此死者医杀之也。

光绪庚寅闰二月朔日辛丑一介道人谨识

卷五　征今编（下）

汪氏《医林纂要·麻疹部》

　　汪氏双池《医林探源》曰：麻疹乃六腑之留毒，发自足阳明胃，胃为六腑之海也。汤氏云：小儿斑疮动于天行时气，热不能解，蕴积于胃，胃主肌肉，故毒气熏发于肌肉状如蚊子所啮，此证与斑不同，斑如锦纹有空缺处，如云头之状，麻则通身无空缺，但以疏密轻重分耳。愚按：麻虽触于时行，究竟本是胎毒，但痘发于脏而归于阳，麻发于腑而归于阴耳。其热自脾胃而浮于心，自心而烁于肺，故每伤肺为甚。

　　其初发热亦似痘及伤寒证，眼包困倦、鼻流清涕、咳嗽减食、烦闷不安、呕吐清水、泻泄黄赤、喘渴气急、目赤腮红，则是麻候，凡热三日而见疹，发透三日而渐没，以九日为恒，有或热或退五六日而后见，斜视之隐隐肌肤间，手磨之磊磊皮肉外，色淡红滋润，头面匀净而多发透，三日以渐而没，此轻证也。

　　若随热即出，或头面皆无，或红紧暗燥，或咽喉肿痛不能食，移热大肠变而成痢或为风寒所遏，疹没太速皆重证也，若黑暗干枯一出即没、鼻扇口张、两目无神、鼻青粪黑、气喘而心窝吸动、麻后牙疳臭烂皆死证也。

　　大抵麻疹发于阳，阳则热盛而阴受伤，故治宜先发表行气以散其热，而后为之滋阴补血。凡动气燥悍之药皆所忌也。

叶氏《幼科要略》

看三关法

滑氏云：小儿三岁以内，看男左女右手虎口三节曰三关。纹色紫热红伤寒，青惊风，白疳病，黄色淡红乃平常小恙，其筋纹宜藏不宜暴露，若见黑色则为危险，再脉纹见下截风关为轻，中截气关为重，上截命关为尤重耳，直透三关为大危。

痧疹（吴音痧子徽州麻子）（浙江瘖子）（北音疹丹）

叶天士曰：痧属阳府经邪，初起必从表治，证见头痛喘急咳嗽气粗呕恶，一日二日即发者轻，三五日者重，阳病七日外，隐伏不透，邪反内攻，喘不止，必腹痛胀秘闷，危矣。治法宜苦辛清热凉膈去硝黄。

方书谓足阳明胃疹如云布密，或大颗如豆，但无根盘。方书谓手太阳肺疹但有点粒，无片片者，用辛散解肌，冬月无汗壮热喘急用麻杏加华盖散三拗汤，夏月无汗用辛凉解肌葛根、前胡、薄荷、防风、香薷、牛蒡、枳壳、桔梗、木通之属。

古人以表邪口渴，即加葛根，以其升阳明胃津，热甚烦渴，用石膏辛寒解肌，无汗忌用。

凡疮疹辛凉为宜，连翘辛凉，翘出众草，能升能清，最利幼科，能解小儿六经诸热。

春令发痧从风温，夏季从暑风，暑必兼湿，秋令从热烁燥气，冬月从风寒。

疹宜通泄，泄泻为顺，下利五色者亦无妨，惟二便不利者最多凶证，治法大忌止泻。

痧本六气客邪，风寒暑湿必从火化。痧既外发，世人皆云邪透。孰谓出没之际，升必有降，胜必有复。常有痧外发，身热不除致咽哑龈腐、喘急腹胀、下利不食、烦躁昏沉、竟以告毙者，皆属里证不清致变，须分三焦受邪孰多，或兼别病累痧，须细体认。

上焦药用辛凉，中焦药用苦辛寒，下焦药用咸寒。（徐洄溪曰：当用清涤内邪之法）

上焦药：气味宜轻，以肺主气，皮毛属肺之合。外邪宜辛胜，里甚宜苦胜，若不烦渴，病日多邪郁不清，可淡渗以泄气分。

中焦药：痧火在中，为阳明燥化，多气多血，用药气味苦寒为宜，若日多胃津消烁，苦则助燥劫津，甘寒宜用。

下焦药：咸苦为主，若热毒下注成利，不必咸以软坚，但取苦味坚阴燥湿。

古人以痧为经府之病，忌温燥涩补，所谓痘喜温暖，疹喜清凉也。然常有气弱体虚表散寒凉非法，淹淹酿成损怯，但阴伤为多，救阴必扶持胃汁。气衰者亦有之，急当益气。稚年阳体，纯刚之药忌用。《幼科方书歌括》曰：赤疹遇清凉而消，白疹得温暖而解。此温字即后人酒酿桎木粗草纸木棉纱之属，虽不可不知，然近年用者多无益。

痧疳湿盛热蒸口舌咽喉疳蚀，若不速治有穿腮破颊咽闭喘促告毙矣，治之宜早，外治另有喘方，（德按：痧疹内陷忌用冰片、犀黄）若汤药方法必轻淡能解上病，或清散亦可。

痧痢乃热毒内陷与伤寒协热，邪尽则痢止，同法忌升提，忌补涩，轻则分利宣通，重则苦寒解毒。

附案

光绪己丑年正月初风木主客同气，余门人陈生锡周，时年十三岁，曾出正痧，瘥后戒口百日始食油荤，又于五月芒种节前，忽觉咽物梗痛、头眩干呕、身体发热如火、咳嗽、烦闷、脉浮滑濡数、舌胎缝中厚白苔，此乃痧后遗邪。用甘草、桔梗、葛根、荆芥、牛蒡子、蝉蜕、连翘、象贝母、枳壳、木通、竹叶、朱灯芯、西河柳煎汤冲服玉雪救苦丹两丸，复出痧疹遍身透布，将次回齐。无端阴囊之筋吊而垂胀，溺管涩痛，小溲滴淋，即以柴胡四物汤清肝渗湿，用柴胡、抚芎、条芩、竹叶、朱灯芯各五分、鲜生地、归身、赤芍药、连翘、象贝母、夏枯草、天花粉、蒲公英各一钱、甘草、桔梗、木通各四分，一剂，三服而病痛告痊。（嘉六谨记）

又治谭姓六岁疬邪云温邪时疬，触自口鼻，秽逆游行三焦，而为麻疹，目赤鼻煤、吐蛔泻蛔、津津汗出而喘渴欲饮。当与辛苦寒，刘河间法世俗不知，金曰发痧，但以荆、防、蝉壳升提，火得风扬，焰烈莫遏，津劫至变矣。

凉膈去硝黄加石膏、牛蒡、赤芍。

李氏《烂喉痧论》

吴医汇讲

烂喉痧一证古书不载，起于近时，而并易传染。治之者每谓太阴阳明二经风热之毒，而至烂之由，亦不可不详察也。譬之于物以盛火逼之，只见干燥而不知湿热郁蒸，所以致烂耳。此证凡风热者治宜清透，湿热者治宜清渗，痰火凝结者治宜清降。盖邪达则痧透，痧透则烂自止矣。若过用寒凉热必内陷其害可胜言哉。

夫证有可治，有不可治。口中作臭者谓之回阳，其色或淡黄或深黄者，此系痰火所致皆可治之证。他如烂至小舌者，鼻塞者，合眼朦胧者，并有元气本虚，毒气深伏色白如粉皮样者，皆不可治之证也。总之因天地不正之气感而受之，故体有虚实之不同，即证有轻重之各异耳。其余痧证喉证古人言之详矣，既不复赘。

祖氏鸿范《烂喉丹痧治宜论》

夫丹痧一证方书未有详言，余究心是证之所来，不外乎风寒温热时戾之气而已。故解表清热各有所宜。治之得当，愈不移时，治失其宜，祸生反掌，无非宜散宜清之两途也。其证初起凛凛恶寒、身热不甚、并有壮热而仍兼憎寒者，斯时虽咽痛烦渴，先须解表透达为宜，即或宜兼清散，总以散字为重，所谓火郁发之也。苟漫用寒凉则外益闭而内火益焰，咽痛益剧，溃腐日甚矣。不明是理者反云：如此凉药，尚且火势勃然，不察未散之误，犹谓寒之未尽，于是愈凉愈遏以致内陷而毙者有之。或有云：是证专宜表散者，余谓所见亦偏前所云，寒热之时散为先务，俾汗畅而丹痧透发已无恶寒等证，至此则外闭之风寒已解，内蕴之邪火方张，寒凉泄热是所宜投，热一尽而病自愈矣。

若仍执辛散之方，则火得风而愈炽，肿势反增，腐亦滋蔓，必致滴水下咽痛如刀割，间有议用清凉者乃以郁遏诽之，炎热燎原杀人最暴，此偏于散而谤匪清者之为害也。彼言散之宜，此言散之祸，彼言寒之祸，此言寒之宜。要惟于先后次第之间随机应变，斯各中其窾耳。再此证愈后每有四支酸痛难以伸屈之状，盖由火烁阴伤，络失所养，宜进滋阴，非同痹证，此又管窥之所及，敢以质之高明。

屠氏疏村《论白㾦》

白㾦一证，考古方书无专条论及，间有在斑疹门中发明一二，究未能尽其底蕴。今温热证中每多发出，如曲如粟，色白形尖者谓之白㾦。有初病即见者，有见而即愈者，有见而危殆者，有病经日久斑疹已见补泻已施之后仍然发此而愈者。泛称时气所致，殊不知致病之由既异，治疗之法不同，不可不与斑疹详辨而审处之也。

盖伤寒传经，热病汗出不彻，邪热转属阳明多气多血之经，或由经入府受热蒸灼，营伤血热不散而里实表虚，热气乘虚出于肤腠，故稀如纹迹稠如绵纹者为斑，紫黑为胃烂而不治也，时行风热之气侵入肺虚血热之体，失于清透伤及手太阴血分，乘虚出于皮肤如沙如粟而色红璀碎者为麻，或岁当火运复感时厉之毒，即咽痛而成丹痧及烂喉痧之类为最剧者也，至于白㾦一证则温热暑邪病中必兼湿为多。盖伏气之发本从内出，然必因外感，及人身素蕴之湿与外触之邪互相蒸发，上甚为热。

初病治法设不用清透渗解则肺为热伤，气从中馁，不能振邪外解，热渐陷于营分，转投清营滋化，势稍缓而肺气亦得藉以自复，所留之湿仍从上焦气分寻隙而出，于是发为白㾦。以肺主气故多发于颈项肩背胸臆之间，白为肺之色，光润为湿之余气，至此而邪始尽泄也，甚有几经补泻之后病仍不解忽然发此而愈者，以其人之气液内复邪自外透故不治亦愈也。（德按：予尝每遇虚赢体质气液告竭之证，亟需滋养而碍难遽投补剂者，即以生地、门冬之类用砂甋蒸取其露与服之颇获见效，此之谓以气液之品而补气液之不足也）

若其根本已虚无气蒸达多有延为衰脱者，故此证以元气未漓色润晶莹有神者为吉，枯白乏泽空壳稀散者为气竭而凶。总以形色之枯润卜其气液之竭与否也，大抵此证在春末夏初暑湿之令为甚，秋冬则间有之，要不出乎手经受病仍从手经发泄，不比足经之邪可从下解也。夫肺为主气之脏，气旺则邪从外解上泄而病愈，气衰则邪正并竭，虽发必朽白无神而难治。观《内经》暑与湿同推，仲圣痉湿暍合论，益知暑热温邪证中多夹湿邪更无疑矣，一隙微明以俟高贤正之。

德按：有另时疫白喉咙一证，其发有时，其传染甚速，其证最危最险。此病热证多，寒证少，有以色白为寒者，不知此证初发于肺，肺属金其色白，为五脏六腑之华盖，处至高之位，毒气自下熏蒸而上肺，病日深故其本色日着，宜解散风毒引热下行，勿令蓄积于肺。若因色白疑为寒证，投以细辛、附、桂是谓抱薪救火愈炽愈烈，即有知为毒火执意不可轻用升提开散之品，辄以凉膈硝黄下之，不思此证已传至上焦气分，本与中下焦无涉，既系上焦气分受伤，再以硝黄攻伐太过，使中下焦又损，元气更虚，气阴并伤，病必变凶。此乃瘟疫之变证，杀人最速，时医辨证未明，投以平淡之剂，不求有功但求免过，是谓优容养奸，因循误事。

迨延至五六日毒气重矣，元气伤矣，善治者不得不以猛剂救之，然病已垂危，成则无以计功，一日不起，病家不咎优容之过，反怨猛剂非宜，此非误于后而实误于前也。然又有虚劳白喉咙证，证由阴虚火燥痛极而水米难下，渐至腐烂、形容枯槁、面目憔悴，必需补剂，使元气充复，而喉痛自愈。尤拙吾先生曰：急喉痹其声齁齺者痰在喉响，有如拽锯，甚者音哑，此为肺绝之候。速宜人参膏救之，用竹沥姜汁放开频频服之，如无参膏独参汤亦得。早则十全七八，次则十全三四，迟则十不全一也。

设或以若是阴虚白喉误认为时行喉证，差之毫厘失之千里。更有一种白喉，无恶寒发热表证，脉浮沉不一，细而微者，喉内起白粉皮随落随长，的是阴虚寒证非用附桂八味煎汤冷服不愈。即误投消风败毒之药亦无大损。设若以如斯寒证误认为时疫热证终成溃败为害匪轻。

近有一种杨梅结毒喉疳，蒂丁腐烂，声音改变，饮食难进，原因欲速求痊，早用点药，或以熏药收遏疮毒，深入骨髓致贻后患，若患此者又当以霉疮方法治之。凡此以上等证皆非因痧而致白喉之证，如果喉痛因痧而起但当宣毒发表透达痧疹外出，则喉痛自除。大忌冰片珠黄即如玉钥匙亦在禁用之例。

陆氏《世补斋医书》

丹痧斑疹辨

陆氏九芝曰：丹痧斑疹四者，丹与痧类，斑与疹类，痧轻而丹重，疹轻而斑重，丹与斑皆出与肤平而成片，痧与疹皆高出于肤而成点。痧自痧，丹自丹也浑言之则通曰痧，亦疹自疹，斑自斑也，浑言之则通曰疹。而痧之原出于肺，因先有痧邪而始发表热，治痧者当治肺，以升达为主，而稍佐以清凉。疹之原出于胃，因表热不解已成里热而蕴为疹邪，治疹者当治胃，以清凉为主而少佐以升达。

瘄于当主表散时，不可早用寒泻，疹于当主苦泄时，不可更从辛散。大旨升达主升麻、葛根、柴之属，清凉主芩、栀、桑、丹之属，惟宗仲景葛根芩连一法出入增减，则于此际之细微层折皆能曲中而无差忒，此治瘄疹之要道也。自来治此证者主辛散则禁寒泄，主寒泄则禁辛散，故两失之至，不仅为瘄与疹，而为丹为斑则皆里热之甚，惟大剂寒药乃克胜任，非第瘄疹之比矣。有是四者脘必闷，四者之齐与不齐以脘闷之解与未解为辨。有是四者热必壮，四者之解与不解以汗出之透与未透为辨。故当正治瘄疹时必兼行升清两法，表里交治，务使瘄疹与汗并达。

惟瘄疹当发出之际，病人每闷极不可耐，稍一辗转反侧其点即隐，病邪反从内陷，此正不必有外来之风也，即袖端被角间略有疏忽其汗便缩，一缩之后旋即周身皆干。此时厥有二毙，一则汗方出时毛孔尽开新风易入，一则汗已大出不可再汗。非特瘄疹立隐，且津液既泄，热必益炽，后此变端，皆从此起。病家只道未愈，医者亦但说变病，孰知皆汗不如法之故耶。凡病之宜从汗解者无不皆然，而兼瘄疹者尤甚。故特于此发之。

附不谢方

瘄疹二证升散清凉宜合用之，不可偏废，甚者须用石膏，切忌犀角。

升麻　葛根　柴胡　黄芩　赤芍　元参　连翘　银花　牛蒡子　山栀子　生甘草　桔梗　或加僵蚕　蝉蜕　西河柳

附案

岁已丑夏四月，小满节湿土客气，山妻潘氏年四十七，忽患头疼身热咳嗽，恶风，仍然操作，不避风寒，乃致咽痛如割音嘎咯血，耳后项颈两旁掀肿，手臂胸膺遍现白疹，形同沙粒；筋骨酸软，便秘饱闷，口苦不渴，脉濡滞而涩急，用西河柳三钱煎甘桔牛蒡子竹叶芦根汤冲服玉雪救苦丹一颗，顷刻白疹变为红色，周身透达颈肿渐平。惟咽茶扦格，再服玉雪丹一丸，诸恙若失，不觉其全愈如斯之速也。当山妻患出白疹，喉中早已腐烂，缘向来颊车不利，牙关闭紧不能开齿，饮食惟觉喉唑痛如刀割，咳出臭恶脓血令人掩鼻，不得张口可看烂喉，亦不吹药，可见喉痛是痧疹之常。但当透发痧疹，大忌错认喉风禁用吹药凉遏，切嘱戒口避风。痧疹出齐则喉痛自愈，如此凶恶重证生死易如反掌，可不惧哉。

犹忆同治甲戌尤君剑泉弟妇曾患时疫喉痧，咽喉肿闭，白腐壅塞，项颈拥肿如瓠，滴水不能下咽，汤药入口，仍由鼻孔喷出。予与同乡张君听泉误认喉痹，医不如法，日见沉重，特请上海耆医黄翁菊泉来诊，乃问曰：曾服凉药乎？已经吹药乎？证势危险矣，然幸未喘促尚可挽救，大凡喉痧多因冬不藏阳，伏气内发，风寒外闭致成烂喉，岂可再用凉遏，所以大忌吹药，若用冰片犀黄愈吹愈坏，愈烂愈深。但当宣毒发表透达痧疹外出自然诸恙解化，剑泉弟妇服凉药而遏抑加剧，投表剂而宣透告痊。予于是憬然大悟，谚所谓熟读汤头歌，不如得临证多。而今而后时时勉夫。爰书于此以志从前之过。

光绪辛卯二月花朝赤霆子凌德时年六十又一。

顾氏《丹痧经验阐解》

总论

顾氏玉峰曰：近年喉痧一证日甚一日，且多殒命者，其故何也。只缘舍本求末，重于咽喉，忽于痧子，早进寒凉遏伏厉邪之故耳。盖天有六气俱能生杀成物，凡疾风暴雨酷暑严寒四时不正之气即为厉气，人若感之便能为害。迩年天道南行，冬不藏阳，每多温暖，及至春令，反有暴寒折伏，皆为非时不正之厉气。感触者蕴酿成病所以其证发必一方，长幼男女相似，互为传染，与厉疫同。禀气旺者虽感重邪其发亦轻，禀质弱者即感微邪其发亦重。

夫人肺主一身之气，肺主皮毛，脾主肌肉，肺开窍于喉鼻。鼻气通于天气，受邪之时从口鼻而入于肺脾，发必由肺脾而出于肌表。当厉毒发作之时，热淫之气浮越于肺之经隧，所以必现咽喉肿痛、鼻塞喷嚏、咳嗽胸闷、呕恶、浑身酸痛等形，此非厉邪痧子为本，咽喉咳嗽等形为末乎？今医不究其受病之因，乃执《内经》诸痛属火，红肿为热，急进寒凉，甚至用犀、羚、石膏、金汁、黄连等味稍兼辛凉表散以为双解之法。体质强旺者幸藉元气充足或以敌邪致愈，禀之单弱者即变音哑喉腐，气促腹泻、齿鼻流血、舌缩唇焦、肤干无汗、发厥口噤种种险候。医家见之犹曰病重药轻，更以寒凉倍进，必致痧毒内陷，燔灼愈腾，喉闭痰升，命归泉路。

要知头面红肿焮赤正痧毒外达之势，当此之时亟进表散开达之剂，寒凉清腻等药一味不可兼杂，使其痧从汗透则其毒自然不留，其毒既泄咽喉岂有不愈，所以先贤诸败毒散中皆用表散亦同此意命名也。余非业医者，因从前子女惨遭其害，爰是潜心医学，研究岁运司天。数年以来稍悟一斑，凡有亲友患此者商治于余，皆以表散开达为主直待痧回肿退，鼻有清涕，遍身作痒蜕皮；方进凉血清解之味，靡不应手速效，近见苏杭此证盛行殒命者不少，予仰体上苍好生之德，敢将一得管见布告四方，并非立异矜能，炫玉求售，惟冀医林高士，药业仁人，鉴余微忱，勿加讪詈，则患者幸甚，余亦幸甚。

论证治

凡形寒壮热，咽喉肿痛，头痛咳嗽，胸闷鼻塞，呕恶，两目汪汪，手足指冷，脉来濡数或现浮数，此即厉邪痧证，需进后方荆芥葛根汤两三剂，俟其畅汗，痧透点至足心，舌有杨梅刺，方进辛凉清解之味，总之痧慎于始，若有一毫胸臆未清，便是痧疹未透，不可早进寒凉，遏伏以致不治。

凡痧疹欲出未出之时，宜早为发散，以解其毒，则无余患。若不预解使之尽出，或早投寒凉遏伏，多致毒蓄于中，或为壮热日久枯悴，或成惊痫，或为泻痢，或为咽喉腐烂咳血喘促，或作浮肿疳蚀而死。此虽一时戾气之染，然未始不由于人事之未尽也。

凡痧疹逡巡不出者，乃风寒外束皮肤闭密也，宜荆防葛根汤主之，外用芫荽酒苎麻蘸酒戛之。（恐露体冒风可不必用）

凡形寒发热面若装朱，痧疹不出肌肤即现上吐下泻，腹痛如绞，甚至发厥口噤目闭神昏，此乃内挟湿滞痧秽，外感戾毒，暴寒折伏，表里为病，阴阳不通，最属危候。每至朝发夕死，不能过两三日者。若投寒凉清解有如操刃急进，藿香正气散加煨葛根、牛蒡子、蝉衣、焦神曲等味一两剂得畅汗吐泻厥止，痛停，痧得焮赤，扶过三日庶无妨碍。但此证吐泻之后，津液大伤，必然发渴思冷，切勿与吞冷水、所有甘蔗水梨一切寒凉之物，切忌切忌。

凡热邪壅于肺，逆传心胞络，痧疹不得出或已出而复没者，乃风寒所遏而然，若不早治毒必内攻，以致喘急音哑而死，急用升麻葛根汤加荆芥、牛蒡子、蝉衣、桔梗、樱桃核、浮萍草、枇杷叶等煎服，外用芫荽酒苎麻蘸酒戛之，使痧疹复出而喘定，方可无虞，倘体质单弱不能透达，需用透邪煎或柴归饮发之，如进此二汤仍不燉赤者，急进托里举斑汤。

凡痧疹只怕不能出，若出得畅尽，其毒便解，故治痧疹者贵慎于始，发热之时，当察时令寒暄酌而治之，倘时令严寒即桂枝葛根汤或麻黄汤俱可用，勿拘辛温而迟疑，二汤内俱加入牛蒡子、蝉衣、桔梗发之。如时令炎热以升麻葛根汤加牛蒡子、蝉衣、辰砂益元散发之。如果热势充炽稍加生石膏三四钱亦可。倘时令平和，以荆防葛根汤加浮萍草发之。务使发得透畅，莫使其有丝毫逗留，致生变幻，缠绵不已。

痧疹后勿可任性贪凉，适意喜冷，切忌大荤海鲜油腥甜腻酸辣生硬咸涩食物，以杜后患，慎戒百日，切嘱切嘱。

经验方

荆防葛根汤

煨葛根（一钱半或一钱）牛蒡子（炒研，三钱）炒荆芥（一钱半）炒防风（一钱半）桔梗（一钱）枳壳（一钱，面炒）甘草（四分）光杏仁（三钱，便溏者勿研）象贝母（去芯研，三钱）加浮萍（三钱）荆芥防风不炒亦可。

升麻葛根汤（痧点隐隐不透者用之）

升麻（五分）葛根（钱半）赤芍（钱半）生甘草（四分）荆芥（钱

半）牛蒡子（三钱）蝉衣（一钱）桔梗（一钱）加樱桃核（三钱）浮萍草（二钱）

藿香正气散

藿香　紫苏　制茅术　制川朴　茯苓　陈皮　甘草　桔梗　半夏曲　加葛根　牛蒡子　蝉衣　焦神曲

茅术川朴舌胎白腻湿重者可用。

原方有大腹皮白芷当酌用之。

透邪煎

归身　赤芍　荆芥　防风　升麻　干葛根　炙甘草

加牛蒡子　蝉衣

柴归饮（即前方内）

加柴胡

托里举斑汤

归身（五分，泻者勿用）赤芍（一钱，酒炒）升麻（五分，见点后勿用）柴胡（五分）加浮萍草（三钱）

原方有炙甲片（一钱）白芷（七分）当酌用之。

干葛、牛蒡子、蝉衣、荆芥、象贝母随证可加。

德按：惟冬令平寒必须麻黄，轻者三分，重则六七分，（炙焦润之）若竹叶、石膏、桑叶、杏仁、西河柳、枇杷叶、芦根、白茅根随时加用可也。

征今编书后

《内经》言：火郁发之。王安道先生解曰：发者汗之也，升举之也。升举发汗即发散之义也。仲圣太阳篇曰：脉浮者，病在表，可发汗。脉浮而数者，可发汗。阳明篇曰：脉浮无汗而喘者，发汗则愈。又曰：咽喉干燥者，不可发汗。咽中闭塞，不可发汗。然在近时烂喉痧证竟有以发汗而生，以不发汗而死者。如光绪丁丑三年吴下邳上大疫时行，患喉痧者，老幼传染。医用寒凉死亡相继，曾服麻杏荆防发汗宣透者转危为安。若投黑膏犀角地黄顷刻告毙。可见天行疫疬当推岁气论治，未可拘一定成法。

薛一瓢先生曰：凡大疫之年，多有难识之证。医者绝无把握，方药杂投，夭枉不少。要得其总诀，当就三年中司天在泉，推气候之相乖者在何处，再合本年之司天在泉，求之以此用药，虽不中不远矣。《内经》云：必先岁气，毋伐天和。此之谓欤。余辑是编不无挂一漏万，明哲高贤匡予未逮，惠我名言，自当续付枣梨，同垂不朽，后学凌德拜识。

日本多纪栎窗先生着有《麻疹心得》《麻疹辑要方》《麻疹纂类》各一卷，求之多年未得一见，深以为憾，兹特附载卷端，以俟他日访录续编。

辛卯夏日蛰庵谨又识。

卷六　方论编

谢氏《蕙庭良方集腋合璧》

玉雪救苦丹

水安息　廉珠粉　真血珀　鹅管钏乳（以上四味各三钱）　真西黄　梅片脑　当门子（以上三味各三分）　苏合油（二两）　制川朴　寒水石　川黄连（水炒，以上三味各一两）　白螺蛳壳（土墙上自死枯白色者，一钱）　软柴胡　淡豆豉　赤茯苓　飞辰砂片　制茅术　前胡　广藿香　大黄豆卷　防风　生白术　荆芥穗　白茯苓皮　秦艽　粗桂枝　生大黄　石膏（另研）　天花粉　江枳壳　江枳实　麻黄去节　生甘草　苦桔梗　牛蒡子　土贝母（去芯）　赤芍药　光杏仁　小青皮　车前子　连翘壳　六神曲　建神曲　制半夏曲　陈广皮　木通　广木香　尖槟榔（以上三十六味净末各八钱）　大腹绒（一两六钱）　另煎汤用。

上方四十九味，除香料细药八味，及大腹绒外，其粗药用阴阳水浸拌一宿，明日晒干共研为极细末，后入细药再同研和匀，乃将麝香西牛黄苏合油水安息外加六神曲肆两，大腹绒汤打浆，共捣和加入炼白蜜一斤，糊丸每丸湿重一钱五分，晒干重一钱，再入石灰坛内矿燥，然后用蜡丸封固，择吉日顶礼大悲陀罗尼心法忏一永日，务须供药虔诚敬礼。

此丹照引服之，真有起死回生之功，虽垂危莫救命在呼吸之间者亦能立时奏效，屡试屡验百不失不一，诚千金难得之良方也，虚劳孕妇忌服。

德按：原方内有大麦仁，疑是大杏仁，因思麻杏甘膏为风温发汗逐邪之主剂。既用麻黄石膏岂可不用杏仁泄肺以利气乎，用敢僭妄而直改之。

此方专治咽喉一切诸证，及烂喉丹痧、痰涎壅塞、口噤气喘、身尚热而命在顷刻者，急用开水化药一丸，徐徐灌之，立刻回生，再进一丸即愈，或用荷叶三钱煎汤化服亦可。

治小儿闷痘，细叶石菖蒲汁开水冲化服半丸。

治小儿时痧发不出，用西河柳三钱煎汤化服一丸。如未透再进一丸。凡痧痘轻者半丸，重者服一二丸。

沟治小儿急惊风，身热呕乳，惊悸抽搐，便青用钩藤勾三钱煎数沸去渣量儿大小化服半丸或一丸，分作四次服之立效。

治月内赤子，胎惊不乳，或夜啼呃乳，用药一丸分作四股之一，研极细末安在乳头上，与儿吮乳同下之，立愈。

治风痫痰厥，不省人事，用陈胆星五分开水化服一丸，或冲入生姜汁鲜竹沥服之尤效。

治肝气厥逆，不省人事，用生石决明二两煎汤化服一丸。

治伤寒时行瘟疫，寒热头痛，胸闷体酸，一二候身热不解，神昏谵语，开水化服一丸如身热不尽，再进一丸立有奇效。

治痈疽发背，脑疽疔毒，一切无名肿疡，外用牛膝一两捣汁调药半丸敷之，又用开水或生甘草三钱煎汤化服，大证一丸，轻者半丸，未成即消，已成即溃。

王氏沧洲《古方选注》

痧疹防风解毒汤

防风（八分）　荆芥（八分）　薄荷（七分）　牛蒡子（一钱，炒研）　石膏（一钱）　知母（八分）　连翘（一钱）　淡竹叶（八分）　木通（八分）　枳壳（七分）　桔梗（八分）　甘草（三分）

上水一钟煎八分，不拘时服。

王氏曰：痧疹初发以肺经药主之，风温虽分逐年岁气杂至，要皆轻清之邪或从口鼻，或袭三焦，四时皆有，惟春为甚。聂久吾曰：治痧疹最忌误用辛热，骤用寒凉，治以防风解毒汤防风、荆芥、薄荷、牛蒡，以辛散之。石膏、知母、连翘、淡竹叶辛寒以清之，木通通气，枳壳疏表，桔梗、甘草载引诸药以达肺经。缪仲醇曰：痧疹不宜依证施治，惟当治肺，使痧疹发出，毒邪解化，则了无余蕴矣。

德按：天时阴雨地居新屋，宜加银花、贯仲、西河柳、活芦根；毒盛者加紫雪丹。

痧疹竹叶石膏汤

竹叶（三十片）　石膏（五钱）　西河柳叶（五钱）　牛蒡子（一钱五分，炒研）　荆芥穗（一钱）　蝉蜕（一钱）　薄荷叶（一钱）　麦门冬（去芯，二钱）　知母（蜜炙，一钱）　干葛（一钱五分）　元参（二钱）　甘草（一钱）　冬米（一撮）

上水一钟八分煎五分，不拘时服。

王氏曰：痧疹热邪壅于肺，逆传于心胞络。喘咳烦闷躁乱狂越者，非西河柳不能解。仲醇间尝独用西河柳叶风干为细末，水调服四钱喘躁立定；水浆不入口者，灌之可生。力赞其为神秘之方。又云：慎勿用定喘药，惟应大剂竹叶石膏汤加西河柳两许，另出心裁立一汤方，表里施治盖以客邪犯心肺二经，营卫并伤，非独主于里也。大凡灼热固表无汗而见诸证者，则有竹叶石膏之辛凉解肌发汗，热毒蕴里而见诸证者，则有西河柳之咸温润燥开结和营以解天行时热。至于十味佐使之药，不外乎润肺解肌清营透毒毋容议也。

德按：若已经表伤气液者，急当救阴生津液为先。

痧疹麻黄散

麻黄（蜜，酒拌炒去节）　升麻（酒炒）　人中黄　牛蒡子（炒研）　蝉蜕（去头足，各等分）

上为末，每服三钱，水煎服。

王氏曰：严寒之时，风邪袭肺，玄窍为寒所闭，目微红，泪汪汪，鼻塞喘嗽，咽肿，此痧疹不得出也，治以蜜酒炒麻黄温卫发汗，酒炒升麻入营开泄温风，佐以人中黄清解温热，使以牛蒡、蝉蜕祛风出疹。仲醇曰：肺气虚者升麻宜轻，重用必喘，学者宜临证斟酌。

柯氏韵怕《名医方论》

升麻葛根汤　治伤寒瘟疫风热，壮热头痛，肢体痛，疮疹已发未发并宜用之。

升麻　干葛（细锉）　芍药　甘草（锉炙各等分）

上同为粗末，每服四钱，水一盏半煎至一盏，量大小与之，温服无时。

张氏景岳曰：麻疹之证多属阳明火毒。凡欲解表散邪但表实邪盛者最宜用此，然愚谓以柴胡代升麻用之更妙，若血气稍虚而邪有未解者，惟柴归饮为最妥。

汪氏双池曰：此阳明经药也，麻疹发于阳明故以此方为要药，升麻葛根以达阳气于外，芍药甘草以和脾胃于中，加芫荽生姜以微汗之，使元腑润泽，则热毒不郁也。

柯氏曰：此为阳明初病解表和里之剂。可用以散表热，亦可用以治里虚。一方而两擅其长也。此方仿仲景葛根汤去姜桂之辛热大枣之甘壅，以升麻代麻黄，便是阳明表剂，而非太阳表剂矣。葛根甘凉可散表实，协升麻以上升，则使清阳达上而浊阴降下，可以托散本经自病之肌热，并可以升提与太阳合病之自利也。芍药收敛脾阴，甘草缓急和里，治里仍用表药者，以表实下利而非里实故也。痘疹自里达表，初起内外皆热故亦宜于凉散耳。若无汗加麻黄，有汗加桂枝，渴热加石膏，咽痛加桔梗，头痛合芎、芷，有少阳证加柴芩，火盛加芩、连。凡邪在三阳以此出入，无不利也。

德按：闻人氏伯圜曰：道有经有权，兵有正有奇，病有常有变。病之常者可必，病之变者不可必。古人立升麻汤治小儿疮痘为一定之论，岂固而不通者哉。尝思古人之意，升麻汤一方盖治疮痘之常，不治疮痘之变。常者何也，未有斑点之前均发热者常也，已结痂疕后之均有余热拂郁而肌表未清凉者亦常也，是以升麻汤方状云：治疮疹未发，已发，未发者谓未见斑点之前，已发者谓已作痂疕之后，此升麻汤所以为治疮痘之常者也。若夫斑点既见与夫痂疕未结，其候千变万化，治法在随证参调，曾非定论之可拘。犹如伤寒之变异不一也，当此之际安可执一药以应无穷之变哉。且升麻汤所用之药不过凉肌解表而已，未见斑点之前，已结痂疕之后，则可以凉肌可以解表，古人处方之意如此，曷尝令用之于疮疹正作之时耶。今昧者不能究此，既见斑点尚令儿服饵，致肌寒表弱陷伏而危殆。吁读古人之书而不能探古人之妙，不可以言医矣。

麻黄杏仁甘草石膏汤　治温热内发，表里俱热，头痛身疼，不恶寒反恶热，无汗而喘，大烦大渴，脉阴阳俱浮者，用此发汗而清火，若脉浮弱、沉紧、沉细、恶寒，自汗出而不渴者，禁用。

麻黄（四两） 杏仁（五十个，炮去双仁去皮尖） 甘草（二两，炙） 石膏（八两，碎绵裹）

上四味，以水七升，先煮麻黄减一升，去上沫，内诸药，煮取二升，去滓，温服一升。（本云黄耳杯。）

王氏曰：喘家作桂枝汤加厚朴杏仁治寒喘也，今以麻黄石膏加杏仁治热喘也，麻黄开毛窍，杏仁下里气，而以甘草载石膏辛寒之性，从肺发泄，俾阳气出者出，降者降，分头解散，喘虽忌汗，然此重在急清肺热以存阴，热清喘定汗即不辍，而阳亦不亡矣。观二喘一寒一热，治法仍有营卫分途之义。

柯氏曰：此温病发汗逐邪之主剂也，石膏为清火之重剂，青龙白虎皆赖以建功。然用之不当适足以召祸，故青龙以无汗烦躁得姜桂，以宣卫外之阳也，白虎以有汗烦渴须粳米以存胃中之液也，此但热无寒故不用姜桂喘不在胃而在肺，故不须粳米其意重在存阴，不必虑其亡阳也。故以麻黄汤去桂枝之监制取麻黄之专开，杏仁之降，甘草之和，倍石膏之大寒，除内外之实热，斯溱溱汗出，而内外之烦热喘渴悉除矣。

程氏扶生曰：此治寒深入肺发为喘热也，汗即出矣，而喘是寒邪未尽，若身无大热，则是热壅于肺，故以麻黄散邪，石膏除热，杏仁利肺，于青龙汤内减麻黄，去姜桂，稳为发散除热清肺之剂也，石膏去热清肺故肺热亦可用。

德按：程氏杏轩云：予治出麻冒风，隐闭喘促，烦躁凶险急证，每用此方获效。

盖麻出于肺闭，则火毒内攻多致喘闷而殂。此方麻黄发肺邪，杏仁下肺气，甘草缓肺急，石膏清肺热，药简功专，所以效速。杏

轩着有《医述》。（已刊行世）

白虎汤

治阳明证汗自出，渴欲饮水，洪大浮滑，不恶寒反恶热。

石膏（一斤，碎绵裹） 知母（六两） 甘草（二两，炙） 粳米（六合）

上四味，以水一斗，煮米熟，汤成，去滓，温服一升，日三服。

王氏曰：白虎汤治阳明经表里俱热，与调胃承气导阳明腑中热邪，白虎泄阳明经中热邪，石膏泄阳，知母滋阴，粳米缓阳明之阳，甘草缓阳明之阴。因石膏性重知母性滑，恐期其疾趋于下，另设煎法以米熟汤成，俾辛寒重滑之性，得粳米甘草载之于上，逗遛阳明成清化之功，名曰白虎者，虎为兽，以明石膏知母之辛寒，肃清肺金则阳明之热自解，实则泻子之理也。

柯氏曰：阳明邪从热化故不恶寒而反恶热，热蒸外越故热汗自出，热烁胃液故渴欲饮水，邪盛而实故脉洪大，半犹在经故兼浮而滑也。阳明属胃外主肌肉，虽有大热而未成实。然火炎土燥，终非苦寒之味所能治也。经曰：甘先入脾，又曰：以甘泻之，由是知甘寒之品乃泻胃火生津液之上剂也。石膏辛寒，辛能解肌，寒能胜热，味甘入脾，质刚而主降，备中土生金之体，色白通肺，性柔而含脂具金，能生水之用，入以为君。知母气寒主降，苦以泄肺火，辛以润肾燥，故为臣。甘草为中宫舟楫，能土中泻火，寒药得之缓其寒，使沉降之性皆得留连于胃。粳米气味温和禀容平之德，作甘稼穑，为后天养命之资。得此二味为佐阴寒之物，庶无伤胃损脾之虑。煮汤入胃，输脾归肺，水精四布，大烦大渴可除矣。白虎乃西方金神，取以名汤者，秋金得令而炎暑自解也。更加人参以补，承制石膏知母之寒，泻火而土不伤，乃操万全之术者。

德按：白虎本为达热出表，若其脉浮弦而细者不可与也，脉沉细而微者不可与也，凡病虽有壮热而无烦渴，汗不出者，知不在阳明，切勿误与白虎，学者慎毋孟浪。

白虎加人参汤

石膏（一斤，碎绵裹） 知母（六两） 甘草（二两，炙） 粳米（六合） 人参（三两）

上五味，以水一斗，煮米熟汤成，去滓，温服一升，日三服。

王氏曰：阳明热病化燥白虎加人参汤何也。石膏辛寒仅能散表热，知母甘苦仅能降里热，甘草粳米仅能载药留于中焦，若胃经热久伤气，气虚不能生津者，必须人参养正回津，而后白虎汤乃能清化除燥。

柯氏曰：更加人参者，以气为水母，邪之所凑，其气必虚。阴虚则无气，此大寒剂中必得人参之力以大补真阴，阴气复而津液自生也。若壮热之人，元气未伤，津液未竭，不大渴者，只须滋阴以抑阳，不必加参而益气。若元气已亏者，但用纯阴之剂，火去而气无由生，惟加人参则火泻而土不伤，又使金能得气，斯立法之尽善欤。此方重在烦渴，是热已入里，若无汗烦渴而表不解者，则是麻杏甘石证矣。

竹叶石膏汤

竹叶（三把） 石膏（一斤，碎绵裹） 麦门冬（一升） 人参（三两） 半夏（半升，洗） 甘草（二两，炙） 粳米（半升）

上六味以水一斗，煮取六升，去滓，内粳米煮米熟汤成，去米，温服一升，日三服。

王氏曰：此汤分走手足两经，而不悖于理者，以胃居中焦，分行津液于各脏，补胃泻肺，有补母泻子之义也。竹叶、石膏、麦冬泻肺之热，人参、半夏、炙草平胃之逆，复以粳米缓于中，使诸药得成清化之功，是亦白虎越婢麦门冬三汤之变方也。

钱氏天来曰：竹叶性寒而止烦热，石膏入阳明而清胃热，半夏蠲饮而止呕吐，人参补病后之虚，同麦冬而大添胃中之津液，又恐寒凉损胃，故用甘草和之，而又以粳米助其胃气也。

周氏禹载曰：石膏最凉兼竹叶以清热，则胃与小肠之邪俱去矣，半夏豁痰以止呕，麦冬清肺以除烦，则中上二焦之邪俱降矣，惟甘草可生肌肉，粳米可益胃气，正与虚羸少气者相宜也。且伤寒，热病也。即云解后其内蕴之热未必全清，故以甘寒之品清热补虚，此正为热邪未全退之证而设，若用此以治虚羸则不可也。

德按：徐氏洄溪注曰：此仲景先生治伤寒愈后调养之方也。其法专于滋养肺胃之阴气，以复津液，盖伤寒虽六经传遍而汗吐下三者皆肺胃当之。又《内经》云：人之伤于寒也，则为病热。故滋养肺胃，岐黄以至仲景不易之法也。后之庸医则用温热之药峻补脾肾，而千圣相传之精义消亡尽矣。

程氏云鹏《慈幼筏》

拔疔散

番卤砂　白丁香　蟾酥（酒化）　轻粉　大蜈蚣　全蝎（酒漂）　朱砂　雄黄（各一钱）　金顶砒（五分）　麝香（三分）　乳香（六分）

共为细末，取活穿山甲，或甲中油，杵成膏，如麦粒大，针透疔根，插入一粒，候四边裂缝，是疔根摇动，可拔去，若刺针无血，插药干枯，脓汁不变，终无生理。

德按：如无穿山甲鲜血，拟用炙甲片一钱代之。一方用金顶砒、大蜈蚣、人指甲、水乡陈年久烂阴霉所剩旧木桥梁老杉木节煅为炭各等分研末，薄贴盖之，其疔拔出即愈。

疔毒在肉如丁着木，必藉此毒烈之性方可拔出，此药当预备以应急用。

许氏橡村曰：疔毒当服解毒之剂，外以银针挑破，口含清水吸去恶血，才可敷药，重者须用拔疔散，解毒之剂如连翘、牛蒡子、银花、甘草、稆黑豆之类必加蒲公英、白菊花根二味，蒲公英化肌肉之毒，野白菊花治疔毒之圣药也。

喻氏《解后须知》

喻氏嘉言曰：盖凡人当感后身中之元气已虚，身中之邪热未净，于此而补虚则热不可除，于此而清热则虚不能任，即一半补虚，一半清热，终属模糊不得要领。然舍补虚清热，外更无别法。当细辨之。

补虚有二法一补脾，一补胃。如疟痢后脾气衰弱饮食不能运化，宜补其脾。如伤寒后胃中津液久耗，新者未生，宜补其胃。二者有霄壤之殊也。

清热亦有二法：初病时热为实热，宜用苦寒药清之，大病后之热为虚热宜用甘寒药清之。二者亦霄壤之殊也。人身天真之气全在胃口，津液不足即是虚，生津液即是补虚，故以生津之药合甘寒清热之药而治感后之虚热，如麦门冬、生地黄、牡丹皮、人参、梨汁、竹沥之属，皆为合法。河间每用天水散以清虚热，正取滑石甘草一甘一寒之义也。设误投参、芪、苓、术补脾之药为补，宁不并邪热而补之乎。

至于饮食之补，但取其气不取其味，如五谷之气以养之，五菜之气以充之，每食之间便觉津津汗透，将身中蕴蓄之邪热以渐运出于毛孔，何其快哉。人皆不知此理，急于用肥甘之味以补之，不思油腻阻滞经络，邪热不能外出，久久充养完固，愈无出期矣。前哲有鉴于斯，宁食淡茹蔬使体暂虚，而邪易出乃为贵耳。

　　德按:《内经》曰：饮食自倍，肠胃乃伤。《物理论》云：谷气胜元气，其人肥而不寿。养生之术，常令谷气少，则病不生。谷气且然，况五味餍饫为五内之害乎。

　　　　　　　　　　　龙集庚寅十二月望十六日辛亥写成。